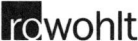

ELKHONON GOLDBERG

DIE WEISHEITS-FORMEL

Wie Sie neue Geisteskraft gewinnen, wenn Sie älter werden

Deutsch von Monika Niehaus-Osterloh

ROWOHLT

Die amerikanische Originalausgabe erschien 2005
unter dem Titel «The Wisdom Paradox. How Your
Mind Can Grow Stronger As Your Brain Grows Older»
bei Gotham Books, a division of Penguin Group
(USA) Inc., New York.

1. Auflage März 2007
Copyright © 2007 der deutschen Ausgabe
by Rowohlt Verlag GmbH, Reinbek bei Hamburg
«The Wisdom Paradox» Copyright © 2005
by Elkhonon Goldberg
Alle deutschen Rechte vorbehalten
Lektorat Heiner Höfener
Satz Janson Text PostScript, InDesign
bei Pinkuin Satz und Datentechnik, Berlin
Druck und Bindung GGP Media GmbH, Pößneck
Printed in Germany
ISBN 978 3 498 02508 3

Inhaltsverzeichnis

«WEISHEIT BEGINNT BEIM STAUNEN.»
Sokrates

VORWORT

Gedanken eines Neurowissenschaftlers aus der Baby-Boomer-Generation

Die Midlife-Crisis kann viele Formen annehmen, wie man spätestens seit Tolstois unglücklichen Familien in *Anna Karenina* weiß. Ich bemerkte, dass mich die meinige ereilte, als ich auf halbem Weg durch mein sechstes Lebensjahrzehnt begann, nach Läuterung zu suchen. Ein seltsames Gefühl temporaler Symmetrie ergriff mich. Zum ersten Mal in meinem Leben erschien die Vergangenheit ebenso wichtig wie die Zukunft, und ich verspürte den Drang, dieses Gefühl genauer zu untersuchen. Ich hatte plötzlich das Bedürfnis, eine Bestandsaufnahme meines Lebens zu machen und die Teile zusammenzufügen, die durch die Umstände auseinandergerissen worden waren. Zum ersten Mal nach 26 Jahren kehrte ich in das Land meiner Geburt zurück, um alte Freunde zu besuchen, mit denen ich ein halbes Leben lang keinen Kontakt mehr gehabt hatte. Und ich schrieb ein Buch, eine Art intellektuelle Memoiren, in dem ich versuchte, meine Vergangenheit, meine Gegenwart und meine Vorstellung von der Zukunft in einer einzigen kohärenten Perspektive zu fassen.

Aus Gründen, die eher existenzieller Natur als unmittelbar oder praktisch waren, entschloss ich mich zudem, eine Bestandsaufnahme der physischen Schäden zu machen, die die Zeit mit sich bringt. Nach vielen Jahren eklatanter Selbstvernachlässigung

9

unterzog ich mich einer seit langem überfälligen, gründlichen körperlichen Untersuchung. Sie ergab, dass ich nach allen objektiven medizinischen Kriterien bei guter Gesundheit war – und biologisch jünger als mein chronologisches Alter. Das freute mich, wenn es mich auch nicht besonders überraschte. Denn ich fühlte mich gut, und meine Spannkraft hatte mit zunehmendem Alter nicht nachgelassen.

Mit beträchtlicher Beklommenheit hatte ich mich zudem für eine Kernspintomographie (MRI) meines Gehirns entschieden, ein Verfahren, mit dem sich die Strukturen im Inneren meines alternden Schädels sichtbar machen ließen. Es gab keinerlei Anzeichen dafür, dass meine geistigen Kräfte zu schwinden begannen. Ganz im Gegenteil durfte ich mit gutem Grund annehmen, dass mit meinen kognitiven Fähigkeiten alles in Ordnung war, hatte ich doch gerade ein recht erfolgreiches Buch veröffentlicht. Ich hielt Vorträge in aller Welt und schaffte es auch weiterhin, in freier Rede vor einem anspruchsvollen Publikum über komplexe wissenschaftliche Themen zu sprechen. Stets war ich mit mehreren Dingen gleichzeitig beschäftigt, und gewöhnlich gelang es mir, dabei den Überblick zu behalten. Mein intellektuelles Leben war vielseitig und ausgefüllt. Meine private Neuropsychologiepraxis lief wie am Schnürchen, meine Karriere gedieh. Und ich machte mir gelegentlich einen boshaften Spaß daraus, meine viel jüngeren Assistenten und Studenten damit aufzuziehen, ich hätte mehr körperliche Ausdauer und geistige Konzentration als sie.

Gleichzeitig wusste ich, dass ich eine gewisse genetische Belastung mit mir herumtrug. Auf keiner Seite meiner Familie gab es eine klinische Vorgeschichte hinsichtlich Demenz, aber meine Mutter war, wenn auch im beneidenswerten Alter von 95 Jahren, an einem Hirnschlag gestorben, und ihr jüngerer Bruder hatte, obgleich grundsätzlich im Vollbesitz seiner geistigen Kräfte, unter einer relativ weit fortgeschrittenen Hirngefäßerkrankung gelitten, einer sogenannten *Multiinfarkterkrankung*. Das wusste ich, weil ich selbst seine Krankheit aufgrund der MRI-Aufnahmen seines Gehirns diagnostiziert hatte.

Was schwerer wog, war, dass ich lange Jahre alles andere als gesund gelebt hatte. Ich wuchs in Russland (der ehemaligen Sowjetunion) auf und kam mit 27 Jahren in die Vereinigten Staaten. Zwar hatte ich mich vom politischen System meiner alten Heimat losgesagt, behielt aber alte Gewohnheiten der selbstzerstörerischen Lebensweise bei. Von meiner Teenagerzeit bis Anfang 40, als ich das Rauchen endgültig aufgab, war ich Kettenraucher, und jahrelang trank ich beträchtlich mehr, als bei jüdischen Intellektuellen mittleren Alters auf dieser Seite des Atlantiks üblich. Kurz, es gab eine ganze Menge Neurotoxine in meiner Vergangenheit, für die ich mich zu verantworten hatte.

Als kognitiver Neurowissenschaftler bin ich daran gewöhnt, das Gehirn leidenschaftslos und abstrakt zu betrachten. Als klinischer Neuropsychologe bin ich geschult, genauestens auf jedes noch so geringfügige Zeichen einer Hirnfehlfunktion oder einer Hirnschädigung zu achten – das heißt, auf Hirnschädigungen anderer Menschen. Die Kehrseite des MRI-Scans war, dass ich mir aller möglichen Folgen einer Schädigung meines Gehirns voll und ganz bewusst sein würde, und die Aussicht darauf machte mir Angst.

Auf diesen Zwiespalt stieß ich nicht zum ersten Mal. Bei gelegentlichen Unterhaltungen mit Freunden – darunter weltbekannte Neurowissenschaftler, Neurologen und Psychiater – meinten diese übereinstimmend, ihre Neugier auf den Zustand ihres eigenen Körpers ende auf Höhe des Halses. Wie es in ihrem Kopf aussah, wollten sie einfach nicht wissen. Dieses Nicht-wissen-Wollen ging stets mit einem neurotischen Kichern einher, und ich verstand durchaus, warum.

Ich persönlich empfinde Ungewissheit jedoch meist als beängstigend, während Klarheit, wie immer sie auch aussehen mag, auf mich stets mobilisierend wirkt. Freunde und Gegner gleichermaßen haben mich mit vielfältigen und oft nicht gerade schmeichelhaften

zoologischen Namen belegt, um meine zentralen Persönlichkeitsmerkmale zu charakterisieren, doch der *Vogel Strauß* war nie darunter. Ich bin immer stolz darauf gewesen, ein einigermaßen cou-
ragierter, rationaler Kopf zu sein, und nun sollte dieser Kopf in die
Magnetspule des Kernspintomographen geschoben werden. Mein
Freund, der Neurochirurg Jim Hughes, den ich um eine ärztliche
Überweisung für diese Untersuchung bat, mokierte sich zunächst
über diese Idee und versuchte beharrlich, sie mir auszureden.

«Was ist, wenn wir einen gutartigen Tumor finden?», wieder-
holte er ein ums andere Mal. «Du würdest dich nur quälen und
dein ganzes Leben ruinieren.» Er erinnerte mich an den Fall von
Harvey Cushing, den man wohl als Vater der amerikanischen
Neurochirurgie bezeichnen kann und der selbst an einem gutartigen Hirntumor gelitten hatte.

Darauf erwiderte ich töricht, ich hätte sicherlich genug Charakter und innere Stärke, um mit einem solchen Befund rational umzugehen, und Wissen sei in jedem Falle besser als Nichtwissen.

«Falls wir etwas Übles in deinem Gehirn finden, wird jedenfalls
mein Leben ruiniert sein», meinte Jim irgendwann frustriert.

Nach längerer Diskussion kamen wir schließlich zu dem
Schluss, Jims Leben zu ruinieren, sei ein akzeptabler Preis für die
Befriedigung meiner morbiden Neugier, und Jim fügte sich.

Als klinischer Neuropsychologe und kognitiver Neurowissenschaftler studiere ich die Auswirkungen verschiedener Hirnschädigungen auf den menschlichen Verstand seit 35 Jahren, und ich
habe viele hundert computer- und kernspintomographische Aufnahmen (CT- und MRI-Scans) analysiert. Jetzt sollte ich jedoch
zum ersten Mal Bilder meines eigenen Gehirns sehen. Ich wusste
besser als die meisten Menschen, wie verheerend sich selbst geringfügige Hirnschäden auf den Geist auswirken können und auch
auf die Seele. Aber im vorangegangenen Gespräch mit Jim hatte
ich jedes Wort so gemeint, wie ich es gesagt hatte. Ich glaubte, ich
könne mit jedem, selbst mit einem schlechten Befund umgehen

und Wissen sei Nichtwissen unter allen Umständen vorzuziehen. Daher betrat ich an einem sonnigen Apriltag das in Midtown-Manhattan gelegene Büro des Columbus Circle MRI.

Der Bericht und die Filme (die Patienten gewöhnlich nicht in die Hand bekommen, ich als Kollege aber schon) trafen ein paar Tage später ein. Was ich sah, schaute nicht besonders schlimm aus, machte mir aber auch keine besondere Freude. Meine Hirnwindungen und meine Hirnkammern (sie enthalten die Cerebrospinalflüssigkeit [Hirn-Rückenmarksflüssigkeit], in der das Gehirn badet) waren dem Radiologen zufolge «normal groß». Das stimmte meiner Meinung nach zweifellos für die Hirnwindungen, aber die Hirnkammern erschienen mir selbst unter Berücksichtigung der normalen, altersbedingten Dilatation (die Fachbezeichnung für Erweiterung) doch sehr groß. Das sprach für eine Hirnatrophie (Hirnrückbildung) in irgendeiner Form.

Überdies war in dem Bericht von zwei kleinen Arealen erhöhter Signalintensität in der weißen Substanz der linken Hemisphäre die Rede. (Bei der weißen Substanz handelt es sich um lange Nervenbahnen, die entfernt gelegene Hirnteile verbinden und von einer fetthaltigen weißen Substanz, dem Myelin, umhüllt werden.) Ich konnte diese Areale ebenfalls erkennen. Die Bedeutung solcher Befunde ist unklar. In meinem Fall reflektierten sie am ehesten ischämische Veränderungen, also lokal abgestorbenes Hirngewebe aufgrund schlechter Durchblutung und damit einhergehend schlechter Sauerstoffversorgung. Sie konnten auch den Verlust von Myelin in gewissen Regionen anzeigen, aber das war eine weniger wahrscheinliche Erklärung. Nach meiner eigenen Definition des Begriffs hatte ich einen leichten Hirnschaden.

Nicht alle Befunde waren schlecht. Meine inneren Halsschlagadern und die Schädelbasisschlagader waren normal durchblutet, und die Diffusionsbilder waren unauffällig. Das hieß, meine Hauptarterien waren blitzblank, nicht verstopft und ohne fetthaltige Ablagerungen, und meine Blutgefäße waren stark und elastisch. Das bestätigte die Ergebnisse eines normalen Ultraschall-Doppler-Tests meiner Halsschlagadern, der im Rahmen meiner körperlichen Untersuchung vor ein paar Monaten durchgeführt worden war. Zusammen mit meinem manchmal leicht erhöhten, aber im Allgemeinen normalen Blutdruck ließen diese Befunde das Risiko für einen plötzlichen, katastrophalen Hirnschlag oder ein Aneurysma zum Glück gering erscheinen. Die beiden Hippocampi (seepferdchenartig geformte Hirnstrukturen, die beim Gedächtnis eine wichtige Rolle spielen) wirkten normal groß – auf jeden Fall eine gute Sache, denn eine Hippocampusatrophie ist ein häufiger Vorbote von Alzheimer.

Um meine Befürchtungen zu zerstreuen, suchte ich im renommierten New York Presbyterian Hospital (wo ich, gerade eingewandert, meine erste wissenschaftliche Mitarbeiterstelle in den Vereinigten Staaten fand) Dr. John Caronna auf, einen der besten Neurologen von New York. Dr. Caronna, ein liebenswerter und geselliger Mann, untersuchte mich sorgfältig, sah sich meine Scans an und zeigte sie einem Kollegen, dem Leiter der Neuroradiologie an der Weil Medical School der Cornell University. Beide kamen zu dem Schluss, dass alles für mein Alter normal war, einschließlich der beiden punktförmigen ischämischen Bezirke.

«Es ist ein stark beanspruchtes Gehirn, das ist alles», meinte Caronna mit seinem typischen, gewinnenden Sinn für Humor.

Da ich selbst viele hundert Hirnscans gesehen hatte, wurde ich dennoch das Gefühl nicht los, dass meine Hirnkammern größer waren als die vieler meiner Altersgenossen und dass die winzigen ischämischen Läsionen, die auf meinem Scan zu sehen waren, keine harmlosen Alterszeichen waren. Um der Sache auf den Grund zu gehen, zeigte ich die Scans einem alten Freund, Dr. Sanford Antin. Sandy gehört zu den erfahrensten Neuroradiologen von New York, und ich hatte mit ihm in der Vergangenheit bei einigen der wichtigsten Projekte meiner wissenschaftlichen Karriere zusammengearbeitet.

Sandy sah sich die Aufnahmen an und tat gleich eine der zwei Punktläsionen als Artefakt ab, wobei er mir überzeugend und ausführlich erläuterte, wie solche Artefakte entstehen. Anschließend erklärte er die andere Punktläsion für «unbedeutend», versicherte mir, die Hirnwindungen und -furchen seien «normal für jedes Lebensalter» und gratulierte mir zu meinem «wunderbaren Gehirn».

So war ich meine persönlichen Befürchtungen endlich los. In der Rückschau finde ich meine Hirnscan-Erfahrung in zweierlei Hinsicht interessant, neurologisch wie neurotisch. Aus neurologischer bzw. neuropsychologischer Sicht kann man argumentieren, dass das, was ich getan habe, für Leute jenseits eines bestimmten Alters zur körperlichen Routineuntersuchung gehören sollte, vielleicht nicht jedes Jahr, aber alle drei bis fünf Jahre. Wir alle kennen den Nutzen von Vorsorgeuntersuchungen und wissen überdies, dass unser Risiko für eine ganze Palette von Beschwerden mit zunehmendem Alter steigt. Daher die allgemeine Akzeptanz der Koloskopie zur Bekämpfung von Dickdarmkrebs, Tests auf Brust- und Prostatakrebs und so fort. Das Gehirn ist jedoch traditionellerweise von diesen Vorsorgeuntersuchungen ausgeschlossen, als ob es nicht zum Körper gehöre. Das erscheint höchst unlogisch, da die Häufigkeit von Demenz in einer alternden Bevölkerung der Häufigkeit vieler anderer Erkrankungen gleichkommt bzw. diese oft sogar übersteigt.

Geist, Gehirn und Körper

Ein derart unlogischer und bedauerlicher Stand der Dinge basiert wahrscheinlich auf zwei stillschweigenden Annahmen, wobei die eine aus der Öffentlichkeit kommt, die andere aus der Ärzteschaft. Bis vor kurzem wurde der Geist von den meisten Menschen nicht als Teil des eigenen biologischen Seins, als Objekt medizinischer und quasimedizinischer Prüfung betrachtet. Das ist natürlich ein Missverständnis, ein schier unausrottbares Erbe des cartesianischen Körper/Geist-Dualismus. Heutzutage versteht die gebildete Öffentlichkeit immer besser, dass der Geist an das Gehirn und damit an den Körper gebunden ist. Das ist eines der Hauptthemen dieses Buches.

Von Medizinern wird der Nutzen einer frühen Diagnose potenziell dement machender Erkrankungen des Gehirns oft bezweifelt, weil man «ja sowieso nichts daran ändern kann». Um es in der Sprache der Militärs zu sagen, gilt diese Art von Information nicht als «actionable», als Grundlage dafür, aktiv zu werden; daher nützt sie dem Patienten nicht, so die Argumentation, sondern beunruhigt ihn höchstens. Und eine Diagnose ohne Behandlung würde der Gesellschaft lediglich unnötige finanzielle Lasten aufbürden. Diese stillschweigende und manchmal nicht so stillschweigende Annahme war vor nicht einmal einem Jahrzehnt leider nur allzu richtig; dank des raschen Fortschritts bei verschiedenen pharmakologischen und nicht-pharmakologischen Möglichkeiten, das Gehirn vorm Verfall zu schützen, verliert sie allerdings zunehmend an Gültigkeit. Kurz gesagt, die Annahme, man könne «sowieso nichts ändern», ist nicht länger haltbar.

Trotz aller rationalen Argumente ist mir jedoch klar, dass mein Verhalten zuerst und vor allem neurotisch war. Ich bin mir sicher, dass eine neurotische Reaktion auf das eigene Altern unter Millionen meiner Zeitgenossen weit verbreitet ist, ganz gleich, wie aufgeklärt wir sind (vielleicht gilt sogar: je aufgeklärter wir sind, desto neurotischer). Diese Reaktion kann viele Formen annehmen. Als Neurowissenschaftler dachte ich natürlich sofort an einen Hirn-Scan. Andere setzen sich anders mit ihrer Altersneurose auseinander. Oft nimmt die Neurose die Form des Verleugnens – oder, genauer gesagt, einer Weigerung zu wissen – an, wie ich es bei manchen meiner Kollegen erlebt habe.

Wir haben also Anlass genug für ernsthafte Überlegungen

16

über das Schicksal eines alternden Geistes in einem alternden Gehirn in der modernen Gesellschaft.

Der Begriff «baby boom» hat einen eindeutig amerikanischen Klang, aber das Phänomen selbst ist weltweit zu beobachten. In dem Jahrzehnt nach dem Zweiten Weltkrieg explodierten die Geburtenraten nicht nur in Nordamerika, sondern auch in Europa und Russland. Heutzutage werden meine Ängste in Gesellschaften, die sich zunehmend um die «Alzheimer-Epidemie» Sorgen machen, weltweit von Millionen meiner aufgeklärten Zeitgenossen geteilt. Viele von ihnen, vielleicht sogar die meisten, tragen in der ein oder anderen Form eine Last ähnlich meiner eigenen. Was an ihren Ängsten ist neurotisch, und was ist berechtigt? Teils real, teils neurotisch, ist eine gewisse Sorge über den Zustand der eigenen geistigen Fähigkeiten bei jedermann, der sich den «reifen mittleren Jahren» nähert, üblich und allgemein akzeptiert. In meinem Fall wurde diese Gemütsverfassung im positiven wie im negativen Sinne durch mein berufliches Wissen beeinflusst; ich beschäftige mich damit, wie das Gehirn funktioniert, und kenne die vielen Möglichkeiten, die dazu führen können, dass es vielleicht nicht richtig funktioniert. Von den meisten meiner besorgten Zeitgenossen unterscheide ich mich insofern, dass ich ein Hirnforscher und Kliniker bin, der mit der Diagnose und Behandlung verschiedener Auswirkungen von Hirnschädigungen seinen Lebensunterhalt verdient und daher täglich mit alternden Hirnen und Demenz in Kontakt kommt. Das macht meine Einsichten in meine eigenen Ängste für andere Menschen besonders nützlich. Daher hoffe ich, dass die Gedanken eines alternden Neurowissenschaftlers für meine alternden Zeitgenossen aus allen sozialen Schichten informativ und hilfreich sind.

Als junge Menschen treibt uns die Lust auf das Unbekannte, auf die Entdeckung neuer Ufer. Wir *wagen* etwas. Wenn wir älter werden, sehnen wir uns dem volkstümlichen Klischee zufolge nach Stabilität. Ist «Stabilität» stets mit «Stagnation» gleichzusetzen?

Gehen altersbedingte geistige Veränderungen stets mit Verlusten einher, oder gibt es auch einige Zugewinne? Wenn ich mein eigenes geistiges Innenleben betrachte, komme ich zu dem Schluss, dass die Situation trotz meiner Ängste und wachsender prekärer epidemiologischer Risiken nicht nur trübe ist. Ich stelle mit einer gewissen Befriedigung fest, dass ich *per saldo* in einem gewissen intuitiven Sinne nicht dümmer bin als vor dreißig Jahren. Mein Verstand funktioniert nicht schlechter als zuvor, vielleicht in mancher Hinsicht sogar besser. Und um mich psychologisch (und hoffentlich auch real) vor den Auswirkungen des Alterns zu schützen, entdecke ich, wie ich mich ständig vorantreibe. Ich kämpfe einen niemals endenden Kampf mit dem Stillstand. Ein allzu gesetztes Leben ist kein Leben, sondern ein Leben nach dem Tod, und danach gelüstet es mich nicht.

Was mir bei dieser Introspektion am meisten auffällt, ist, dass sich diese Veränderung, falls es sie tatsächlich gibt, nicht in quantitativen Vergleichen einfangen lässt. Insgesamt betrachtet, funktioniert mein Verstand weder besser noch schlechter als vor einigen Jahrzehnten. Er funktioniert anders. Was einst Gegenstand von komplexer Problemlösung war, ist heute einer Mustererkennung ähnlicher geworden. Auf der einen Seite fallen mir mühsame, konzentrationsintensive mentale Berechnungen heute ungleich schwerer als früher, aber auf der anderen Seite muss ich weitaus seltener auf sie zurückgreifen. Mit Anfang zwanzig war ich stolz darauf, einer Vorlesung über ein komplexes mathematisches Thema zu folgen, ohne mir Notizen zu machen, und ein paar Monate später einen Test über dieses Thema zu bestehen. Im reifen Alter von 57 würde ich so etwas nicht einmal *versuchen*. Es ist mir inzwischen einfach zu schwierig!

Andere Dinge sind jedoch einfacher geworden. Etwas ziemlich Spannendes passiert in meinem Kopf, das in der Vergangenheit nicht passiert ist. Wenn ich einem scheinbar schwierigen Problem gegenüberstehe, wird der mühsame Prozess der geistigen Berechnung häufig auf irgendeine Weise umgangen und wie durch Zauberei unnötig gemacht. Die Lösung kommt mühelos, übergangslos, scheinbar wie von selbst. Was ich im Rahmen des Älterwerdens an Fähigkeit zu harter geistiger Arbeit verloren habe, habe ich offenbar an Fähigkeit zu augenblicklicher, fast unfair einfacher Eingebung gewonnen.

Und ein weiteres interessantes Stück Introspektion: Wenn ich versuche, ein komplexes Problem zu lösen, taucht oft plötzlich wie ein Deus ex Machina eine scheinbar abwegige Assoziation auf, die auf den ersten Blick gar nichts mit dem vorliegenden Problem zu tun hat. Dinge, die früher keinerlei Beziehung zueinander hatten, zeigen nun ihre Gemeinsamkeiten. Auch dies geschieht mühelos, ganz von allein, während ich mich eher als passiver Empfänger eines unverhofften Gewinns denn als ein aktiver Makler meines geistigen Lebens fühle. Ich habe mich stets bemüht, über die Grenzen beruflicher und intellektueller Strukturen hinauszureichen, aber heute, wo dieses Deus-ex-Machina-Phänomen häufiger auftritt, finde ich diese «mentale Magie» produktiv und unglaublich befriedigend – wie ein Kind, das einen versteckten Topf mit Süßigkeiten findet und sich ungestraft und voller Begeisterung bedient.

Und dann gibt es da noch etwas, etwas noch Tieferes, das fast zu gut ist, um es zuzugeben: das Gefühl, mein Leben besser meistern zu können als je zuvor. Auf die Gefahr hin, hypomanisch zu klingen (ich bin es nicht, daher traue ich mich, es zu sagen), habe ich zunehmend das Gefühl, das Leben sei ein Fest, während in der Vergangenheit oft das Gefühl vorherrschte, das Leben sei ein Kampf. Und obgleich ich mir des biologischen Imperativs völlig bewusst bin und weiß, dass dieses Fest irgendwann zu Ende sein wird – oder vielleicht gerade deswegen –, wächst dieser Drang, der stark wie eine Naturgewalt ist und mit zunehmendem Alter immer stärker wird, dieses Fest zu verlängern. Das ist das existenzielle Paradox des Alterns – über seine Auswirkungen zu staunen und doch dem Trieb zu folgen, dieses Fest zu verlängern. Denn das Leben ist keine Einbahnstraße, die unweigerlich in den Verfall führt. Es gibt Strömungen und Gegenströmungen, die verdienen, gelebt, getestet, verstanden und genossen zu werden.

Was versteckt sich hinter diesen seltsamen Phänomenen des geistigen Schwebens, wenn uns Lösungen auf der Stelle und ohne sichtliche Anstrengungen in den Schoß fallen? Handelt es sich vielleicht um dieses geschätzte Attribut des Alterns, diesen Stoff der Weisen, den man *Weisheit* nennt? Zuerst fürchtete ich, mich mitreißen zu lassen, fragte mich, ob nicht die Gefahr bestünde, dass sich mein Ausflug in die Gefilde der Weisheit als eine Übung in Torheit erweisen würde. Ich wollte jede poetische Wortwahl meiden und mich an die nüchterne Sprache der Wissenschaft halten – die Sprache, die den größten Teil meines Lebens meine Sprache gewesen ist – und nicht von «Weisheit», sondern von «Mustererkennung» sprechen.

Aber während ich mich selbst vor extravaganten Behauptungen warne, finde ich mich unwiderstehlich zu ihnen hingezogen, und das existenzielle Paradox, das mich so fasziniert, nimmt allmählich einen neuen Namen an: *Die Weisheits-Formel.* Unser Geist ist eine Funktion eines natürlichen Organismus, unseres Gehirns. Und auch wenn das Gehirn altert und sich verändert, bietet jede Phase dieses Fortschreitens wie die Folge der Jahreszeiten neue und andere Freuden wie auch Verluste. Wenn das Saatgut unseres Geistes in früher Jugend durch Neugier und Entdeckerdrang ausgebracht wird und in reiferen Jahren der Erfahrung die Früchte des Geistes gehegt und gepflegt werden, dann werden wir schließlich Weisheit ernten. Und diese Weisheit können wir erst im «Herbst der Jahre», wie es Frank Sinatra in seinem berühmten Song «It was a very good year» einst nannte, wirklich genießen. Nachdem ich nun tief Luft geholt habe, stürze ich mich in mein neues Projekt, ein Buch über die Jahreszeiten des menschlichen Geistes als eine Reise vom Wagemut zur Weisheit. Dabei ist mir klar, dass Weisheit mit all ihren kognitiven, ethischen und existenziellen Dimensionen als Konzept viel zu umfangreich ist, um in ihrer Gänze in einem einzigen Text oder von einem einzelnen Forscher abschließend behandelt zu werden. Daher grenze ich das Thema dieses Buches bewusst auf die kognitiven Dimensionen von Weisheit ein – eine Perspektive, die zwar eng ist, die zu erkunden aber dennoch äußerst lohnend ist.

Ein Überblick über den Inhalt des Buches

Die facettenreiche Natur des Themas spiegelt sich im eklektischen Inhalt des Buches und in den mehrfach miteinander verwobenen Themen wider. Einige Kapitel konzentrieren sich auf Geschichte und Kultur (Kapitel 3, 4, 5 und 12), andere auf Psychologie (Kapitel 1, 4, 5, 8, 9, 10, 11 und 12) und wieder andere stärker auf neurobiologische und neurologische Sachverhalte, beispielsweise, wie das Gehirn verschaltet ist, wie es funktioniert und welche Fehlfunktionen auftreten können (Kapitel 2, 6, 7, 13 und 14). Schließlich spreche ich darüber, was man tun kann, um einem Altern des Gehirns vorzubeugen (Kapitel 14, 15 und Epilog). Diese scheinbar unzusammenhängenden Themen werden durch einen durchgängigen roten Faden verbunden, den die zentrale Frage liefert: Was versetzt das alternde Gehirn in die Lage, bemerkenswerte geistige Leistungen zu vollbringen, und wie können wir diese Fähigkeit stärken? Sämtliche Namen meiner Patienten sind zum Schutz ihrer Privatsphäre verändert, doch ihre Geschichten sind authentisch und nicht ausgeschmückt. Fachbegriffe habe ich erklärt, sobald sie erstmals im Text auftauchen, so gut es mir möglich war.

Wir wollen mit einem gemächlichen Spaziergang durch die nicht ganz so gemächlich laufende Maschinerie des Gehirns beginnen und uns in Kapitel 1, «Das Leben Ihres Gehirns», damit beschäftigen, wie unser Gehirn scheinbar banale Alltagstätigkeiten bewältigt. In Kapitel 2, «Jahreszeiten des Gehirns», geht es dann um Entwicklung, Reife und Altern des Gehirns. Dieses Kapitel führt zur zentralen Frage des Buches: Was ermöglicht die bemerkenswerten Leistungen des Geistes in einem alternden Gehirn? In Kapitel 3, «Altern und kluge Köpfe in der Geschichte», lasse ich das Leben mehrerer historischer Persönlichkeiten Revue passieren, die trotz ihres Alters und in einigen Fällen sogar trotz ihrer Demenz in der Gesellschaft eine Schlüsselrolle spielten. Die Widerstandskraft des Gehirns gegenüber den Auswirkungen eines altersbedingten Verfalls ist größer, als sich die meisten Menschen vorstellen, und Sie werden einige der Beispiele wahrscheinlich höchst erstaunlich finden.

Anschließend wollen wir uns mit den allgemein hochgeschätzten geistigen Attributen des Alters beschäftigen – mit Weisheit, Expertentum und Kompetenz (Kapitel 4, «Weisheit durchzieht alle Zivilisationen»). Dann ist es so weit, eines der zentralen Konzepte des Buches einzuführen – das Konzept der Mustererkennung. Wir werden uns mit verschiedenen Typen der Mustererkennung und mit der Rolle befassen, die sie für den menschlichen Verstand spielen. Sprache ist ebenfalls ein Instrument zur Mustererkennung, die menschliche Kognition operiert jedoch mit zahlreichen weiteren derartigen Instrumenten (Kapitel 5 «Die Macht der Muster»).

Anschließend ist es an der Zeit zu untersuchen, wie sich Muster im Gehirn bilden und wie es um die Beziehung von Mustern und Gedächtnis steht (Kapitel 6, «Abenteuer auf der Straße der Erinnerungen»). Wie sich inzwischen herausgestellt hat, sind alle Muster Erinnerungen, aber nicht alle Erinnerungen Muster. Was genau Muster von anderen Formen der Erinnerung unterscheidet und was sie weniger verwundbar durch den Abbau von Hirngewebe macht als andere Erinnerungen, ist Thema von Kapitel 7, «Erinnerungen, die nicht verblassen».

Wie hilft uns eine gutentwickelte Mustererkennungsmaschinerie im Alltag, und was stellt die Entwicklung einer derartigen mentalen Maschinerie sicher? Das wird in Kapitel 8, «Erinnerungen, Muster und die Weisheitsmaschinerie», diskutiert. An dieser Stelle werden wir uns auch mit der zentralen Unterscheidung zwischen «deskriptivem Wissen» und «präskriptivem Wissen» befassen. Ersteres beschäftigt sich mit der Frage «Was ist das?», zweiteres mit der Frage «Was soll ich tun?».

Präskriptives «Was soll ich tun»-Wissen ist für unseren Erfolg bei praktisch allen Bestrebungen von entscheidender Bedeutung. Die Fähigkeit, solches Wissen zu sammeln und zu speichern, wurzelt in den beiden Stirnlappen (Frontallappen) des Gehirns, die tendenziell besonders anfällig für altersbedingte Abbauprozesse sind. Die Schlüsselrolle der Frontallappen bei der Kognition bildet den Schwerpunkt von Kapitel 9, «Entscheidungen werden ‹oben-vorn› getroffen».

Dualität ist eines der wichtigsten Merkmale des Gehirnaufbaus und ein bisher ungelöstes Rätsel. Warum ist das Gehirn in zwei Hälften (Hemisphären) geteilt? Im Lauf der Zeit sind zahlreiche Theorien und Spekulationen aufgestellt worden, um dieses fundamentale Merkmal des Gehirndesigns zu erklären, aber keine von ihnen konnte dieses Rätsel bisher lösen. Wir werden eine radikal neue Idee hinsichtlich der Gehirndualität diskutieren: Die rechte Hemisphäre ist die «Neuheiten»-Hemisphäre, und die linke Hemisphäre ist der Aufbewahrungsort für gutentwickelte Muster. Das heißt, dass es im Lauf unseres Lebens, wenn wir immer mehr Muster ansammeln, zu einer allmählichen Verschiebung im hemisphärischen Machtgleichgewicht kommt: Die Bedeutung der rechten Hemisphäre verringert sich, während diejenige der linken Hemisphäre zunimmt. Diese radikal neue Weise, die Dualität des Gehirns im Lauf des Lebens zu verstehen, wird in Kapitel 10, «Neues, Routine und die beiden Seiten des Gehirns», sowie in Kapitel 11, «Gehirndualität in Aktion», diskutiert.

Die Arbeitsteilung zwischen den beiden Gehirnhälften ist nicht auf die Kognition beschränkt. Gefühle sind ebenfalls lateralisiert: Positive Emotionen sind mit der linken Hemisphäre, negative Emotionen mit der rechten Hemisphäre verknüpft. Was hat das mit verschiedenen Kognitionsstilen und mit dem Altern zu tun? Darum geht es in Kapitel 12, «Magellan auf Prozac».

Der Alterungsprozess wirkt sich auf die beiden Hirnhälften unterschiedlich aus. Die rechte Hirnhälfte «schrumpft», während die linke Hirnhälfte mehr Widerstandskraft zeigt. Damit beschäftigt sich Kapitel 13, «Hundstage». Was steckt hinter dieser geheimnisvollen Disparität? Die Antwort liegt in der lebenslangen Gehirnplastizität, die in Kapitel 14, «Nutze dein Gehirn und mach mehr daraus», diskutiert wird. Anders, als die meisten Wissenschaftler noch bis vor kurzem glaubten, produziert unser Gehirn zeitlebens neue Nervenzellen (Neuronen). Ob und wo im Gehirn neue Neuronen gebildet werden, wird von unserer geistigen Aktivität gesteuert. Je mehr wir unser Gehirn benutzen, desto mehr neue Neuronen entstehen, und diese Neuronen landen schließlich in den aktivsten Regionen des Gehirns. Wenn wir älter werden, benutzen wir zunehmend unsere linke Hemisphäre, was diese vor Abbauprozessen schützt.

Dies führt zu einem erstaunlichen Schluss, der noch vor wenigen Jahren für phantastisch gehalten worden wäre: Man kann die Lebensspanne seines Gehirns durch geistiges Training verlängern. In Kapitel 15, «Musterverstärkung», sprechen wir über die verschiedenen Formen, die Gehirntraining annehmen kann.

Wir schließen unsere Entdeckungsreise mit dem Nachwort «Der Preis der Weisheit». Altern ist alles in allem gar nicht so übel. Tatsächlich kann es etwas sein, auf das man sich freut und das man genießt. Wenn wir Weisheit schätzen, dann ist Altern ein fairer Preis dafür.

Lassen Sie uns daher mit unserer Erkundung der Weisheits-Formel beginnen.

1. KAPITEL

DAS LEBEN IHRES GEHIRNS

Es geht ums Gehirn, Dummkopf!

Die meisten Leute denken, wenn sie über Weisheit, Kompetenz oder Expertise nachgrübeln, nicht in biologischen Kategorien, aber genau dort gehören diese Begriffe hin. Die meisten Leute verstehen in einem allgemeinen und vagen Sinne, dass unser Geist das Produkt unseres Gehirns ist. Es ist jedoch nicht immer einfach, sich klarzumachen, wie eng diese Beziehung tatsächlich ist. Trotz ihrer Akzeptanz der Geist-Gehirn-Verbindung im Sinne eines abstrakten Konzepts übertragen die meisten Menschen diese Erkenntnis nicht auf ihren Alltag. Das ist ein widerborstiges Überbleibsel des «Körper/Geist-Dualismus», einer philosophischen Doktrin, die vor allem (auch wenn einige Studenten der Philosophie meinen, zu Unrecht) mit dem Namen von René Descartes verbunden ist. Sie besagt, dass Gehirn und Geist getrennte Einheiten sind und der Geist unabhängig vom Körper existiert. Über dieses Thema ist sehr viel geschrieben worden, darunter auch so ausgezeichnete Bücher wie *Descartes' Error* (deutsch: Descartes' Irrtum) von Antonio Damasio und *The Blank Slate* (deutsch: Das unbeschriebene Blatt) von Steven Pinker. Die jahrhundertelange Unfähigkeit zu begreifen, dass der Geist das *Produkt* des Körpers ist, hat die lebhaften Bilder vom Homunkulus – einem kleinen Wesen im Inneren unseres Schädels, das die harte Denkarbeit macht – und vom «Geist in der Maschine» heraufbeschworen. In meinem früheren Buch *The Executive Brain* (deutsch: Die Regie im Gehirn) habe ich geschrieben: «Eine gebildete Gesellschaft glaubt heute nicht mehr an den cartesianischen Dualismus von Körper und Geist, sondern streift die Überreste dieses Irrglaubens schrittweise ab.» Aber es fällt uns noch immer schwer, die Vorstellung einer Einheit von Gehirn und Geist gänzlich zu begreifen, wenn es um unsere höheren geistigen Fähigkeiten geht.

Ich war überrascht, ja schockiert zu entdecken, wie zerbrechlich und oberflächlich dieses Verständnis oft ist. Das wurde vor ein paar Jahren nur allzu deutlich, als einige Kollegen und ich unter dem Titel «Das Geist-Gehirn-Institut» einen Workshop über das Gehirn abhielten. Ziel des Workshops war es, ein allgemeines Publikum über die Grundlagen der Hirnforschung zu informieren, darüber, was falsch laufen kann im Gehirn, wie sich dies auf den Geist auswirkt und wie sich verschiedene Hirnstörungen heutzutage behandeln lassen. Zu unserem Erstaunen spiegelte die Reaktion der Zuhörer oft blankes Unverständnis wider. «Was hat denn Geist mit Gehirn zu tun?» war eine rhetorische Frage, die ich zu meiner völligen Verblüffung mehr als nur einmal zu hören bekam. Ebenso bei einer anderen Gelegenheit: Als ich bei einem öffentlichen Vortrag über das Gedächtnis das Gehirn erwähnte, kam aus dem Publikum eine Frage, die eher bestürzt als wirklich wissbegierig klang: «Was hat denn Gedächtnis mit Gehirn zu tun?»

Noch unglaublicher war, dass ich bei einer sehr viel ausgewählteren Zuhörerschaft auf ähnliches Unverständnis traf. Ich war aufgefordert worden, an einem hochkarätigen Symposium über die Geheimnisse außerordentlicher Leistungen teilzunehmen. Das Forum des Symposiums war ein internationales «Who's Who» von Erfolgstypen: weltbekannte Wissenschaftler, Firmenchefs, Olympiasieger, berühmte Künstler und bekannte Politiker. Einer nach dem anderen traten diese unstreitigen «Champions» ihres jeweiligen Tätigkeitsgebiets ans Rednerpult und gaben Einblick in ihre persönlichen Erfolge. Rasch kam man überein, dass der Schlüssel zum Erfolg im Zusammentreffen zweier «Zutaten» liege: Einmütig wurde Talent auf einem speziellen Gebiet als *ein* Bestandteil des Erfolgs identifiziert. Ebenso einig war man sich, dass gewisse Persönlichkeitsmerkmale, wie innerer Antrieb und die Fähigkeit, sich auf ein Fernziel zu konzentrieren, die andere Zutat war. Die Teilnehmer des Symposiums stimmten überein, dass es ohne spezielle Begabung keinen überragenden Erfolg geben könne und dass diese spezielle Begabung etwas sei, mit dem man geboren wird, das biologische Schicksal einiger weniger. Schließlich akzeptiert jeder, dass man durch harte Arbeit allein kein Mozart, kein Shakespeare und auch kein Einstein wird. Aber die anderen Ingredienzien außerordentlichen Erfolgs, innerer Antrieb und Ehrgeiz, seien «Sache des Einzelnen», behaupteten die Redner einer um den anderen, als ob Persönlichkeit eine platonische, extrakorporale Wesenheit sei.

Als ich an der Reihe war zu sprechen, versuchte ich den Zuhörern zu vermitteln, dass «innerer Antrieb» und «die Fähigkeit, sich auf ein hohes Ziel zu konzentrieren» Eigenschaften sind, die zumindest teilweise auf einer biologischen Basis fußen, und dass einer der Gründe, warum sich Menschen in diesen Eigenschaften unterscheiden, der ist, dass sich ihre *Gehirne* unterscheiden. Persönlichkeit, so betonte ich, wie ich es bereits vor anderem Publikum häufig getan hatte, ist keine extrakraniale Eigenschaft. Sie ist ein Produkt des Gehirns.

Meine Klarstellung stieß zunächst auf eine Mauer des Schweigens, dann machte sich Ungeduld breit, und schließlich meinte einer der Mitdiskutanten, ein international renommierter Diplomat: «Professor Goldberg, was Sie da sagen, ist außerordentlich interessant, aber in dieser Konferenz geht es um den *Geist* und nicht um das *Gehirn*.»

Mir fiel der Unterkiefer herunter. Ich konnte einfach nicht

glauben, dass in einer so hochkarätigen Runde ein derart ignoranter Kommentar möglich war. Einen Augenblick erwog ich eine pointierte Gegenrede zur Verteidigung der Körper/Geist-Beziehung, verzichtete dann aber eher aus gesellschaftlichen denn intellektuellen Gründen doch darauf.

Die einfache Botschaft, die ich zu übermitteln suche, ist diese: Genauso, wie die geringste Bewegung Ihres Körpers auf der Aktivität einer bestimmten Muskelgruppe beruht, nimmt auch die winzigste, scheinbar flüchtige geistige Aktivität die Ressourcen Ihres Gehirns in Anspruch. Und selbst die einfachste geistige Aktivität kann durch eine Gehirnkrankheit beeinträchtigt werden. Wenn wir uns also auf den Weg machen, um die Jahreszeiten des Geistes in verschiedenen Lebensstadien und die Natur der Weisheit zu erkunden, müssen wir sie als Sache des Gehirns betrachten. Um es mit einer Redewendung zu sagen: «It's the brain, stupid!» (Es geht ums Gehirn, Dummkopf!) ist das Hauptthema dieses Buches. Nehmen Sie's bitte nicht persönlich.

Bringt das Altern unseres Gehirns nur Trübsinn und keine Triumphe mit sich? Ich glaube nicht. Tatsächlich werde ich die gesamte geistige Spannkraft meines alternden Gehirns darauf verwenden, die These zu untermauern, dass das Altern des Geistes seine eigenen Triumphe hat, die nur das Alter schenken kann. Das ist die zentrale Botschaft dieses Buches.

Es ist an der Zeit aufzuhören, über das Altern unseres Geistes und unseres Gehirns nur in Begriffen wie Einbußen und Verlust zu denken. Beim Altern des Geistes geht es ebenso sehr um Gewinne. Wenn wir älter werden, verlieren wir vielleicht an Erinnerungs- und Konzentrationsvermögen. Aber wir können an Weisheit oder zumindest an Expertentum und Kompetenz gewinnen, was auch nicht zu verachten ist. Beides, Verluste wie Gewinne des alternden Geistes, erfolgt eher allmählich als plötzlich. Beides wurzelt in dem, was in unserem Gehirn passiert. Es gibt genügend Bücher, die sich mit den Einbußen des alternden Geistes beschäftigen. Dieses Buch ist den Zugewinnen bzw. der Balance zwischen Einbußen und Zugewinnen gewidmet.

Beruhigung ist nicht immer eine gute Sache. Es gibt Umstände, unter denen es auf lange Sicht besser ist, die Öffentlichkeit, bildlich gesprochen, am Kragen zu packen und wachzurütteln. Aber beim Thema Altern hat die Öffentlichkeit bereits ihre therapeutische Dosis Wachrütteln erhalten. Ständig hören wir von Geißeln wie Demenz und Alzheimer und von den Symptomen der Neuroerosion[1], von wachsender Vergesslichkeit und zunehmender geistiger Erschöpfung. Leider sind diese Geißeln nur allzu real. Aber es ist an der Zeit, nach guten Nachrichten Ausschau zu halten, vorausgesetzt, die guten Nachrichten sind ebenfalls real und keine falschen «Beruhigungspillen».

Weisheit erklären

Weisheit ist eine gute Botschaft. Zu allen Zeiten und in den populären Überlieferungen sämtlicher Kulturen ist Weisheit mit fortgeschrittenem Alter verknüpft worden. Weisheit ist das kost-

---

1 Ich habe den Begriff *Neuroerosion* und davon abgeleitet *neuroerosiv* geprägt, um eine gewisse gefühlte Lücke zu schließen. Es ist üblich, manche Störungen, die schließlich zu Demenz führen, als *neurodegenerativ* zu bezeichnen. Aber dieser Begriff ist gleichzeitig zu eng und zu bedrohlich. Er impliziert ein sehr spezifisches Spektrum von Störungen, die von einer primären neuronalen Atrophie gekennzeichnet sind. Die Termini *cerebrovaskulär* oder *Multiinfarkt-*, die oft gebraucht werden, um gewisse andere Störungen zu beschreiben, welche schließlich zu Demenzen führen, haben ebenfalls spezifische, enge Konnotationen und beziehen sich auf Primärerkrankungen der Blutgefäße im Gehirn. Neuroerosiv soll ein allgemeiner Begriff sein, der all die spezifischen Möglichkeiten abdeckt, dem aber dieses Gefühl des Endgültigen fehlt, das mit den anderen Begriffen einhergeht. Neuroerosion gleicht in dem, was sie abdeckt und impliziert, dem Begriff Mild Cognitive Impairment (MCI) (leichte kognitive Beeinträchtigung), der in letzter Zeit zunehmend populär geworden ist, nur ohne den antiseptischen, klinischen Klang.

bare Geschenk des Alterns. Aber kann Weisheit den Angriffen der Neuroerosion widerstehen, und wie lange?

Das wirft die Frage nach dem Wesen der Weisheit auf. In unserer Kultur benutzen wir den Begriff häufig, und darin schwingt Ehrerbietung mit. Aber ist Weisheit jemals ausreichend definiert worden? Ist die neuronale Basis verstanden? Lässt sich das Phänomen Weisheit *überhaupt* biologisch und neurologisch erfassen, oder ist es zu flüchtig und facettenreich, um in irgendeiner Form mit wissenschaftlicher Präzision angegangen zu werden?

Ohne besondere Weisheit für mich in Anspruch zu nehmen, glaube ich, dass ich dazu beitragen kann, indem ich meine früheren Selbstbeobachtungen erweitere, um das Wesen der Weisheit oder zumindest einen wichtigen Aspekt davon zu erhellen. Gedankengang und Argumentation in diesem Buch basieren auf dieser Introspektion und dieser Einsicht.

Mit zunehmendem Alter nimmt die Zahl der alltäglichen kognitiven Aufgaben, die eine anstrengende, mühsame, bewusste Schaffung neuer mentaler Konstrukte erfordert, offenbar ab. Problemlösen (im weitesten Sinne des Wortes) nimmt vielmehr immer häufiger die Form von Mustererkennung an. Das heißt, dass wir mit zunehmendem Alter eine wachsende Zahl von kognitiven Schablonen oder Matrizen anhäufen. Infolgedessen steigt die Wahrscheinlichkeit, dass eine wachsende Zahl zukünftiger geistiger Herausforderungen relativ rasch zu einer bereits vorhandenen Matrize passt oder lediglich eine leichte Modifikation einer bereits vorliegenden mentalen Matrize verlangt. Entscheidungsfindung nimmt zunehmend die Form von Mustererkennung statt von Problemlösung an. Wie Herbert Simon und andere gezeigt haben, ist Mustererkennung der mächtigste Mechanismus einer erfolgreichen Kognition.

Die Evolution hat zu einem mehrschichtigen Aufbau des Gehirns geführt; es besteht aus stammesgeschichtlich alten subcorticalen Strukturen und einem relativ jungen Cortex (Großhirnrinde) mit einer besonders jungen Unterabteilung, die passenderweise als Neocortex bezeichnet wird. Der Cortex des Gehirns ist wiederum in zwei Hälften geteilt, eine rechte und eine linke Hemisphäre. Der Übergang von der Problemlösung zur Mustererkennung verändert die Art und Weise, in der diese verschiedenen Hirnteile zu diesem Prozess beitragen. Erstens wird die Kognition ihrem Wesen nach stärker neocortical und zunehmend unabhängiger von der subcorticalen Maschinerie und von der Maschinerie im alten Cortex. Zweitens verlagert sich das Gleichgewicht, was unsere Nutzung der beiden Hirnhemisphären angeht. Wie ich noch zeigen werde, bedeutet dies in neuronaler Hinsicht wahrscheinlich, dass wir uns immer weniger auf die rechte Hirnhälfte und immer mehr auf die linke Hirnhälfte stützen.

In der neurowissenschaftlichen Literatur werden die kognitiven Matrizen, die uns befähigen, Muster zu erkennen, oft als *Attraktoren* bezeichnet. Ein Attraktor ist eine präzise Konstellation von Neuronen (Nervenzellen, die für die Verarbeitung von Information im Gehirn entscheidend sind) mit starken Verbindungen untereinander. Eine einzigartige Eigenschaft eines solchen Attraktors ist es, dass eine sehr breite Palette von Inputs diese neuronale Konstellation, den Attraktor, aktiviert, und zwar mühelos und automatisch. Dies ist kurz und bündig der Mechanismus der Mustererkennung.

Ich glaube, dass diejenigen unter uns, die eine große Zahl solcher kognitiven Matrizen bilden konnten, von denen jede einzelne die Essenz einer großen Zahl einschlägiger Erfahrungen enthält, «Weisheit» erlangt haben, oder zumindest einen entscheidenden Bestandteil davon. (Während ich dies schreibe, höre ich das indignierte Heulen von Kritikern aus verschiedenen Ecken der Natur-, Geistes- und Sozialwissenschaften, die mich skandalöser Vereinfachung zeihen; daher sichere ich mich nach allen Seiten ab.)

Dank der den beteiligten neuronalen Prozessen eigenen Natur

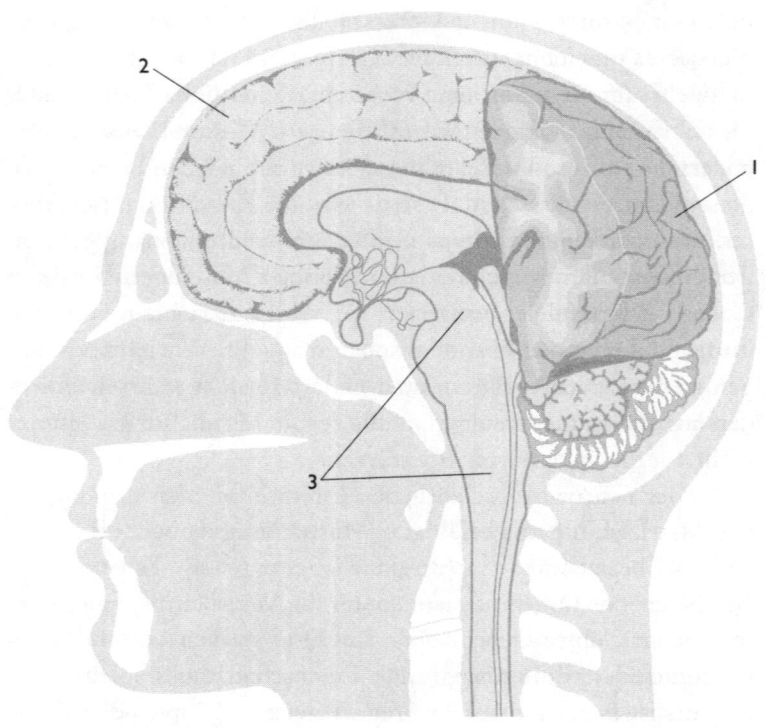

Abbildung 1: **Das menschliche Gehirn.** Zu sehen sind die beiden cerebralen Hemisphären (1 und 2) sowie subcorticale Strukturen (3). Der vordere Teil der linken Hemisphäre ist entfernt, sodass der Hirnstamm und das Zwischenhirn (Diencephalon) frei liegen.

macht sich «Weisheit» (zumindest in meiner zugegebenermaßen engen Definition) in höheren Jahren bezahlt, indem sie relativ mühelose Entscheidungsfindungen ermöglicht, die nur bescheidene neuronale Ressourcen erfordern – solange die Matrizen als neuronale Entitäten bewahrt worden sind. Bis zu einem gewissen Punkt sind Weisheit und die damit verwandten Qualitäten Kompetenz und Expertise möglicherweise gegenüber Neuroerosion unempfindlich. Das werden die Hauptthemen dieses Buches sein.

Doch bevor wir uns eingehender mit den Mechanismen beschäftigen, die dem alternden Gehirn kognitive Gewinne ermöglichen, müssen wir uns von manchen vorläufigen Annahmen verabschieden. Wir müssen das Wesen der Weisheit als psychologisches und soziales Phänomen erforschen. Wir müssen zufriedenstellend begründen, dass ein starker Geist selbst im Angesicht der Neuroerosion erhalten bleiben und bis zu einem gewissen Punkt über sie triumphieren kann. Das ist die humanistische Basis des Buches. Gleichzeitig ist es der Ausgangspunkt einer Reise in die Geheimnisse der neuronalen Maschinerie von Weisheit, Kompetenz und Expertentum. Und nicht zuletzt führt es uns zu den kognitiven Gewinnen, die das Altern mit sich bringt.

Ein Morgen im Leben Ihres Gehirns

Bevor wir uns auf diese spannenden Themen einlassen, wollen wir zunächst unser Gehirn etwas besser kennenlernen. Wie funktioniert dieses wunderbare Stück biologischer Hardware, und wie benutzen wir es in unserem Alltag? Lassen Sie uns buchstäblich am Anfang beginnen und einen Morgen im Leben eines Gehirns Revue passieren.

Der Wecker hat gerade geläutet und Ihren *Hirnstamm*, Ihren *Thalamus* und Ihre *Hörrinde* roh attackiert. Das Geräusch reißt Sie aus dem Tiefschlaf, das heißt, das akustische Signal aktiviert auf irgendeine Weise einen speziellen Teil des Hirnstamms, die *Formatio reticularis*, die für das allgemeine Niveau des Bewusstseins- und Wachzustands *(arousal)* verantwortlich ist. Wäre es ein anderes Geräusch gewesen – das Bellen eines Hundes, das Tatütata einer Feuerwehrsirene oder das Trommeln von Regentropfen –, hätten Sie ärgerlich gestöhnt, sich umgedreht und weitergeschlafen. Aber nun öffnen Sie widerwillig Ihre Augen. Ihre Hörrinde *(auditorischer Cortex)* hat mit Hilfe einiger *Thalamus-*

kerne das Geräusch und seine Quelle erkannt: Ihren Wecker. Und Ihre Stirnlappen (Frontallappen), das Über-Ich des Gehirns, sagen Ihnen, dass es wichtig ist und Sie aufstehen müssen.

Sie stehen aus dem Bett auf und schauen aus dem Fenster. Sie sind noch gar nicht richtig wach, doch Ihre *Sehrinde (visueller Cortex)* arbeitet schon fleißig, sodass Sie den wunderbaren Morgen draußen bewundern können. Halten Sie das nicht für selbstverständlich. Wenn die Sehrinde geschädigt ist, entwickelt sich eine sogenannte corticale Blindheit, obwohl die Augen weiterhin tadellos funktionieren. Ein Patient, der (aufgrund eines Schlaganfalls oder einer mechanischen Hirnverletzung) unter corticaler Blindheit leidet, kann Helligkeitsabstufungen sehen und erkennen, dass sich etwas in der Umgebung bewegt, kann aber keine

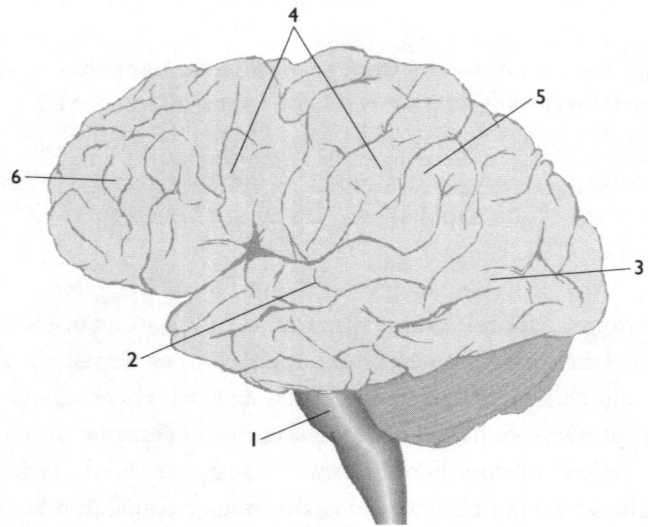

Abbildung 2: **Verschiedene Gehirnregionen und ihre Funktion.** Aufwachen (1), Identifizierung des Weckers (2), Erkennen der Zahnbürste (3), Gebrauch der Zahnbürste (4), Kontrollieren der Zeit (5), Planung des anstehenden Tages (6).

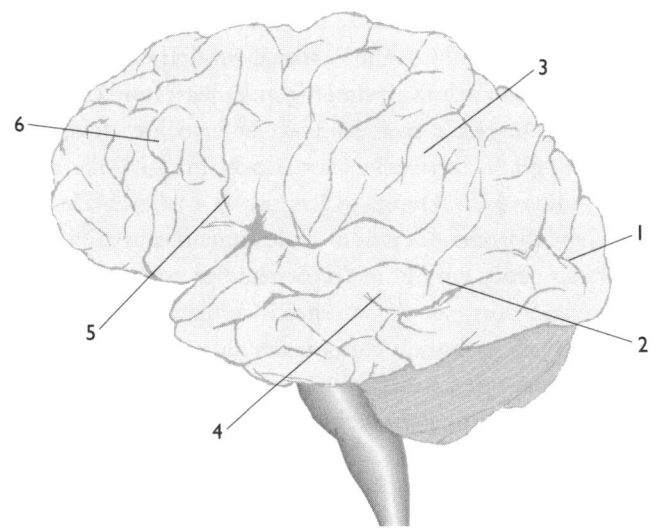

Abbildung 3: **Verschiedene Gehirnregionen und die Folgen ihrer Schädigung.** Anton-Syndrom – corticale Blindheit (1), visuelle Objektagnosie – Unfähigkeit, vertraute Gegenstände zu identifizieren (2), ideatorische Apraxie – Verlust komplexer Bewegungsabläufe (3), Wernicke-Aphasie – betrifft vorwiegend Wörter zur Bezeichnung von Gegenständen (4), Broca-Aphasie – betrifft vorwiegend Wörter zur Bezeichnung von Handlungen (5), exekutives Defizit – gestörte Planung (6).

Gegenstände identifizieren. In manchen Fällen, wenn die Schädigung der Sehrinde besonders ausgedehnt ist, verliert der Patient sogar die Fähigkeit zu erkennen, dass er sein Sehvermögen verloren hat. Diese Schädigung ist als Anton-Syndrom bekannt.

Draußen vor dem Fenster scheint die Sonne, und Sie fühlen sich gut. «Sich gut fühlen» heißt, Ihr linker Stirnlappen ist aktiv, denn er ist es, der für positive Affekte verantwortlich ist. Wahrscheinlich heißt es auch, dass in einem bestimmten biochemischen System im Gehirn der neuronale Botenstoff (Neurotransmitter) *Dopamin* ausgeschüttet wird.

Während Sie ins Badezimmer gehen, streift Ihr Blick über die vertrauten Gegenstände: Zahnbürste, Mundwasser, Rasiermesser. Vertraut? Natürlich, Sie wissen genau, was diese Gegenstände sind. Aber Dinge als bedeutungsvolle Objekte zu erkennen, wäre nicht möglich ohne eine Hirnregion in der linken Hemisphäre zwischen Hinterhaupt-(Occipital-) und Schläfenlappen (Temporallappen), den *visuellen Assoziationscortex*. Dieser Teil Ihres Gehirns läuft gerade auf Hochtouren, obgleich Sie das, was Sie im Badezimmer tun, mühelos nebenbei erledigen und vielleicht noch nicht einmal völlig wach dabei sind. Wenn dieser Teil Ihres Gehirns geschädigt wäre, würden Sie zwar weiterhin Gegenstände sehen, aber sie nicht als vertraute, bedeutungsvolle Dinge erkennen.

Genau das passierte einer meiner Patientinnen, einer Frau mittleren Alters, die eines Morgens in ihr Badezimmer ging, sich umschaute und keines der Objekte rundum erkannte. Aufs höchste alarmiert, war sie selbst zum Krankenhaus gefahren, wo sofort ein CT-Scan durchgeführt wurde. Wie sich herausstellte, hatte sie in der vorangegangenen Nacht einen Hirnschlag erlitten, der ihren visuellen (occipitalen) Cortex in Mitleidenschaft gezogen und zu einer sogenannten *visuellen Objektagnosie* geführt hatte. So etwas kann auch durch eine Verletzung oder eine Demenzerkrankung ausgelöst werden. Um ihre Hirnfunktion möglichst weitgehend wiederherzustellen, empfahl sich ein umfassendes kognitives Rehabilitationsprogramm, und so kam es, dass sie meine Patientin wurde.

Zum Glück funktioniert Ihr visueller Assoziationscortex ausgezeichnet, und Sie strecken Ihre Hand nach der Zahnbürste aus. Die Chancen stehen etwa neun zu eins, dass es Ihre rechte Hand ist, denn rund 90 Prozent der Bevölkerung sind Rechtshänder. Der *Motorcortex* in Ihrer linken Hemisphäre (die Bahnen zwischen Gehirn und Körper laufen meist über Kreuz) wird aktiv, ebenso Ihr *Kleinhirn (Cerebellum)* und Ihre *Basalganglien*. Ohne diese

Hirnstrukturen wären selbst die einfachsten, automatischsten und mühelosesten Bewegungen unmöglich.

Sie nehmen Ihre Zahnbürste in die Hand – trotz aller dieser neuronalen Wirren scheint es eine ganz simple Handlung –, und siehe da, Sie haben es richtig gemacht: Sie haben die Zahnbürste am Griff gepackt und nicht am Bürstenkopf. Aber um diese lächerlich einfache Leistung zu erbringen, musste eine komplexe neuronale Maschinerie in Gang gesetzt werden. Es reicht nicht zu wissen, um was für einen Gegenstand es sich handelt, sondern man muss auch wissen, wie man ihn benutzt. Der Inhalt des motorischen Programms, das mit der Benutzung alltäglicher Objekte verknüpft ist, ist im *Scheitellappen (Parietallappen)*, überwiegend in der linken Hemisphäre, gespeichert. Eine Schädigung dieser Gehirnregion aufgrund eines Schlaganfalls oder einer Alzheimererkrankung führt häufig zu einer *ideatorischen Apraxie*. Der Patient verliert die Fähigkeit, alltägliche Objekte ihrer Funktion entsprechend einzusetzen, und beginnt stattdessen, sie zufällig zu verwenden, wie ein Neuling aus einem anderen Kulturkreis, wo es dieses Objekt nicht gibt und es daher auch keinem vernünftigen Zweck zugeordnet werden kann. Manchmal nimmt dieses Defizit die seltsame Form einer *Ankleideapraxie* an; dabei verliert der Patient die Fähigkeit, seine Kleidung richtig anzuziehen. Auch das findet man häufig bei Demenzpatienten.

Ihre neuronale Maschinerie ist jedoch in Topform, und nachdem Sie im Bad fertig sind, ziehen Sie sich ruck, zuck an. Draußen erwacht die Stadt langsam zum Leben, und von einer nahe gelegenen Baustelle dringt laute Musik durchs Küchenfenster. «Was für ein Gejaule», grummelt Ihr rechter *Schläfenlappen (Temporallappen)*, der Musik verarbeitet, und lässt Sie zusammenzucken. Genau gesagt, fällt der rechte Schläfenlappen das ästhetische Urteil, aber es ist Ihre linke Hemisphäre, die dieses Urteil in Worte umsetzt.

Gerade noch Zeit für eine hastige Tasse Kaffee und einen Blick in die Morgenzeitung. Während Sie die Titelseite überfliegen, ist

Ihre linke Hemisphäre höchst aktiv. Der *linke Schläfenlappen* ist damit beschäftigt, Substantive zu verarbeiten und zu verstehen, während der *linke Stirnlappen* Verben verarbeitet und versteht und der *linke Scheitellappen* die Grammatik verarbeitet. Schädigungen dieser Hirnregionen führen zu verschiedenen Formen von *Aphasie* (Sprachstörung). Unterdessen ist der *präfrontale Cortex* eifrig damit beschäftigt herauszufinden, was die Nachricht von einer drohenden Rezession für Ihren eigenen Job bedeutet. Der NASDAQ ist den dritten Tag in Folge gesunken, ebenso der Dow Jones Industrial Average. Sie können sich daran erinnern, was ein paar Tage zuvor in der Zeitung stand, als die Aktienkurse noch hoch waren, was bedeutet, dass es Ihren *Hippocampi* – im Gegensatz zu Ihrem Aktienpaket – noch gutgeht. Die Hippocampi (Singular Hippocampus) sind natürlich für das Erlernen neuer Information unverzichtbar.

Trotz des sonnigen Frühlingsmorgens versetzen die Börsennachrichten Sie zeitweilig in üble Laune, und Ihre Amygdala (Mandelkern), zuständig für Emotionen, wird kurz aktiviert. Aus Gründen, auf die wir später noch zurückkommen werden, handelt es sich wahrscheinlich um Ihre *rechte Amygdala*.

Während Sie aus der Tür eilen, überlegen Sie fieberhaft, wie Sie fünf Besprechungen und drei Telefonkonferenzen, die alle für heute geplant sind, unter einen Hut bringen können. Ihr *präfrontaler Cortex*, der für die zeitliche Organisation von Dingen und Ereignissen zuständig ist, arbeitet hart und versucht das beinah Unmögliche: acht Ereignisse in uhrwerkartiger Präzision auf die Reihe zu bringen, und keine Pause zum Atemholen.

Im Aufzug fällt Ihnen ein unbekanntes Gesicht auf. Ein neuer Mieter im Gebäude? Es war Ihre rechte Hemisphäre, die das Gesicht im Aufzug analysiert hat und zu dem Schluss gekommen ist, dass es sich um ein neues Gesicht handelt.

Sie nehmen ein Taxi und schauen auf Ihre Armbanduhr. Ihr *Scheitellappen* registriert rasch das Zifferblatt. Sie werden einigermaßen pünktlich im Büro sein. Aber als Sie sich erleichtert zurücklehnen wollen, bemerken Sie, dass der Taxifahrer gerade falsch abgebogen ist. Kein Wunder, sagen Sie sich, er kommt wahrscheinlich gerade von einem Einwanderungsschiff und kennt die Stadt noch nicht. Rasch nehmen Sie die Situation in die Hand und versuchen, den Fahrer zurück auf den richtigen Weg zu leiten. Das erfordert eine koordinierte Aktion des *Stirnlappens* (zeitliche Abfolge) und des *Schläfenlappens* (räumliche Information). Doch der gute Mann versteht nicht, was Sie sagen, weil er kein Englisch spricht! Sie improvisieren und versuchen, ihn mit Hilfe universeller Zeichensprache zu dirigieren (nun sind *Stirn-, Scheitel-* und *Schläfenlappen – Frontal-, Parietal-* und *Temporallappen* – gemeinsam hektisch aktiv).

Schließlich erreichen Sie Ihr Ziel. Schnell bezahlen Sie den Fahrer und zählen das Wechselgeld nach (linker *parieto-temporaler* Teil des Gehirns, dessen Schädigung zu *Akalkulie* führt, zu Störungen im Umgang mit Zahlen). Sie haben's gerade noch rechtzeitig geschafft. Ihr Gehirn kann sich ein paar kostbare Sekunden lang entspannen, während Sie auf den Aufzug warten.

Nun, was läuft hier eigentlich ab? Ihr Arbeitstag hat noch nicht einmal begonnen, und Ihr Gehirn hat bereits hart gearbeitet. Die paar trivialen mühelosen morgendlichen Routineaktivitäten erforderten die Mitwirkung praktisch aller Hirnregionen. Und ich bin der Erste, der zugibt, dass meine Beschreibung eines Morgens im Leben des Gehirns grob vereinfacht war und nur ein paar Hauptakteure auf der Bühne des Hirntheaters beleuchtet hat, nur ein paar Hauptdarsteller im cerebralen Orchester. In Wirklichkeit sind an jedem Schritt meiner Beschreibung zusätzlich zu den Hauptdarstellern eine Myriade von Komparsen beteiligt, die sich alle in komplexe und verwickelte cerebrale Ensembles einfügen, welche ständig in Wandlung begriffen sind und dauernd miteinander kommunizieren.

In der Sprache der Wissenschaft bezeichnet man diese Ensembles als *funktionelle Systeme*, ein Begriff, der von dem großen jüdisch-russischen Neuropsychologen Alexander Romanowitsch Lurija geprägt wurde (mehr über ihn später). Obgleich Neurowissenschaftler die Existenz solcher komplexen dynamischen Prozesse schon seit langem gefolgert hatten, ist es erst seit kurzem möglich, diese Vorgänge tatsächlich zu beobachten. Mächtige neue Technologien aus dem Bereich des funktionalen Neuroimaging (Darstellung des Gehirns mit computergestützten bildgebenden Verfahren) eröffnen uns buchstäblich ein Fenster zur inneren Arbeitsweise des aktiven, denkenden Gehirns.

Einfach nur Fernsehen gucken

Um die Vorstellung von einem funktionellen System zu untermauern, bei dem viele Aspekte des Geistes und daher viele Teile des Gehirns koordiniert zusammenarbeiten, lassen Sie uns eine alltägliche Situation betrachten: einfach nur Fernsehen gucken.

Es ist Samstag, und Sie sitzen am späten Nachmittag in Ihrem Wohnzimmer und tun gerade nicht sehr viel. Ihr Hund schläft zu Ihren Füßen, und Sie nippen an Ihrer Tasse Kaffee oder was sonst Ihr samstagnachmittägliches Lieblingsgetränk ist. Sie tun wirklich kaum etwas, schauen nur den Nachrichtensender CNN.

Inmitten dieses wonnigen Nichtstuns läuft Ihr Gehirn auf Hochtouren, beschäftigt mit einem komplexen und wechselnden Ensemble von Aktivitäten, während Sie augenscheinlich nur herumlungern. Ihre Seh- und Ihre Hörrinde summen und brummen, verarbeiten die Bilder auf dem Schirm und die Stimme der CNN-Reporterin Christiane Amanpour, die die Hauptnachrichten des Tages kommentiert. Für eine simple Signalerkennung würden ältere subcorticale Strukturen im Hirnstamm und im Thalamus ausreichen, ohne dass sich der Neocortex zusätzlich engagieren müsste. Aber hier handelt es sich um höchst bedeutsame Information, und der Neocortex ist beteiligt.

40

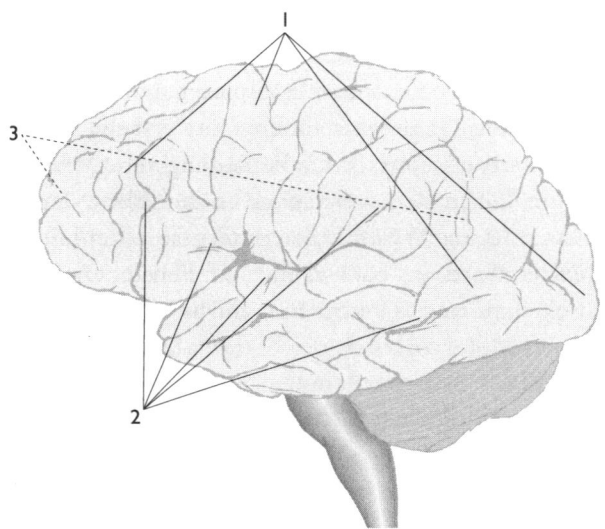

Abbildung 4: **Hirnregionen, die beim Fernsehen aktiv sind.** Wie funktionale Systeme arbeiten. Visuelle Bilder betrachten (1), verstehen, was die Kommentatorin sagt (2), das Ganze zusammenfügen (3).

Nachrichten über eine angespannte politische Lage auf der anderen Seite des Globus zu verstehen, beansprucht in der Tat die Ressourcen des Gehirns beträchtlich. Der verbale Inhalt von Amanpours Bericht beschäftigt einen großen Teil Ihrer linken Hemisphäre. (Dabei gehe ich davon aus, dass Sie Rechtshänder sind; sind Sie Linkshänder, stehen die Chancen noch immer drei zu zwei, dass Ihre linke Hemisphäre hauptverantwortlich für den Sprachbereich ist.) Zunächst aktiviert der Bericht den Teil des Temporallappens, der als *Gyrus temporalis superior* bezeichnet wird und für die Wahrnehmung von Sprachlauten verantwortlich ist, anschließend auch den größten Teil der übrigen linken Hemisphäre.

Sprache ist ein kulturelles Instrument von unglaublicher Komplexität und Vielseitigkeit. Meist sehen wir in Sprache ein Kommunikationsmittel. Das ist sicherlich richtig, aber bei weitem noch

41

nicht alles. Wie wir später noch diskutieren werden, ist Sprache ein Mittel der Konzeptualisierung, der Informationskomprimierung, das uns erlaubt, komplexe Information in kompakten Codes darzustellen. Die Gehirnmaschinerie für Sprache ist breit verteilt. Wie bereits erwähnt, ist die Bedeutung von Objektbegriffen (Nomen) im linken Temporallappen in der Nähe der Sehrinde gespeichert. Das macht Sinn: Unsere mentalen Repräsentationen von Objekten basieren vorwiegend auf Sehen. Die Bedeutung von Tätigkeitswörtern (Verben) ist im linken Frontallappen in der Nähe des Motorcortex gespeichert. Das macht ebenfalls Sinn. Unsere mentalen Repräsentationen erlernter Bewegungsabläufe involvieren diese Teile des Gehirns. Komplexe Aussagen, die Beziehungen zwischen Dingen herstellen, werden in dem Teil der linken Hemisphäre verarbeitet, in dem Temporal- und Parietallappen zusammentreffen – im *linken Gyrus angularis*.

Eine Schädigung dieser verschiedenen Hirnregionen beeinträchtigt Sprachverständnis und Sprache in unterschiedlicher Weise; in der Fachterminologie redet man von verschiedenen Formen der Aphasie, die davon abhängig sind, wo genau in der linken Hemisphäre die Schädigung auftritt. Die Ursachen solcher Schädigungen variieren: Sie können durch einen Schlaganfall, durch eine Kopfverletzung oder Demenz hervorgerufen werden. Eine ganz bestimmte Form der Sprachstörung, die sogenannte *Anomie* («Wortvergessenheit», eine Wortfindungsstörung), gehört zu den Frühzeichen der Alzheimer-Krankheit.

Die rechte Hemisphäre spielt bei der ganzen Sache jedoch ebenfalls eine Rolle. Wenn Christiane Amanpour ihre Stimme zum Höhepunkt des Berichts hin dramatisch hebt, ist es die *rechte Hemisphäre*, die das dadurch übermittelte Alarmgefühl wahrnimmt. Während die linke Hemisphäre im erwachsenen Gehirn für die meisten Sprachaspekte zuständig ist, analysiert die rechte Hemisphäre die *Sprachmelodie (Prosodie)*. Prosodie ist Information, die durch verbale Kommunikation vermittelt wird, aber durch die

42

Intonation und Sprachmodulation statt durch die buchstäbliche Bedeutung des Wortes. Sie verkörpert das, was wir als den Ton, die «emotionale Färbung» der Sprache bezeichnen. (Eine Fehlfunktion der rechten Hemisphäre, wie beim Asperger-Syndrom, beeinträchtigt die Fähigkeit, derartige «extralinguale», kontextuelle Information zu verarbeiten. Infolgedessen wirkt das Verhalten des Patienten mechanisch, linkisch und oft unangemessen, ohne Subtilität und Zwischentöne.)

Ihr Hund hat die Dringlichkeit in der Stimme der Nachrichtensprecherin ebenfalls wahrgenommen (ich weiß nicht, mit welcher Hirnhälfte; hemisphärische Spezialisierung ist bei Tieren bisher noch nicht eingehend untersucht worden, obgleich ich seit Jahren dafür plädiere) und beginnt zu knurren. Sie erkennen sein Knurren und können es von allen anderen Geräuschen rundum unterscheiden, ohne Ihre Augen vom Schirm zu wenden. Das verdanken Sie ebenfalls der linken Hemisphäre, dem *linken Temporallappen*, um es genau zu sagen. Eine Schädigung des linken Temporallappens führt nicht nur zu Aphasie, sondern auch zu der Unfähigkeit, Geräusche in der Umgebung ihrer Quelle zuzuordnen. Diese häufig übersehene Störung wird als *auditorische assoziative Agnosie* bezeichnet.

Unterdessen war Ihr *visueller Cortex (Sehrinde)* die ganze Zeit aktiv und hat die Bilder auf dem Fernsehschirm wahrgenommen. Da Sie neurologisch völlig gesund sind, nehmen Sie problemlos Information aus der linken und der rechten Hälfte des Bildschirms auf. Das gelingt Ihnen, weil beide Hälften Ihres Gehirns bestens arbeiten und die Verbindung zwischen ihnen, ein dickes Bündel Nervenbahnen, das als *Balken (Corpus callosum)* bezeichnet wird, intakt ist. Schädigungen *einer* Hemisphäre, vor allem im Parietallappen, führen oft zu einer *visuellen Hemi-Inattention* oder sogar zu einem ausgeprägten *visuellen Hemineglect*. Ein Patient, der unter visueller Hemi-Inattention (von engl. *inattention*, Unaufmerksamkeit) leidet, hat Schwierigkeiten, Information zu beachten, die in *einer* Hälfte des Sehfeldes auftritt – und zwar in der Hälfte, die der Seite der Hirnschädigung gegenüberliegt. Ein visueller Hemineglect ist sogar noch schwerwiegender als eine visuelle Hemi-Inattention; dabei wird eine Hälfte des Sehfeldes völlig ignoriert. Eine linke visuelle Hemi-Inattention bzw. ein linker visueller Hemineglect (hervorgerufen durch eine Schädigung der rechten Hemisphäre) ist gewöhnlich weitaus schwerer als das Pendant auf der rechten Seite (hervorgerufen durch eine Schädigung der linken Hemisphäre).

Noch interessanter ist, dass sich der Patient eines linken Hemineglects oder einer linken Hemi-Inattention oft gar nicht bewusst ist. Ein derartiges Sich-nicht-bewusst-Sein eines Defizits ist selbst ein neurologisches Symptom, das gewöhnlich durch eine Schädigung der rechten Hemisphäre hervorgerufen und als *Anosognosie* bezeichnet wird. Anosognosie ist eine Quelle für Risiken aller Art, da sich der Patient unter Umständen nicht nur seiner Hemi-Inattention oder seines Hemineglects nicht bewusst ist, sondern sich *überhaupt keiner* Defizite bewusst ist. Stellen Sie sich einen Autofahrer vor, der unter Hemi-Inattention leidet, diese aber nicht wahrnimmt. Leider ist das bei Patienten, die einen Schlaganfall in der rechten Hirnhälfte erlitten haben, gar nicht so selten. Obwohl dieses Defizit für alle in seiner Umgebung offensichtlich ist, führen sämtliche Versuche, den Patienten von seiner Beeinträchtigung zu überzeugen, in der Regel zum Scheitern. Das wird häufig als «Verleugnen» bezeichnet, aber strenggenommen ist es das nicht. «Verleugnen» impliziert ein intaktes Vermögen zu wissen und die Wahl, nicht zu wissen. Bei der Anosognosie fehlt das Vermögen, das eigene Defizit zu erkennen, aufgrund der Hirnschädigung *in realiter*. Häufig bestehen Patienten darauf, weiterhin Auto zu fahren und andere Tätigkeiten auszuführen, die sie und andere in Gefahr bringen.

In einem sehr behüteten Umfeld können die Auswirkungen eines Hemineglects oder einer Hemi-Inattention manchmal eher komisch als tragisch wirken. Ich werde niemals einen älteren Mann in einem Pflegeheim vergessen, der einen rechtsseitigen Schlaganfall mit linkem Hemineglect erlitten hatte und empört über die Verschwörung der Krankenschwestern schimpfte. Er war wütend, dass sein Mitpatient, der ihm am Cafeteria-Tisch gegenübersaß, ein Steak bekam, während er nur Kartoffelbrei erhielt – wirklich eine himmelschreiende Ungerechtigkeit. Die Lösung war einfach: Das Küchenpersonal hatte die Gewohnheit, das Steak auf die linke Seite des Tabletts und den Kartoffelbrei auf die rechte Seite zu legen. Daher sah der alte Herr stets den eigenen Kartoffelbrei auf der rechten Seite des Tabletts und das Steak seines Gegenübers auf der linken Seite des Tabletts. Und es war unmöglich, ihm verständlich zu machen, dass das Problem innen und nicht außen lag, bis die Krankenschwestern auf die Idee kamen, sein Tablett herumzudrehen. Der Patient beharrte auch weiterhin darauf, das Opfer schmutziger Tricks zu sein; mit *ihm* sei schließlich alles in Ordnung. Doch abgesehen von seinem Granteln zur Essenszeit war er der glücklichste und unbekümmertste Mensch auf der ganzen Station.

Im Gegensatz zu dem älteren Herrn sind Ihre Sehfelder rechts, links und in der Mitte völlig intakt. Daher können Sie den ganzen Fernsehbildschirm mit den Augen abtasten und alle wichtigen Details wahrnehmen. Die Fähigkeit, eine detailreiche visuelle Szene optisch abzutasten und wichtige Information daraus zu ziehen, wo immer sie dort auch auftauchen mag, wird durch eine Region in den Stirnlappen, die sogenannten *frontalen Augenfelder*, sichergestellt. Diese feuern ununterbrochen, während Sie Christiane Amanpours Kommentar zu den Bildern auf dem Schirm in Beziehung setzen.

Während Sie das tun, verarbeiten Sie gleichzeitig die konkreten visuellen Bilder auf dem Schirm. Sie erkennen diese als Repräsentationen bedeutungsvoller Objekte: Häuser, Autos, Bäume … und leider auch Panzer, Gewehre und Ähnliches. Das aktiviert einen anderen Teil des visuellen Cortex, Ihren visuellen Assoziationscortex, und zwar, wie bereits erwähnt, vorwiegend in der linken Hemisphäre.

Sie sehen auch Gesichter – lächelnde Gesichter, ängstliche Gesichter, fröhliche Gesichter, wütende Gesichter, Gesichter unbekannter Menschen in einem weit entfernten Land. Während Sie in diese Gesichter schauen und versuchen, einen Blick in die Gedankenwelt hinter diesen Gesichtern zu tun, arbeitet der Temporallappen Ihrer rechten Hemisphäre auf Hochtouren. Dieser Teil des Gehirns kümmert sich, wie wir inzwischen wissen, um die Gesichtserkennung.

Aber eigenartigerweise wird Christiane Amanpours Gesicht vorwiegend von Ihrer linken Hemisphäre verarbeitet. Im Gehirn findet eine seltsame Arbeitsteilung statt. Die rechte Hemisphäre kann besser mit neuartiger, unvertrauter Information umgehen, die linke Hemisphäre besser mit vertrauter Information. Das gilt für die meisten Informationstypen; daher werden die Gesichter von Fremden in der rechten Hemisphäre und die Gesichter von öffentlichen Personen oder von Familienmitgliedern und Freunden, die Sie ständig treffen, in der linken Hemisphäre verarbeitet.

Während die Nachrichtensendung «Breaking News» weiterläuft, taucht in der oberen rechten Ecke des Bildschirms eine Landkarte auf, um die Orientierung zu erleichtern. Das aktiviert Ihren *räumlichen Parietallappen* dort, wo er auf den *visuellen Occipitallappen* stößt. Neurowissenschaftler unterscheiden zwischen dem visuellen «Was»- und dem visuellen «Wo»-System im Gehirn. Das «Was»-System an der Schnittstelle von Occipital- und Temporallappen ist für die Objekterkennung zuständig. Das «Wo»-System an der Schnittstelle von Occipital- und Parietallappen ist für Ortsinformation zuständig.

Während sich die Bilder und der Bericht des Reporters nahtlos zu einer Story zusammenfügen, sind Sie sich noch nicht einmal bewusst, welche Information Sie via Augen und welche via Ohren aufnehmen. In Ihrem Kopf vermischen sich diese Informationen zu einem unentwirrbaren Geflecht, denn Ihr heteromodaler Assoziationscortex erledigt seinen Job einwandfrei und effizient. Dieser Teil des Gehirns sorgt dafür, dass Informationsströme von verschiedenen Sinnesorganen gebündelt und zu einem einzigen neuronalen Multimedia-Theater integriert werden. Dieser Teil des Gehirns, der zu den stammesgeschichtlich jüngsten gehört, ist besonders anfällig für Alzheimer und andere Demenzerkrankungen.

Das ist das dritte Mal in dieser Woche, dass diese Region in den Nachrichten ist, sagen Sie sich selbst, während Sie die «Breaking News» verfolgen. Um zu diesem Schluss zu kommen, müssen Sie in der Lage sein, die aktuellen Ereignisse, wie sie gerade in den Nachrichten präsentiert werden, mit Erinnerungen an Nachrichten im Verlauf der letzten paar Tage zu vergleichen. Sie haben gerade erfolgreich Ihr Kurzzeitgedächtnis eingesetzt, für das die Hippocampi eine besonders wichtige Rolle spielen. Auch die Hippocampi sind für Alzheimer besonders anfällig. Mony de Leon und seine Kollegen am Aging and Dementia Research Center (Forschungszentrum Altern und Demenz) der School of Medicine der New York University haben innovative Techniken entwickelt, mit denen sich die Größe des Hippocampus per Kernspintomographie genau ermitteln lässt, und können anhand dieser Daten schon früh Aussagen über die Anfälligkeit des Betreffenden für Alzheimer machen.

Die gute Nachricht aus der modernen neurowissenschaftlichen Forschung ist, dass sich in den Hippocampi neue Neuronen entwickeln können. Besonders aufregend dabei ist, dass sich die Rate, mit der diese neuen Neuronen in den Hippocampi entstehen, durch kognitive Aktivitäten und Gehirntraining positiv beeinflussen lässt. Wir werden darauf in späteren Kapiteln noch zurückkommen.

Während Sie die Nachrichten sehen, versuchen Sie sich vorzustellen, was in dieser Konfliktregion als Nächstes geschehen wird. Dieses Spiel mit Vorhersagen ist wie Schachspielen eine komplizierte Sache. Sie müssen den Gesamtzusammenhang berücksichtigen und sich an die Stelle eines jeden Hauptbeteiligten versetzen. Sie müssen sich eine plausible Vorstellung davon machen, wie *diese Leute* die Situation einschätzen. Napoleon verstand dies sehr gut, als er seine Marschälle ermahnte: Wenn ihr den nächsten Zug des Gegners vorhersagen wollt, solltet ihr nicht erwarten, dass er das tut, was *ihr* für seinen besten Zug haltet. Versucht herauszufinden, was *er* angesichts seiner Vorgeschichte und der Informationen, die *ihm* – nicht euch – am ehesten zur Verfügung stehen, aus seiner Sicht für seinen besten Zug hält. Die Fähigkeit, in die «geistigen Schuhe» eines anderen zu schlüpfen, wird von kognitiven Neurowissenschaftlern als die Fähigkeit bezeichnet, eine *«Theorie des Geistes»* aufzustellen.

Diese komplexen Fähigkeiten – zu planen, Voraussagen zu machen, eine Theorie des Geistes aufzustellen – sind aus stammesgeschichtlicher Sicht alles sehr junge Errungenschaften der Evolution. Sie sind in hochentwickelter Form nur beim Menschen zu finden, und man könnte sagen, sie sind das, was uns zum Menschen macht. All diese komplexen Funktionen, die wir gerade erst zu verstehen beginnen, werden vom präfrontalen Cortex gesteuert. In meinem vorangegangenen Buch *The Executive Brain* (Die Regie im Gehirn) habe ich ausführlich über dieses Thema geschrieben. Als jüngster und komplexester Teil des menschlichen Gehirns ist der präfrontale Cortex auch derjenige Teil, der sich als letzter entwickelt. Er ist nicht vor einem Alter von 18 Jahren, möglicherweise sogar erst mit 30 Jahren voll entwickelt. Das erklärt, warum junge Leute in den meisten modernen Kulturen mit 18 Jahren (oder etwa in diesem Alter) gesetzlich volljährig werden; um für höchste Ämter zu kandidieren, muss man noch etwas älter sein. Der präfrontale Cortex ist sehr anfällig für eine breite Palette von neurologischen und psychiatrischen Störungen, wie Demenz, Schizophrenie oder traumatische Hirnverletzungen.

Eine Fehlfunktion (Dysfunktion) des präfrontalen Cortex ist auch mit weniger schweren, aber nichtsdestotrotz hinderlichen Leiden wie dem Aufmerksamkeits-/Hyperaktivitätssyndrom (ADHD) und dem Tourette-Syndrom in Verbindung gebracht worden.

Ihr eigener präfrontaler Cortex wurde in dem Moment aus seinem Schlummer gerissen, als Sie begannen, das Spiel mit der Kristallkugel zu spielen und politische Vorhersagen zu machen. Gleiches galt für Ihren *Cortex cinguli anterior*, einer Hirnstruktur, die eng mit dem präfrontalen Cortex verbunden ist und in Situationen, die von Unsicherheit geprägt sind, besonders aktiv ist.

Aber Sie kennen Ihre Grenzen und können nur eine gewisse Zeit mit dem Kristallkugel-Spiel verbringen, einem Spiel, das selbst Napoleon irgendwann verlor. Ihre Aufmerksamkeit fängt an zu wandern, und Sie beginnen, sich schläfrig zu fühlen. Das heißt, dass Ihr *Aufsteigendes Retikuläres Aktivierendes System (ARAS)*, eine höchst wichtige Struktur, die dafür sorgt, dass das Gehirn wach und aufmerksam bleibt, erst einmal genug hat.

Sie gähnen, strecken sich und stellen das Fernsehen aus. Ihnen kommt der Gedanke, mit Ihrem Hund ein wenig spazieren zu gehen, aber dann beschließen Sie, doch lieber zu Haus zu bleiben und sich noch einen Drink zu gönnen. Ihr Hypothalamus, Ihre Amygdala und der *orbitofrontale Cortex* sind alle benebelt – das Leben ist so einfach an einem Samstagnachmittag.

2. KAPITEL

JAHRESZEITEN DES GEHIRNS

Was dem Gehirn widerfährt,
widerfährt auch dem Geist

Nun, da Sie einen zwanglosen Überblick über Ihr Gehirn in Aktion gewonnen haben, halten Sie einen Augenblick inne und denken Sie nach (schon wieder Ihr Gehirn). Wenn so triviale Aktivitäten wie Ihre tagtägliche Morgenroutine oder Nachrichtenschauen die Gehirnressourcen derart in Anspruch nehmen, können Sie sich die Gehirnaktivität vorstellen, die hinter der komplexen beruflichen Tätigkeit eines Arztes oder einer Ingenieurin steht, die intellektuelle Strenge einer Mathematikerin oder eines Schachspielers oder den schöpferischen Drang eines Geigenspielers oder einer Tänzerin? Die kognitiven Neurowissenschaften beginnen gerade erst, sich mit diesen Themen zu beschäftigen, aber man kann nicht länger über den Geist ohne das Gehirn oder über das Gehirn ohne den Geist nachdenken und sprechen.

Als ein typischer Leser dieses Buches sind Sie kein Hirnforscher, aber ein Hirnnutzer, sozusagen ein Konsument von Hirnpower. Und wahrscheinlich hat es Sie bisher nicht besonders interessiert, wie dieses Ding in Ihrem Schädel eigentlich funktioniert. Das ist ein seltsames Phänomen und betrifft nicht nur das Gehirn, sondern den gesamten menschlichen Körper. Paradoxerweise interessieren sich die meisten von uns im Allgemeinen nicht für ihren Körper. Solange er uns in Ruhe lässt, nicht schmerzt, kneift, juckt oder den Dienst verweigert und uns erlaubt, uns gut zu fühlen, sind wir zufrieden. Wenn Johnny sich durch den Genuss verseuchter Austern eine Hepatitis A zuzieht, geht er nicht zum Arzt, weil seine Leberenzyme und seine Viren-Werte erhöht sind, sondern weil's ihm dreckig geht und er sich ständig müde fühlt und weil sein Gesicht und seine Augäpfel gelblich verfärbt sind – was bei einem Date meist nicht allzu gut ankommt.

Auch wenn Johnny sich nicht besonders dafür interessiert, wie sein Körper funktioniert, akzeptiert er doch die allgemeine Prämisse, dass sein Zustand unter anderem vom Zustand seiner Leber abhängt, die behandelt werden muss, damit er sich wieder gut fühlt und seine gesunde Gesichtsfarbe zurückgewinnt. Aber was die Geist-Gehirn-Beziehung angeht, scheint noch nicht ins öffentliche Bewusstsein vorgedrungen zu sein, wie eng das Band zwischen beiden ist. Die Allgemeinheit beginnt gerade erst, die Tatsache zu verinnerlichen, dass jede Attacke auf das Gehirn auch den Geist in Mitleidenschaft zieht.

Aber gilt auch der Umkehrschluss? Können wir die Qualität des Geistes verbessern, indem wir die Qualität des Gehirns verbessern? Wenn die Antwort auf diese Frage «ja» lautet, dann sollte Johnny lernen, sich um sein Gehirn zu kümmern, genauso, wie er in den letzten Jahrzehnten – ungeachtet der rohen Austern – verinnerlicht hat, wie er leben muss, um seinen Körper gesund zu halten. In diesem Buch möchte ich darlegen, dass das, was Ihrem Gehirn widerfährt, wenn Sie älter werden, zu einem großen Teil davon abhängt, was Sie in jüngeren Jahren damit tun. Ich werde auch zeigen, dass es unter Umständen möglich ist, seine geistigen Kräfte zu verbessern, indem man sein Gehirn verbessert, und das selbst noch in fortgeschrittenem Alter. Und ich werde darlegen, wie so etwas im Alltag geschieht und was getan werden kann, um dies in einer besser strukturierten Weise zu tun.

Zunächst müssen wir jedoch die natürlichen Prozesse verstehen, die im Lauf des Lebens im Gehirn ablaufen. «Jahreszeiten des Geistes» oder «Jahreszeiten des Gehirns» ist natürlich eine Metapher, aber sie ist nicht allzu weit hergeholt. Im Lauf des Lebens durchlaufen Gehirn und Geist verschiedene Stadien. Wie Frühjahr, Sommer, Herbst und Winter lassen sich die Jahreszeiten des Geistes nicht klar gegeneinander abgrenzen, sondern gehen allmählich und nahtlos ineinander über. Daher ist jeder Versuch, diese Grenzen chronologisch präzise zu definieren, eher eine Sache der Konvention als echter biologischer Einschnitte. Genauso, wie sich der Übergang zwischen den einzelnen Jahreszeiten von Jahr zu Jahr unterscheidet (im einen Jahr ein früher Sommerbeginn, im anderen Jahr ein später Herbstanfang), variiert der genaue zeitliche Verlauf des Übergangs von einer «Jahreszeit des Geistes» zur nächsten von Individuum zu Individuum. Um die Dinge noch weiter zu komplizieren, durchlaufen nicht alle Aspekte von Geist und Gehirn sämtliche Stadien in perfekter Synchronie. Das heißt, wie man die Grenzen zwischen den Stadien im Einzelnen zieht, hängt in hohem Maße von den gewählten Kriterien ab. Im Gegensatz zu den vier Jahreszeiten im Jahreslauf spricht man beim Gehirn gewöhnlich nur von dreien: *Entwicklung*, *Reife* und *Altern*.

Das sich entwickelnde Gehirn

Die erste Jahreszeit, die *Jahreszeit der Entwicklung*, ist diejenige, in der sich die wichtigsten kognitiven Fähigkeiten und Fertigkeiten herausbilden; sie ist durch dramatische Veränderungen im Gehirn gekennzeichnet. Diese Jahreszeit beginnt bereits vor unserer Geburt und erstreckt sich bis ins dritte Lebensjahrzehnt. Gehirnentwicklung ist ein komplexer und facettenreicher Prozess. Alles beginnt mit der *Neurogenese*, der Geburt von Nervenzellen (Neuronen) – den Hirnzellen, die am direktesten an der Informationsverarbeitung beteiligt sind – und ihrer Wanderung an den richtigen Platz in der komplexen Organisation des Gehirns. Der größte Teil der Neurogenese findet während der Entwicklung des Kindes im Mutterleib statt und erfolgt je nach der Hirnstruktur, die gerade angelegt wird, zu etwas anderen Zeiten. Bis vor kurzem nahm man an, irgendwann im Laufe der ersten Lebensjahre stelle das Gehirn die Neubildung von Nervenzellen völlig ein. Zu diesem Zeitpunkt haben die meisten Gehirnstrukturen ihre konkrete Form angenommen. Inzwischen wissen wir jedoch, dass zeitlebens neue Nervenzellen gebildet werden, wenn auch nicht in einem solch hohen Maße wie in der frühen Periode.

Sobald die Neuronen geboren werden und an den richtigen Ort im Gehirn wandern, beginnen sich Verbindungen zwischen ihnen zu entwickeln. Diese Verbindungen, die sich als Auswüchse des Zellkörpers bilden, werden *Axone* und *Dendriten* genannt. Sie beginnen sich bereits im Mutterleib zu entwickeln, und bei den Dendriten bezeichnet man den Sprossungsprozess als *Verzweigung*. Dieser Prozess erreicht während der ersten Lebensjahre seinen Höhepunkt.

Synapsen, die kleinen Kontaktstellen zwischen den Dendriten und den Axonen verschiedener Neuronen, sind für die Kommunikation zwischen verschiedenen Nervenzellen von entscheidender Bedeutung. Ihre Bildung wird als *Synaptogenese* bezeichnet, und deren Zeitverlauf variiert in verschiedenen Teile des Gehirns beträchtlich. In der Sehrinde, beispielsweise, ist der größte Teil der Synaptogenese gegen Ende der ersten Lebensjahre vollständig abgeschlossen. Im präfrontalen Cortex hingegen erstreckt sich die Synaptogenese bis weit in die Adoleszenz und ins frühe Erwachsenenalter.

Die Produktion von neuronalen Strukturen wird durch die Eliminierung überschüssiger Neuronen, Dendriten und Synapsen ergänzt. Dieser Prozess, der als *Stutzen (pruning)* oder als *programmierter Zelltod (Apoptose)* bezeichnet wird, tritt nach der Geburt auf und nimmt ebenfalls für verschiedene Teile des Gehirns einen jeweils anderen Zeitverlauf, wobei der frontale Cortex wiederum als Letzter an der Reihe ist. Dieses «Stutzen» erinnert in gewisser Weise an die Arbeit eines Bildhauers, über die der große Bildhauer Auguste Rodin einmal meinte, sie bestehe darin, «alles wegzumeißeln, was nicht dazugehört». Dieses Stutzen erfolgt nicht zufällig, sondern eliminiert solche neuronalen Strukturen, die kaum oder gar nicht gebraucht werden, während häufig gebrauchte Strukturen verschont bleiben. Diese konkurrierenden Prozesse im Gehirn, das sich selbst modelliert, erinnern in gewisser Weise an die natürliche Selektion, was sich in dem von Gerald Edelman geprägten Begriff «neuraler Darwinismus» ausdrückt.

Neuronen sind nicht die einzigen Zelltypen, die man im Gehirn findet. Tatsächlich machen sie nur rund ein Drittel aller Hirnzellen aus. Die übrigen zwei Drittel sind Gliazellen, die verschiedene unterstützende Funktionen wahrnehmen und in zwei Formen auftreten: als *Astrocyten* und als *Oligodendrocyten*. An einem gewissen Punkt in der Entwicklung setzt die *Myelinisierung* ein: Oligodendrocyten beginnen, sich um die langen Axone zu wickeln, und bilden eine fetthaltige Schutzschicht, die als *Myelin* bezeichnet wird. Myelin ist weiß, daher die Bezeichnung *weiße Substanz* (die aus all den langen, myelinumhüllten Nervenbahnen besteht) im Gegensatz zur *grauen Substanz* (die aus all den Zellkörpern der Neuronen und kurzen lokalen unmyelinisierten Bahnen besteht). Myelin erleichtert die Signalübertragung längs des Axons; es verstärkt und verbessert die Informationsweitergabe in großen koordinierten neuronalen Ensembles beträchtlich. Die dramatische Zunahme des Hirngewichts in den ersten Lebensjahren geht größtenteils auf die Myelinisierung zurück. Die Hirnstrukturen sind nicht voll funktionsfähig, bis die Axone, die sie verbinden, durch eine Myelinschicht isoliert worden sind, und der Zeitverlauf der Myelinisierung variiert von Struktur zu Struktur beträchtlich. Wie Sie wahrscheinlich inzwischen schon erraten können, dauert die Myelinisierung im frontalen Cortex am längsten und erstreckt sich bis in die späte Adoleszenz und das frühe Erwachsenenalter, möglicherweise sogar bis zum Alter von dreißig. Das Volumen der Frontallappen und insbesondere des präfrontalen Cortex wächst mindestens bis zum Alter von achtzehn – möglicherweise auch länger – weiter, und dieses Wachstum spiegelt eine laufende Zunahme an weißer Substanz wider.

Dieser kurze Abriss zeigt vor allem, dass die Gehirnentwicklung ein Wechselspiel zwischen zahlreichen Prozessen ist, die nach unterschiedlichen Zeitskalen ablaufen. Dies ist eine Zeit großer Veränderungen im Leben des Gehirns. Und dies ist auch eine Zeit großer Veränderungen im Leben des Geistes – die Zeit des Lernens, die Zeit, in der wir unsere grundlegenden geistigen Fähigkeiten und Fertigkeiten erwerben und unsere Identität entwickeln.

Sie haben vielleicht bemerkt, dass die Frontallappen, vor allem der präfrontale Cortex, die Letzten sind, die ihre biologische Reifung abschließen – erst im frühen Erwachsenenalter, manchmal erst ganz am Ende des zweiten Lebensjahrzehnts und möglicherweise sogar erst im dritten Lebensjahrzehnt. Stillschweigend oder explizit geht die moderne Gesellschaft von gewissen Annahmen über das Alter aus, in dem ein Individuum soziale Reife erlangt. Das ist das Alter, in dem sich geistige Eigenschaften und Persönlichkeitsmerkmale herausbilden, die wir mit sozialer Reife verbinden, wie die Fähigkeit zur Impulskontrolle, vorausschauendes Handeln und kritische Selbsteinschätzung. Wie die biologische Reifung der Frontallappen erreichen diese «erwachsenen» Merkmale ihre volle Funktionalität irgendwann gegen Ende des zweiten/Anfang des dritten Lebensjahrzehnts. Nicht überraschend ist dieses Alter in praktisch allen modernen Gesellschaften als das Alter des Übergangs von sozialer Unreife zur sozialen Reife festgeschrieben. Das ist das Alter (plus oder minus ein paar Jahre), in dem ein Individuum bereit ist, eine ganze Reihe von «erwachsenen» Rechten und Pflichten zu übernehmen, wie Autofahren, Wählen, Heiraten, Alkohol kaufen, in der Armee dienen und schließlich vor dem Gesetz als Erwachsener und nicht mehr als Minderjähriger zu gelten. Was die meisten Leute nicht erkennen, ist, dass das Auftreten dieser «erwachsenen» Merkmale höchstwahrscheinlich aus der Reifung der Frontallappen resultiert, eine Vermutung, die von einer wachsenden Zahl von Neurowissenschaftlern geteilt wird. Daher sehen viele Neurowissenschaftler den Abschluss des Reifungsprozesses der Frontallappen, insbesondere die Myelinisierung, als Wasserscheide zwischen der ersten und der zweiten Jahreszeit des Gehirns an: zwischen der Phase der Entwicklung und der Phase der Reife.

Das reife Gehirn

Die zweite Jahreszeit, die *Jahreszeit der Reife*, ist durch weniger neuronale Veränderungen und eine größere Stabilität der Hirnstrukturen gekennzeichnet. Das ist das Alter produktiver Aktivität, in dem sich der Schwerpunkt allmählich verlagert: Statt hauptsächlich unser Wissen über die Welt zu vertiefen, beginnen wir verstärkt, die Welt um uns herum durch unsere individuellen fachlichen und beruflichen Aktivitäten zu gestalten. Das ist die am besten untersuchte Jahreszeit des Geistes und des Gehirns. Bis vor einigen Jahrzehnten beschränkte sich unser Wissen tatsächlich auf diese eine Phase. In den Standardtexten zur Neuroanatomie, Neurologie oder Neurophysiologie wie auch in Dutzenden von Büchern für die breite Öffentlichkeit geht es vorwiegend um dieses Stadium, daher macht es wenig Sinn, an dieser Stelle viel von diesem normativen Wissen zu wiederholen. Es genügt zu sagen, dass wir das reife Gehirn in unserem Drang zu Verallgemeinerungen recht generell abgehandelt haben. Das ist zweifellos ein nützliches Unterfangen und ein vernünftiger Ausgangspunkt für jede wissenschaftliche Untersuchung, aber nur bis zu einem gewissen Punkt. Wenn Sie Standardtexte durchblättern, werden

Sie wahrscheinlich nichts über Geschlechtsunterschiede bei der Gehirnorganisation finden, ganz zu schweigen von individuellen Unterschieden. Aber solche Unterschiede existieren, und wir beginnen gerade erst, sie zu verstehen. Früher haben wir aus einer Vogelperspektive heraus die ganze Menschheit als Einheit angesehen, inzwischen beginnen wir, die neuronale Basis von Individualität zu verstehen.

Das alternde Gehirn

Darauf folgt die dritte Jahreszeit, die *Jahreszeit des Alterns*. Was geschieht mit der großartigen Gehirnmaschinerie, wenn wir weiter im Leben voranschreiten? Wie golden sind die «goldenen Jahre»? Seltsamerweise beschäftigen sich Wissenschaftler erst seit relativ kurzer Zeit mit dieser Frage. Bei seiner Klage über die Gebrechen des Alters ließ Hippokrates das Gehirn in seinen *Aphorismen* aus. Dazu bemerkte der auf dem Gebiet der Altersforschung führende Neurowissenschaftler Naftali Raz:

> So überwältigend sind die Wandlungen des alternden Körpers und so tiefgreifend sind die Veränderungen in seinen grundlegenden Funktionen, dass es vielleicht nicht besonders überraschend ist, dass der berühmteste antike Diener des Äskulap das Gehirn und seine höheren kognitiven Funktionen nicht wichtig genug fand, um in seine Liste geriatrischer Probleme aufgenommen zu werden.

Aber das Gehirn *ist* vom Alterungsprozess betroffen, selbst bei einem erfolgreichen, gesunden Älterwerden. Es wäre seltsam, wenn es nicht so wäre, weil das Gehirn wie jedes andere Organ sterblich ist. Im Lauf der letzten Jahrzehnte ist intensiv daran gearbeitet worden, diese Veränderungen zu erforschen und zu verstehen, und heute verfügen wir über ein relativ umfassendes Bild, was im alternden Gehirn geschieht, selbst wenn der Prozess unbelastet von neurologischen Erkrankungen oder Demenz bleibt. Ein großer Teil der Diskussion in diesem Kapitel basiert auf Naftali Raz' eigener Forschung und seinen Übersichtsartikeln über den Stand der Dinge in der Altershirn-Forschung.

Einige der Veränderungen, die auftreten, wenn das Gehirn altert, sind umfassend. So gehen Hirngewicht wie auch Hirnvolumen im Erwachsenenalter alle zehn Jahre um etwa zwei Prozent zurück. Die Hirnkammern oder Ventrikel (die tief im Gehirn sitzen und Cerebrospinalflüssigkeit enthalten) vergrößern sich. Die Furchen (Sulci, Singular Sulcus) zwischen den walnussartigen Windungen (Gyri, Singular Gyrus) der Hirnrinde werden ausgeprägter. All dies spricht für eine gewisse Atrophie (Rückbildung) des Hirngewebes, selbst im Rahmen eines normalen Alterungsprozesses. Die Verbindungen zwischen Neuronen werden zunehmend spärlicher (einen Prozess, den man als «Entzweigung» – *debranching* – bezeichnet), ebenso nimmt die Dichte der Synapsen (Orte der chemischen Signalübertragung zwischen Neuronen) ab. Das Gehirn wird nicht mehr so gut durchblutet, und seine Sauerstoffversorgung sinkt.

Der Alterungsprozess beeinflusst weiße wie graue Substanz. In der weißen Substanz treten kleine fokale Läsionen (Schädigungen) auf, die in der Fachsprache der MRI-Radiologie manchmal als *Hyperintensitäten* bezeichnet werden. In den meisten Fällen spiegeln diese altersbedingten «Hyperintensitäten» Gefäßerkrankungen wider, können aber auch auf eine Demyelinisierung von Nervenbahnen hinweisen. In der Regel werden sie mit steigendem Alter häufiger. Die Beziehung zwischen diesen fokalen Läsionen der weißen Substanz und einem kognitiven Niedergang ist nicht einfach linear, sondern hat eher Schwellencharakter. Bis zu einem gewissen Punkt bleiben sie gutartig, doch wenn ihr Gesamtvolumen ein bestimmtes Niveau erreicht, beginnen die kognitiven

Fähigkeiten zu leiden. Einige Forscher sind der Ansicht, dass die weiße Substanz anfälliger für die Auswirkungen des Alterns ist als die graue Substanz.

Vor dem Hintergrund so umfassender Veränderungen halten sich einige Gehirnregionen besser als andere. Eine Reihe von corticalen und subcorticalen Strukturen sind betroffen, doch unterschiedlich schwer. Für den Neocortex gilt offenbar die klassische neurologische Regel von «Evolution und Dissolution (Auflösung)», die von John Hughlings Jackson aufgestellt wurde: Die phylogenetisch (evolutionsbiologisch) jüngsten corticalen Subregionen (die sich erst in den späteren Stadien der «Evolution» entwickelt haben), die sogenannten heteromodalen Assoziationsareale, sind am stärksten von der altersbedingten «Auflösung» betroffen. Dazu gehören der inferotemporale, der inferoparietale und vor allem der phylogenetisch jüngste Cortex, der präfrontale Cortex. Die stammesgeschichtlich älteren Strukturen, zu denen der Motorcortex sowie die Areale gehören, die unbearbeitete sensorische Information empfangen, sind weniger tangiert. Der präfrontale Cortex, eine Subregion des Frontallappens, zuständig für komplexe Planung und die zeitliche Organisation komplexen Verhaltens, wird vom Alterungsprozess am stärksten in Mitleidenschaft gezogen.

Eine ähnliche Beziehung existiert zwischen ontogenetischer Entwicklung (d.h. Entwicklung im Lauf des Individuallebens) und Verfall: Die Hirnstrukturen, die sich in den Wachstumsphasen des Organismus zuletzt entwickeln, sind die ersten, die dem altersbedingten Abbau erliegen. Wenn man die relative Anfälligkeit verschiedener Hirnstrukturen einzuschätzen sucht, ist das Schicksal der Bahnen, die zu diesen Strukturen hinführen bzw. von ihnen wegführen, besonders instruktiv. Die zeitliche Reihenfolge, in der Nervenbahnen myelinisiert werden, ist nämlich ein nützlicher Gradmesser für Entwicklung wie auch Abbau. So gesehen gilt: Je länger es dauert, bis eine Nervenbahn myelinisiert ist, desto anfälliger ist die korrespondierende Struktur für die

Auswirkungen des Alterns. Wiederum stellt sich der präfrontale Cortex als besonders anfällig heraus, vor allem sein *dorsolateraler* Anteil. Die Veränderungen im Frontallappen betreffen den Abbau von grauer und von weißer Substanz wie auch die Erschöpfung wichtiger Neurotransmitter (chemischer Botenstoffe, die für die Signalübertragung zwischen Neuronen verantwortlich sind): Dopamin, Noradrenalin und Serotonin. Wie es bei der Entwicklung der Fall war, dient das Schicksal der Frontallappen als Wasserscheide zwischen der zweiten und der dritten Jahreszeit des Gehirns, der Phase der Reife und der Phase des Alterns.

Außerhalb des Neocortex sind der Hippocampus und die Amygdala vom Alterungsprozess nur wenig betroffen, bei weitem nicht so stark wie die Frontallappen. Der Hippocampus liegt in beiden Hemisphären auf der Innenseite des Temporallappens und spielt eine wichtige Rolle bei der Bildung neuer Gedächtnisinhalte. Die Amygdala (griechisch für «Mandel», aufgrund ihrer Form) findet sich direkt vor dem Hippocampus auf der Innenseite der Temporallappen und ist für das Erleben und Ausdrücken von Gefühlen wichtig.

Interessanterweise wird der Hippocampus bei anderen Säugergruppen, wie Tieraffen und Nagern, vom Altern nicht in Mitleidenschaft gezogen. Das ist vielleicht ein rein zufälliger Unterschied, aber es ist auch möglich, dass der Selektionsdruck im Rahmen unserer Evolution das menschliche Gehirn mit dem sich leicht zurückbildenden Hippocampus bevorzugt hat. Für diejenigen von uns, die fest an die adaptive Natur der Evolution glauben (aber klug genug sind, nicht in eine unverblümt teleologische Geistesverfassung zu verfallen) – wie könnte ein solcher Selektionsdruck aussehen? Rein spekulativ betrachtet könnte dies mit der Tatsache in Beziehung stehen, dass Menschen viel stärker von zuvor erworbenen Matrizen abhängen als andere Arten. Daher wäre es denkbar, dass ein alterndes menschliches Gehirn im Gegensatz zu einem Paviangehirn oder einem Rattengehirn

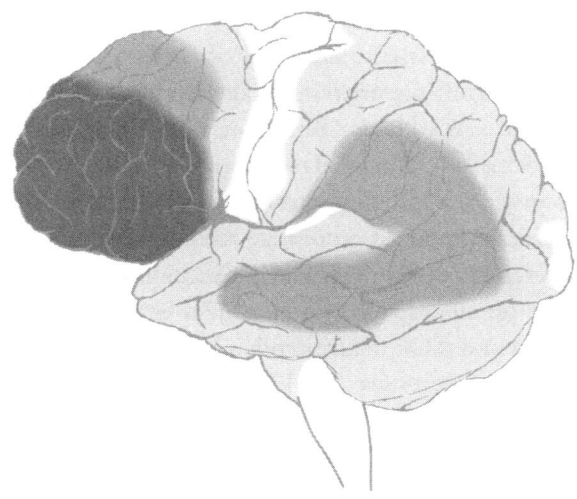

Abbildung 5: **Karte der Hirnregionen, die vom Alterungsprozess besonders betroffen sind.** Je dunkler die Färbung, desto anfälliger ist das Gehirnareal für die Auswirkungen des normalen Alterns.

davon profitiert, die Speicherung überschüssiger neuer Information, die in gewisser Weise mit diesen Matrizen konkurriert, zurückzuschrauben.

Ein anderer interessanter Befund ist, dass verschiedene menschliche Hirnstrukturen eine andere relative Anfälligkeit aufweisen, je nachdem, ob es sich um die Auswirkungen des normalen Alters oder einer Demenzerkrankung handelt. Anders als beim normalen Altern tragen der Hippocampus und der posteriore heteromodale Neocortex von Temporal- und Parietallappen bei Alzheimer-Kranken rascher Schäden davon als der Frontallappen. Daher kann die Disparität zwischen dem Abbau der Frontallappen und des Hippocampus, die auf kernspintomographischen Scans eines alternden Gehirns deutlich wird, Auskunft darüber geben, ob das Gehirn normal altert oder ob es Frühzeichen für eine Alzheimer-Erkrankung gibt.

Das Schicksal verschiedener subcorticaler Strukturen folgt im Allgemeinen demselben Jackson-Prinzip von «Evolution und Dissolution». Die Basalganglien und das Kleinhirn (beide wichtig für verschiedene Aspekte der Bewegungskontrolle) sind in leichtem Maße betroffen, ebenso das Mittelhirn. Die Brücke (Pons, die Hirnregion, die für den grundlegenden Aufmerksamkeits- und Wachheitszustand zuständig ist) und das Tectum (die erste Station im Gehirn, in der sensorische Eingangssignale verarbeitet werden) sind offenbar kaum oder gar nicht betroffen.

Wie lassen sich diese tiefgreifenden Veränderungen der Hirn-anatomie in Veränderungen der Hirnfunktion, in kognitive Ver-änderungen, übersetzen? Wiederum gibt es zahlreiche Studien, in denen akribisch die negativen geistigen Veränderungen aufgeführt sind, die mit dem normalen Altern einhergehen. Offenbar nimmt die Geschwindigkeit mentaler Operationen insgesamt ab, ebenso leiden die sensorischen Funktionen (die Fähigkeit, Signale aus der physikalischen Umwelt aufzunehmen). Besonders stark betroffen sind anscheinend die Funktionen, die von den Frontallappen ab-hängen. Dazu gehören mentale Hemmung und die Fähigkeit, sich nicht ablenken zu lassen oder auf Situationen nicht reflexartig zu reagieren. Dazu gehört auch das «Arbeitsgedächtnis», ein nicht streng gefasster Begriff, den die meisten Wissenschaftler ver-wenden, um die Fähigkeit zu beschreiben, eine gewisse Menge an Information im Kopf zu behalten, während man mit einem kognitiven Verarbeitungsprozess beschäftigt ist, für den diese In-formation relevant ist. Eine andere Funktion der Frontallappen, geistige Flexibilität (die Fähigkeit, rasch vom einen geistigen Pro-zess auf den anderen bzw. von einer geistigen Verfassung in eine andere umzuschalten), nimmt demnach mit steigendem Alter ebenfalls ab.

Gewisse Formen der Aufmerksamkeit sind ebenfalls beein-trächtigt, vor allem selektive Aufmerksamkeit (die Fähigkeit, re-levante Ereignisse in der Umgebung herauszupicken und sich auf sie zu konzentrieren) und geteilte Aufmerksamkeit (die Fähigkeit, die Aufmerksamkeit zwischen verschiedenen, parallel ablaufenden Aktivitäten hin- und herspringen zu lassen). Auch das Gedächtnis bleibt nicht verschont. Das betrifft vor allem die Fähigkeit, neue Fakten zu lernen (semantisches Gedächtnis) und Erinnerungen an spezifische Ereignisse zu bilden (episodisches Gedächtnis). Tatsächlich gehört die schwindende Fähigkeit, neue Fakten zu speichern, zu den frühesten Zeichen kognitiven Alterns.

Das alterslose Gehirn

Diese beängstigende Litanei von negativen Veränderungen höherer geistiger Funktionen ist dadurch dokumentiert worden, dass man die Versuchspersonen im Labor verschiedenen neuropsychologischen Tests unterzogen und ihre Leistungen mit denjenigen anderer Altersgruppen verglichen hat. Die kognitiven Leistungsabfälle gehen eindeutig mit morphologischen und biochemischen Abbauprozessen im Gehirn einher, und all das hört sich nach ziemlich schlechten Nachrichten an.

Ein genauerer Blick auf die höheren geistigen Prozesse älterer Menschen führt jedoch zu dem Schluss, dass die Nachrichten so schlecht nicht sind, wie es auf den ersten Blick scheinen mag. Ein erstaunliches Phänomen ist der Aufmerksamkeit zahlreicher Forscher nicht entgangen. Trotz dieser vielfältigen, gutdokumentierten neurologischen und kognitiven Abbauprozesse kommen ältere Menschen im Alltag im privaten wie auch im beruflichen Bereich gut zurecht. Sie übernehmen berufliche Verantwortung an höchster Stelle und erbringen auf dem Gebiet von Kunst, Wissenschaft und Staatsführung hervorragende Leistungen.

Wissenschaftler bezeichnen diese geheimnisvolle Fähigkeit oft als «kognitives Expertentum», und dessen Mechanismen sind lange Jahre völlig im Dunkeln geblieben. Die Erforschung dieser

Mechanismen ist einer der Schwerpunkte dieses Buches. Nachdem wir uns den schlechten Nachrichten gestellt haben, ist es nun an der Zeit, sich den guten Seiten des Alterns zuzuwenden! Dieses mysteriöse kognitive Expertentum, das die unheimliche Fähigkeit besitzt, den unwillkommenen Auswirkungen des Alterns zu widerstehen, schwingt in zwei weiteren, hochgeschätzten Merkmalen mit, die mit einem reifen Alter assoziiert werden: Weisheit und Kompetenz.

Hier stehen wir offenbar vor einem Paradoxon. Und da kognitives Expertentum, Kompetenz und Weisheit keine extrakranialen Phänomene sind, die über unserem Kopf schweben wie ein Heiligenschein, sondern vielmehr eindeutig Produkte unseres Gehirns, wird dieses Paradoxon zu einer Frage der Neurobiologie, einer Frage für einen Neurowissenschaftler. In den nächsten Kapiteln werden wir das Phänomen Weisheit und Kompetenz untersuchen, um anschließend unsere Reise durch deren neuronale Maschinerie fortzusetzen. Lassen Sie uns aber zunächst einmal das Paradox selbst betrachten und sehen, wie höchste geistige Fähigkeiten von Gehirnen generiert werden können, die von Altern und Neuroerosion betroffen sind. Dazu wollen wir uns etwas genauer mit dem Leben mehrerer historischer Persönlichkeiten aus verschiedenen Gebieten menschlichen Schaffens beschäftigen.

3. KAPITEL

ALTERN UND KLUGE KÖPFE
IN DER GESCHICHTE

Brillante Spätentwickler

Menschen gehören zu den relativ wenigen Arten, deren durchschnittliche Lebenserwartung weit über das fortpflanzungsfähige Alter hinausreicht. Warum hat die Evolution es darauf angelegt (verzeihen Sie die anthropomorph-teleologische Formulierung), das Leben von Individuen zu verlängern, die auf biologischem Wege nichts mehr zur Vermehrung der Spezies beizutragen haben? Welche Selektionsdrücke haben zu diesem seltsamen Phänomen geführt? *Eine* Möglichkeit ist, dass ältere Menschen auf anderem Wege einen entscheidenden Beitrag zum Überleben der Art leisten – vor allem durch die Ansammlung von Wissen und dessen Weitergabe an die nächste Generation mit kulturellen Mitteln, wie Sprache. Während dies für Wissenschaftler offensichtlich ist, wird dieser Punkt von der Öffentlichkeit oft übersehen.

In unserer Kultur wird geistige Spannkraft oft mit Jugend und geistiger Abbau mit Alter assoziiert. Das schöpferische Potenzial älterer Menschen wird oft übersehen. Jaan, der 19-jährige Sohn meines Freundes, fasste unser kulturelles Vorurteil kurz und bündig so zusammen: «Ich wundere mich, dass Leute, die so alt sind wie Sie und mein Vater, überhaupt noch etwas Neues lernen können.» Dass sein Vater zu den überzeugendsten pädagogischen Neuerern in Europa gehörte, Vorstand einer bedeutenden Universität und überdies Präsidentschaftskandidat gewesen war und zum Zeitpunkt, an dem ich dies niederschreibe, als hochkarätiges Mitglied im Parlament seines nordeuropäischen Heimatlandes saß, konnte den jungen Mann offenbar in keiner Weise beeindrucken.

Heute wird Jaans abschätziges Urteil von zahlreichen Beispielen erfolgreicher und innovativer Menschen relativ fortgeschrittenen Alters in Frage gestellt – wie seinem Vater, dem Freund seines Vaters (so möchte ich jedenfalls gern glauben) und vielen, vielleicht sogar den meisten Lesern dieses Buches. Diese Tatsache ist für mich so offensichtlich, so allgemein akzeptiert und lässt sich durch so viele Beispiele untermauern, dass ich an dieser Stelle nicht lange darauf herumreiten will. Wollte ich sie nur ein wenig umverpacken und Ihnen dann als neue Enthüllung präsentieren, würde ich nur Ihre Intelligenz beleidigen. Daher möchte ich mich auf zwei weniger offensichtliche Punkte konzentrieren, die die Hauptthese eher noch betonen.

Mein erster Punkt ist: Es ist nicht nur möglich, das ganze Leben hindurch geistig fit und flexibel zu bleiben, sondern manche Leute erlangen ihre höchste geistige Potenz erst in recht fortgeschrittenem Alter. Ich nenne solche Menschen *brillante Spätentwickler*. Die Geschichte steckt voller Beispiele für großes schöpferisches Genie und politische Führerschaft, die ihren Höhepunkt erst im Alter von sechzig, siebzig oder gar achtzig Jahren erreichen. Beispiele für derart bemerkenswerte Persönlichkeiten, deren größte Leistungen erst jenseits der Lebensmitte erfolgten und ein Synonym für ihren Namen wurden, sind in der Welt der Literatur, der Architektur, der Malerei, der Wissenschaft und der Politik zu finden. Im Folgenden sind sechs Beispiele aufgelistet, die unser tiefverwurzeltes kulturelles Vorurteil in Frage stellen, dass Altern unweigerlich mit Abbau und Verfall gleichzusetzen ist.

Der große deutsche Schriftsteller Johann Wolfgang von Goethe (1749–1832) ist ein Beispiel für einen Literaten, dessen literarische Ausdruckskraft mit zunehmendem Alter gewachsen ist.

Er veröffentlichte den ersten Teil des *Faust* im Alter von 59, den zweiten Teil mit 83 Jahren. Goethe war seine ganze literarische Laufbahn hindurch ein sehr produktiver Schriftsteller. Dennoch ist es sein Spätwerk, der *Faust*, der durch die Jahrhunderte hindurch am engsten mit seinem Namen verknüpft ist. Das Leben von Antonio Gaudí i Cornet (1852–1926), dem großen visionären katalanischen Architekten, folgte einer ähnlichen Bahn. Er begann das Werk seines Lebens, die Sagrada-Familia-Kathedrale in Barcelona, bei der er Architekturformen einsetzte, die in der westlichen Tradition ohne Vorbild waren, als relativ junger Mann. Aber das Projekt kulminierte gegen Ende seines Lebens, als er sich ausschließlich seiner geliebten Sagrada Familia widmete. Gaudí starb auf dem Höhepunkt seiner kreativen Schaffenskraft im Alter von 74 Jahren bei einem Autounfall, und die Kathedrale blieb unvollendet. Anna Mary Robertson (1860–1961), besser bekannt als Grandma Moses, begann erst in ihren Siebzigern zu malen. Als ihre Gemälde mit ländlichen Szenen begannen, Aufmerksamkeit zu erregen, war sie fast achtzig. Grandma Moses malte bis ans Ende ihres Lebens weiter und gilt heute als eine der führenden Vertreterinnen amerikanischer Volkskunst.

In einer ganz anderen Arena menschlicher Errungenschaften strafte Norbert Wiener (1894–1964) seine eigenen Worte Lügen, als er meinte, dass «Mathematik weitgehend ein Betätigungsfeld für junge Menschen» sei. Wiener war der Vater der Kybernetik. Er postulierte die Existenz vereinheitlichender Prinzipien komplexer Organisation, die allen biologischen und künstlichen Systemen zugrunde liegen, und prägte die zeitgenössische Wissenschaft stark. Wiener, eine einzigartige Mischung aus Mathematiker und Philosoph, publizierte seine *Cybernetics* (deutsch: *Kybernetik*) im Alter von 54 Jahren und sein zweites Hauptwerk *God and Golem, Inc.* (deutsch: Gott und Golem, Inc.) im Alter von siebzig. Die moderne Wissenschaft von den allgemeinen Prinzipien, die komplexe Systeme steuern, heute als «Komplexitätsforschung» bekannt, verdankt Norbert Wieners Erkenntnissen, von denen viele in relativ fortgeschrittenem Alter formuliert wurden, einen Gutteil ihrer Grundlagen,

Beispiele für einen Aufstieg zum Gipfel politischer Macht in höheren Jahren sind nicht weniger bemerkenswert. Golda Meir (1898–1978) war von 1969 bis 1974 Ministerpräsidentin von Israel und führte ihr Land durch einige seiner größten Krisen. Sie übernahm die Leitung des Staates mit 71 Jahren, älter als Winston Churchill zu Beginn seiner ersten Amtszeit als Premierminister (65) oder Ronald Reagan zu Beginn seiner ersten Präsidentschaft (69). Zu Ende ihres Lebens bezeichnete man sie als «Mutter Israels». Nelson Mandela (geb. 1918), eine der überragendsten politischen Persönlichkeiten des 20. Jahrhunderts, war der erste demokratisch gewählte Präsident von Südafrika und führte den Staat von 1994 bis 1999. Mandela wurde mit 76 Jahren Präsident; eine 28-jährige Gefangenschaft hatte seiner geistigen Klarheit und der Kraft seiner Persönlichkeit nichts anhaben können. Mandela hat entscheidend dazu beigetragen, sein Land zu formen und ihm eine neue Identität zu geben, und er ist und bleibt das Symbol des freien Südafrikas.

Die sechs hier vorgestellten Personen haben in fortgeschrittenem Alter zweifellos erstaunliche schöpferische Leistungen vollbracht; einige erreichten sogar erst in diesem Alter den Höhepunkt ihrer Schaffenskraft. Nun könnte man sagen, dies sei eine Sache des Zufalls; einige Menschen hätten einfach dank ihrer Genetik das Glück, ihre geistige Spannkraft bis ins hohe Alter zu bewahren. Wenn solche Beispiele auch ermutigend sind, sind sie doch nicht besonders überraschend, denn jede Kurve hat ihre Ausreißer. Doch jetzt sind wir bereit, noch eine andere, wirklich unerwartete Schlussfolgerung zu ziehen, die uns zu meinem zweiten Punkt bringt.

Mein zweiter Punkt ist: Selbst ein teilweiser Verlust geistiger Fähigkeiten ist nicht unbedingt eine «kognitive Katastrophe» –

ein Individuum kann trotz eines messbaren kognitiven Abbaus, vielleicht sogar trotz einer Demenz im Frühstadium, in mancher Hinsicht produktiv und geistig kompetent bleiben. Ich bezeichne solche Menschen als *angeschlagene, aber dennoch kluge Köpfe.* Der Gedanke, dass jemand im Frühstadium eines Demenzprozesses noch wichtige Beiträge zum kulturellen oder politischen Leben einer Gesellschaft liefern kann, mag auf den ersten Blick seltsam erscheinen, doch ein gründliches Studium der Geschichte belegt diese erstaunliche Entdeckung. Einige der schicksalhaftesten politischen Entscheidungen (sowohl in konstruktiver wie in destruktiver Hinsicht) wurden von Menschen getroffen, einige bleibende künstlerische Schöpfungen von Menschen geschaffen, die unter gutdokumentierten neurologischen Auswirkungen des Alterns litten, manchmal sogar unter früher Demenz. Das gilt für die Politik wie für die schönen Künste und möglicherweise auch für Philosophie und Naturwissenschaften.

Dass unsere Geschichte und unsere Kultur von Menschen in verschiedenen Stadien des neurologischen Verfalls und der frühen Demenz beeinflusst worden ist, ist sicherlich faszinierend. Aber uns nur auf die geistigen Gebrechen dieser Menschen zu konzentrieren, lenkt uns von einer viel interessanteren Frage ab: Was war es, das die Auswirkungen der neurologischen Erosion kompensierte und ihre Geisteskraft sowie ihre Leistungskraft bewahrte, ihre Fähigkeit, Kultur oder Politik zu formen und ihre Welt zu beherrschen? Zum großen Teil wurde diese Kompensation durch ein reiches Arsenal an Instrumenten zur Mustererkennung ermöglicht, das sich Jahrzehnte zuvor in ihrem Gehirn entwickelt hatte.

Der Begriff «Demenz» bedeutet so viel wie «Verlust des Geistes». Das ist ein grausames, gnadenloses, untergangsverheißendes Wort. Es impliziert einen gewissen, ziemlich bedeutenden kognitiven Verlust. Aus all diesen Gründen sollte man den Begriff «Demenz» zurückhaltend gebrauchen. Tatsächlich entwickeln sich die meisten Formen von Demenz allmählich und zudem recht langsam. Der Verfall erstreckt sich über Jahre, manchmal über andert-halb Jahrzehnte, in Einzelfällen sogar über einen noch längeren Zeitraum. Es ist keineswegs so, als käme es über Nacht zu einem plötzlichen Übergang von völliger Klarheit zum totalen geistigen Blackout. Und es stimmt auch nicht, dass eine Demenz sämtliche geistigen Fähigkeiten auf einmal beeinträchtigt. In den meisten Fällen sind zunächst nur gewisse Fähigkeiten betroffen, während andere noch eine ganze Weile – nicht selten jahrelang – verschont bleiben. Aber schließlich breitet sich die Krankheit aus. Im Früh-stadium dieses Prozesses ist der Betroffene noch Herr der meis-ten seiner geistigen Fähigkeiten und kann unter Umständen die nächsten Jahre hindurch noch komplexe, selbst intellektuell höchst anspruchsvolle Tätigkeiten ausüben. Wenn ein Mensch am Anfang eines solchen Weges steht, der nach unten führt und schließlich in vielen Fällen in einer ausgeprägten Demenz endet, ist er noch nicht fast dement und wird es auch viele weitere Jahre nicht sein. Überdies entwickelt sich nicht jeder Fall einer leichten kognitiven Beeinträchtigung zu einer ausgewachsenen Demenz. Daher gibt es einen Unterschied zwischen einem Prozess, der in Richtung Demenz führt, und dem Vollbild einer Demenz. Diese Tatsache ist Ärzten und Psychologen seit langem bekannt, und so sind ver-schiedene Stadien des geistigen Verfalls ausführlich beschrieben worden.

Ich habe bereits zuvor unterstrichen, dass ein Verstand, der mit einer breiten Palette von zuvor gebildeten Instrumenten zur Mustererkennung ausgestattet ist, den Auswirkungen der Neu-roerosion lange Zeit widerstehen kann. In den folgenden Kapiteln werden wir die Gehirnmechanismen diskutieren, die einen sol-chen Schutz gewährleisten. Lassen Sie uns jedoch erst einmal das Phänomen selbst untersuchen, damit zweifelsfrei klar wird, dass es möglich ist, zwar neurologisch vom Altersprozess betroffen zu sein, aber gleichzeitig seine geistige Spannkraft zu bewahren, so unglaublich dies zunächst auch klingen mag.

Auf den folgenden Seiten möchte ich das Leben einiger bemerkenswerter Künstler und Politiker diskutieren, deren kognitive Fähigkeiten vom Alter beeinträchtigt waren, die aber dennoch im Guten wie im Schlechten Geschichte und Kultur bleibend prägten. Ich werde über ihre neurologischen Beeinträchtigungen und frühen Anzeichen eines geistigen Abbaus sprechen, die Hand in Hand mit eindrucksvollen Leistungen gingen. Wir wollen mit dem Leben zweier Künstler beginnen, die im 20. Jahrhundert zu den größten ihrer Zunft gehörten.

Kunst und Demenz

Das Baskenland, das sich beiderseits längs der spanisch-französischen Grenze erstreckt, galt lange als Land voller Geheimnisse. Die baskische Sprache ist einzigartig und unterscheidet sich von allen anderen indogermanischen Sprachen; ihr Ursprung ist ungewiss. Das baskische Volk gehört vermutlich zu den ältesten Völkern in Europa und ist mit den Kelten oder sogar den vorkeltischen Völkern verwandt, ein Überbleibsel der Stämme, die den Kontinent schon bewohnten, bevor zahlreiche Völkerwanderungen und Eroberungszüge das ethnische und linguistische Gesicht des Kontinents veränderten. In neuerer Zeit ist das Baskenland auch für seine unberechenbare, manchmal gewalttätige Unabhängigkeitsbewegung bekannt geworden, selbst wenn dies für einen Touristen ein eher abstraktes Phänomen ist und kein greifbares Gefühl von Bedrohung in der Luft liegt. Ganz im Gegenteil gehört die baskische Provinzhauptstadt San Sebastian zu den berühmtesten Badesträndeen Europas – ein Synonym für Boote, Sonne, ausgezeichnete Restaurants und die Suche nach dem angenehmen Leben. Die Region ist auch die Heimat einer einzigartigen Tradition monumentaler Bildhauerei, die vor allem mit dem Namen des großen baskischen Bildhauers Eduardo Chillida

(1924–2002) und seines lebenslangen Rivalen Jorge Oteiza (1908 bis 2003) verknüpft ist.

Während meines Besuchs in San Sebastian wandte sich die Unterhaltung beim Abendessen Chillida zu, der im selben Jahr im Alter von 77 Jahren gestorben war. Meine Gastgeber, Neurologen am örtlichen medizinischen Zentrum, erzählten, wie der berühmte Bildhauer sein Leben im Zustand fortgeschrittener Alzheimer-Krankheit unter ihrer pflegenden Obhut beendet hatte. Wie sich herausstellte, war Chillida während seiner letzten Lebensjahre völlig hilflos, seine geistigen Kräfte waren von der Krankheit ausgelaugt. Am nächsten Morgen besuchten wir das berühmte Museo Chillida-Leku, einen Skulpturengarten in der nahe gelegenen Stadt Zabalaga, in der sich die größte Sammlung von Chillidas Werken befindet. Im Zentrum des riesigen Geländes steht eine Scheune aus dem 16. Jahrhundert, die von Chillida in einen Wohnsitz umgewandelt worden war und von üppigen Gärten und Rasenflächen voller Skulpturen umgeben ist. Chillidas Werk ist monumental und meist abstrakt. Er verwendete Metall, Marmor, Stein und Holz, um nicht-gegenständliche und dennoch höchst ausdrucksstarke Formen zu schaffen, eine magische Verschmelzung von zyklopischem Maßstab und introvertierten persönlichen Stimmungen. Während ich so zwischen den gigantischen Formen herumwanderte, spürte ich eine schwer fassbare Ähnlichkeit zwischen diesen zeitgenössischen Skulpturen und Stonehenge. Sie erschienen zeitlos, inspiriert von derselben Muse oder zumindest derselben Musenlinie. Die Basken und die Kelten sind beide direkte Nachfahren der ältesten Völker Europas, von Wellen neuer Invasoren abgedrängt an die westlichsten Säume des Kontinents. Konnte sich ihre gemeinsame Geschichte in gemeinsame künstlerische Empfindungen übersetzt haben und die vier Jahrtausende überschreiten, die die Druiden von Stonehenge von den heutigen Basken trennt, sodass eine uralte Tradition in den Werken von Chillida und Oteiza ihren modernen Ausdruck fand? Dieser

Gedanke faszinierte und beschäftigte mich, während ich meinen Spaziergang durch den Skulpturengarten fortsetzte.

Und dann bemerkte ich auf einmal, dass einige, wenn auch nur wenige der Tafeln neben den Skulpturen Daten aus der Mitte der 1990er Jahre, aus den späten 90er Jahren und selbst aus dem Jahr 2000 trugen. Wie wir bereits wissen, attackiert Alzheimer einen Menschen nicht völlig überraschend. Ganz im Gegenteil handelt es sich um einen allmählichen Verfall, ein Hineingleiten ins Vergessen, das sich nicht über Monate, sondern über Jahre entwickelt. Jemand, der sich 2001 in einem Zustand fortgeschrittener Demenz befand, wie es bei Chillida den Berichten zufolge offensichtlich der Fall war, musste in den späten 90er Jahren sicherlich bereits vom Krankheitsprozess betroffen gewesen sein, wahrscheinlich schon bereits Mitte der 90er Jahre. Dennoch war ich hier von Meisterwerken umgeben, für die jeder Kurator in jedem größeren Kunstmuseum der Welt seinen Arm hergegeben hätte … geschaffen von einem Künstler, der höchstwahrscheinlich an Alzheimer litt. Als ich meinen Gastgebern meine chronologischen Beobachtungen mitteilte, schienen sie ebenso perplex, wie ich es war. Wir ließen es dabei, aber das Bild eines alternden Meisters, der sein Gedächtnis verlor, nicht aber das Geheimnis seiner Schaffenskraft, und der durch seine Kunst zumindest eine Weile über seine Krankheit triumphierte, ging mir noch Monate nach meinem Besuch nicht aus dem Sinn.

Eduardo Chillida und seine bewegende Geschichte findet ihr Gegenstück in einem nordamerikanischen Zeitgenossen, der ebenfalls Künstler war: Willem de Kooning (1904–1997). Geboren in den Niederlanden, kam de Kooning 1926 mit 22 Jahren in die Vereinigten Staaten, wo er sich niederließ. Hier wurde er zum Inbegriff der amerikanischen Kunst des 20. Jahrhunderts, die er verkörperte wie kein anderer. Seine Karriere als Maler und gelegentlich auch als Bildhauer überspannte drei Viertel eines Jahrhunderts. De Kooning war ein echtes Original und trug dazu bei, eine neue Richtung in der Malerei zu prägen. Ein Original zu sein, war das Wesen seiner Identität. «Nichts wächst unter großen Bäumen», antwortete er einst einem Schüler, der ihn fragte, warum er niemals bei einem berühmten Künstler in die Lehre gegangen sei. Er selbst wurde dieser «große Baum», der seiner eigenen Warnung zum Trotz das Wachsen einer neuen Schule vorantrieb. Von einer frühen Begeisterung für den Kubismus über zunehmend abstraktere «stille Männer» und dann «wilde Frauen» experimentierte de Kooning mit verschiedenen Ausdrucksformen und wurde schließlich zum Begründer des sogenannten «abstrakten Expressionismus».

Ab Ende der 1970er Jahre wurde de Koonings Gedächtnisverlust für alle um ihn herum unübersehbar. Wie in solchen Fällen üblich, beeinträchtigte seine Amnesie seine Erinnerung an relativ aktuelle Ereignisse und verschonte solche an die fernere Vergangenheit, ein Phänomen, das Neuropsychologen und Neurologen seit langem bekannt ist und etwas umständlich als «Zeitgradient der retrograden Amnesie» bezeichnet wird. Aber als die Krankheit fortschritt, verblassten wahrscheinlich selbst länger zurückliegende Erinnerungen. Sein Biograph Hayden Herrera erzählt von einer Begegnung, bei der de Kooning einen alten und engen langjährigen Freund nicht wiedererkannte. Schließlich folgte die Diagnose Alzheimer.

Aber der alte Meister malte weiter und verbrachte den ganzen Tag in seinem Atelier, wo er manchmal mehrere Gemälde pro Woche schuf. «Ein fertiges Gemälde ist eine Erinnerung daran, was man morgen nicht tun muss», witzelte er einmal. Da war er 81 Jahre. (Sein Gedächtnis war vielleicht beeinträchtigt, aber sein Humor war ihm geblieben.)

De Koonings Kunst entwickelt sich selbst gegen Ende seiner Karriere weiter. In den 1980er Jahren wurden seine Pinselstriche breiter, und dann, gegen Ende der 80er Jahre, gewannen seine Gemälde etwas, das sein Freund und Biograph Edvard Lieber «hyperaktive Formen» nannte – spärliche, leuchtend bunte, wellige Kurven. De Kooning, damals bereits weit in seinen Achtzigern, war sich dieser Wandlung bewusst. «Ich arbeite wieder mit einer ganzen Palette von *gedämpften* Farben. Früher ging es darum, etwas zu wissen, was ich nicht wusste. Jetzt geht es darum, nicht zu wissen, was ich weiß.» Diese Veränderung war mehr als eine Stiländerung. Für de Kooning war seine Arbeit stets ein Mittel, die tiefere Bedeutung hinter den Dingen und seinen eigenen Erfahrungen zu verstehen, und nicht nur, einen Satz von Formalismen zu schaffen. «Stil ist Betrug … sich zu wünschen, einen Stil zu kreieren, ist eine Entschuldigung für die eigene Angst», schrieb de Kooning viele Jahre zuvor.

Welche Entwicklung seiner eigenen Erfahrung spiegelten die Veränderungen in de Koonings Arbeit wider? Welche Rolle spielte die Veränderung seiner Kognition in der Entwicklung seiner Kunst? War das, was sich da zeigte, ein Zeichen des Verfalls oder der künstlerischen Weiterentwicklung? Oder ein komplexes Wechselspiel zwischen beidem?

Der Wandel in de Koonings Werk entging den Kunstkritikern nicht. Er wurde als Weiterentwicklung und nicht als Rückschritt angesehen, wie der Aufstieg zu einer neuen Stufe der Einsicht und des Verstehens. «Die Rhythmen sind überlegter, sogar nachdenklicher, die Räume offener … es herrscht eine neue Ordnung, eine neue Ruhe … de Kooning hat seinen Pinselstrich gereinigt, und was vollkommen sinnlich war, wird immateriell, eine verhüllte Spur seines physischen Ursprungs», schrieb David Rosand. «De Kooning, der sich seit langem nie weit von der Natur entfernt hat, ist ihr jetzt näher als je zuvor», schrieb Vivian Raynor von der *New York Times*.

Das sind die Geschichten von zwei großen Meistern des 20. Jahrhunderts, Eduardo Chillida und Willem de Kooning, die trotz einer fortschreitenden Alzheimer-Erkrankung, welche viele andere Bereiche ihres Lebens stark beeinträchtigte, weiterhin Kunstwerke ersten Ranges schufen. Bevor wir uns fragen, wie so etwas möglich ist, sollten wir einen Moment innehalten und die schiere Macht dieser Fakten auf uns wirken lassen, was auch immer ihre Erklärung sein mag.

Führerschaft und Demenz

Um die Macht dieser Fakten zu ermessen, sollten wir festhalten, dass sie universeller Natur sind. Kunst ist nicht die einzige Arena, in der die Meister ihrer Zunft trotz der lähmenden Auswirkungen verschiedener altersabhängiger Hirnerkrankungen weiter erstaunliche Leistungen erbringen. Lassen Sie uns auch einen Blick in die Arena von Staatskunst und Politik werfen. Und hier betreten wir moralisch agnostisches Terrain. Während man sich an große Künstler wegen ihres – zumindest im öffentlichen Rahmen – positiven Tuns erinnert, können wichtige Staatsmänner und Politiker entweder Helden oder Schurken sein, oder aber auch eine komplizierte Mischung aus beidem. Unter denjenigen, die trotz ihres kognitiven Niedergangs und selbst früher Demenz weiterhin zu herrschen streben, werden wir Beispiele für das ganze Spektrum dieser Möglichkeiten finden.

«Als erste unter den Tugenden, die man im Staate findet, kommt einem die Weisheit in den Sinn», schreibt Platon in seiner «Politeia». Das hoffen wir! Wir meinen oft, die Reichen und Mächtigen seien ausgenommen von den Gesetzen der Natur, einschließlich der Gesetze von Biologie und Physik. Und wahrscheinlich sind die Reichen und Mächtigen die Ersten, die diesen Glauben teilen. Das wird von manchen freundlich als «grenzenloses Selbstbewusstsein» bezeichnet, von anderen weniger freundlich als «Hybris» oder Größenwahn.

Was auch immer für andere Naturgesetze gelten mag oder nicht, die biologischen Prozesse, die zu Demenz führen, nehmen keinerlei Rücksicht auf Reichtum, Macht oder moralische Recht-schaffenheit. Wir beginnen gerade erst, die biologischen Ursachen von Demenz und die Prozesse zu verstehen, durch die sie dem Geist seine Kraft rauben und den brillantesten Kopf in eine leere Hülle verwandeln, in das inkohärente und verwirrte Wrack eines menschlichen Wesens. Es gibt viele Formen von Demenz, einige führen zu einer allmählichen Hirnatrophie, andere zu einer allmählichen Häufung kleiner Schlaganfälle. Um die Sache zu verkomplizieren, treten verschiedene Formen oft gemeinsam auf. Sämtliche Demenzformen sind Geißeln, die den Verstand auf vielfältige und heimtückische Weise aushöhlen, ohne die Reichen, die Mächtigen oder die Rechtschaffenen zu verschonen. Es ist erstaunlich, wie viele historische Entscheidungen von geistig mehr oder minder beeinträchtigten, ja sogar dementen Menschen getroffen worden sind und noch immer getroffen werden, und das vor den Augen einer machtgläubigen, nichtsahnenden Öffentlichkeit.

Dieser Gedanke kam mir erstmals vor vielen Jahren, als ich begann, Ronald Reagans Zustand zu diagnostizieren. Als Flüchtling aus der früheren Sowjetunion war ich ein Bewunderer von Ronald Reagan – dem Mann, der dazu beitrug, das «Reich des Bösen» zu demontieren, aus dem ich ein halbes Leben zuvor geflohen war –, eine Anomalie unter meinen Freunden in der liberalen New Yorker Intelligenzija. Als mir erstmals in den Sinn kam, Ronald Reagan könne unter Demenz leiden, war ich daher alles andere als heimlich erfreut; ich war wirklich bestürzt. Das war deutlich vor dem Zeitpunkt, als Reagans Alzheimer-Erkrankung allgemein bekannt wurde oder bevor auch nur öffentlich darüber spekuliert wurde. Tatsächlich war es eine ganze Weile bevor Reagan das Weiße Haus verließ.

Irgendwann im Lauf seiner zweiten Amtszeit wurde Reagan von einem Journalisten über die sogenannte Bitburg-Affäre von 1985 befragt, als er gegen den Rat seiner Stabsmitarbeiter einen

Kranz auf einem Friedhof voller SS-Männer niederlegte. Allgemein herrschte das Gefühl, der amerikanische Präsident sei von dem westdeutschen Kanzler Helmut Kohl manipuliert worden, der diese Geste für seine eigenen politischen Zwecke nutzen wollte. Als ich das Fernsehinterview anschaute, klangen Reagans Antworten auf die Fragen des Journalisten so auffällig unzusammenhängend, dass ich zum Telefon griff, meinen Freund, den Neurochirurgen Jim Hughes (ebenfalls ein Außenpolitik-Fan), anrief und herausplatzte: «Reagan hat Alzheimer!» Jim lachte, weil er nicht sofort merkte, dass ich es wörtlich und nicht im übertragenen Sinne meinte.

Das mag sich vielleicht wie ein vorschnelles, sogar unbegründetes Urteil angehört haben, aber ich war besser gerüstet, eine solche Diagnose zu stellen, als die meisten Leute. Als Neuropsychologe mit (damals) fast zwanzigjähriger klinischer Erfahrung und einer Reputation für diagnostischen Scharfblick verdiene ich meinen Lebensunterhalt damit, verschiedene Hirnerkrankungen, die den Intellekt in Mitleidenschaft ziehen, zu studieren, zu diagnostizieren und zu behandeln. Ich arbeitete auch in der Forschung, veröffentlichte wissenschaftliche Artikel und schrieb Bücher über Gehirn und Geist und die zahlreichen Fehlfunktionen. Die Inkohärenz, die mir bei Reagans Antworten so auffiel, würde meine diagnostischen Antennen bei jedermann auf Alarm gestellt haben, und Ronald Reagan war keine Ausnahme.

Einige Zeit später, während der letzten Tage seiner Präsidentschaft, als ich George Bushs Amtseinführung im Fernsehen anschaute, verdichtete sich meine Ahnung hinsichtlich Reagans Zustand. Reagan schritt an der Ehrengarde vorbei auf den imposanten Ledersessel zu, der für ihn bereitstand, ließ sich hineinfallen, und sofort sank ihm der Kopf auf die Brust, und er schlief ein. «Hirnstamm abgeschaltet», sagte ich mir und meinte damit den Teil des Gehirns, der den für intakte geistige Aktivitäten nötigen Wachheitszustand aufrechterhält. In diesem Moment war ich mir sicher, dass ein bedeutender Teil von Reagans zweiter Amtszeit im Schatten seines Abgleitens in eine frühe Demenz gestanden hatte.

Meine Schlussfolgerung, dass Ronald Reagan unter Alzheimer oder einer ähnlichen Demenzerkrankung litt, bestätigte sich, kurz nachdem er das Weiße Haus verlassen hatte, noch deutlich bevor die ersten Andeutungen an die Öffentlichkeit drangen. Als ich mir Reagans Interviews zur Iran-Contra-Affäre anschaute, war ich beeindruckt, ja fast schockiert von der Aufrichtigkeit, mit der er jede Kenntnis und Erinnerung an diese Ereignisse abstritt, von dem verdatterten und ungläubigen Ausdruck auf seinem Gesicht, als der Interviewer ihn mit Namen von Leuten und Daten bombardierte. Im Gegensatz zu vielen Kommentatoren bin ich der Ansicht, dass Reagan sich nicht verstellte, dass er nichts zu verbergen suchte. Mit dem Selbstvertrauen eines erfahrenen Klinikers spürte ich, dass er sich wirklich nicht erinnerte. Ronald Reagan litt unter Demenz im Frühstadium.

Meine Fern-Diagnose bestätigte sich, als 1994 in der Mayo-Klinik die «offizielle» Diagnose gestellt wurde und Reagans erbliche Risikofaktoren enthüllt wurden (sowohl seine Mutter als auch sein älterer Bruder hatten an Demenz gelitten). Das mutige Eingeständnis des früheren Präsidenten, in dem er sich zu seiner Krankheit bekannte, brachte ihm meinen Respekt und den vieler anderer Menschen ein. Waren meine früheren Beobachtungen Anzeichen einer echten Demenz des Präsidenten, oder gehörten sie noch in die Grauzone der «Neuroerosion» oder der «leichten kognitiven Beeinträchtigung», zu den Frühzeichen dessen, was folgen musste? Letztendlich ist dies mehr eine Frage der Semantik als der Substanz, da wir nicht über einen abrupten Übergang, sondern über ein allmähliches Abgleiten ohne klare Grenzen reden, das 2004 zu einem Ende kam – zehn Jahre nach der «offiziellen» Demenzdiagnose und beträchtlich länger nach dem tatsächlichen Einsetzen der Krankheit.

Helden und Schurken

Ronald Reagans Fall ist sicherlich kein Einzelfall. Das Paradox der menschlichen Gesellschaft besteht darin, dass das Alter, in dem jemand zum Gipfel der Macht in unseren politischen, kulturellen und betrieblichen Institutionen aufsteigt, auch das Alter ist, in dem zahlreiche Formen eines neurologischen Abbaus einsetzen. Eine große Zahl politischer Führer weltweit sind Männer und Frauen in ihren Sechzigern und Siebzigern. Und während wir es als unausweichlich akzeptieren, dass sich in diesem Alter verschiedene körperliche Gebrechen eingestellt haben, ist sich die Gesellschaft im Großen und Ganzen nicht bewusst, dass sich in diesem Alter bei einer nicht unerheblichen Zahl von Menschen auch Demenzerkrankungen entwickeln.

Die Illusion, dass den Halbgöttern, die es bis an die Spitze der menschlichen Gesellschaft geschafft haben, die Demütigung eines Hirnverfalls erspart bleibt, ist genau das: eine Illusion. Wie jede körperliche Krankheit auch, operiert Demenz auf der Basis von Alter und genetischer Anfälligkeit. Demenz ist eine altersabhängige physische Erkrankung, die das Gehirn in Mitleidenschaft zieht, genauso, wie eine Insuffizienz der Herzkranzgefäße eine altersabhängige physische Erkrankung ist, die das Herz in Mitleidenschaft zieht. Man erwartet vielleicht, dass Menschen, die es bis ganz an die Spitze schaffen, intelligenter sind als die Bevölkerung im Allgemeinen, und das stimmt in den meisten Fällen wohl auch. Aber die Geschichte ist voller Beispiele von höchstbegabten und intelligenten Persönlichkeiten, die aus genetischen Gründen oder aufgrund bisher noch nicht verstandener Umwelteinflüsse gegen Ende ihres Lebens dement wurden. Weder eine gehobene soziale Stellung noch ein scharfer Verstand schützen vor diesen Dingen, so wünschenswert dies auch wäre.

Es erscheint intuitiv plausibel und sicherlich teleologisch «wünschenswert», dass große Köpfe vorm Verfall geschützt sein sollten. In der Tat hat das letzte Jahrzehnt einen Paradigmenwechsel in den Neurowissenschaften mit sich gebracht, da sich die Belege dafür häufen, dass ein aktives geistiges Leben das Gehirn remodelliert und hilft, es vorm biologischen Verfall zu schützen. (Mehr darüber in späteren Kapiteln.) Aber andere Faktoren, wie Vererbung, sind weniger formbar, zumindest heute noch.

Die Geschichte von Wissenschaft und Philosophie ist ebenfalls voll von Berichten über verfallende große Geister. Isaac Newton, Immanuel Kant und Michael Faraday litten im Alter allesamt unter einem dramatischen Gedächtnisverlust. Zu den aktuelleren Beispielen gehört Claude Shannon, der Vater der Informationstheorie, bei dem gegen Ende seines Lebens Alzheimer festgestellt wurde.

Doch ein intellektueller Abbau bei einem Wissenschaftler führt aller Voraussicht nach nicht zu einer gesellschaftlichen Katastrophe. Er hat vielleicht einen Verzögerungseffekt und verschleppt eine große Entdeckung oder Erfindung um Jahre oder sogar Generationen, wirkt sich aber kaum direkt katastrophal aus. Überdies stoßen die meisten großen Wissenschaftler relativ früh in ihrer Laufbahn auf ihre großen Erkenntnisse bzw. machen ihre großen Entdeckungen. Um den Zeitpunkt herum, wenn das Demenzrisiko steigt, haben sie meist schon lange ihren grundlegenden Beitrag geleistet, und ihr geistiger Verfall, so traurig er im Einzelfall auch sein mag, ist nicht länger von weitreichender historischer Bedeutung.

Das gilt jedoch nicht für einen politischen Führer, einen mächtigen Staatsmann am Ruder eines wichtigen Militär- oder Staatsapparats; dort überschneidet sich das Alter der größten Machtfülle nicht selten mit dem Alter frühen kognitiven Niedergangs, in dessen Schatten schicksalhafte Entscheidungen getroffen werden. Geistige Gebrechen können viele Formen annehmen, von «leichter» Neuroerosion, wie ich es nenne, bis zur ausgewachsenen Demenz, aber die Gehirnmaschinerie des Erhabenen und des

Lächerlichen ist im Grunde dieselbe. Ein Staatsmann von Weltbedeutung, dessen Entscheidungen Leben und Tod Tausender von Menschen beeinflussen, verfügt im Grunde über dieselbe Gehirnmaschinerie wie der Besitzer einer Familienkneipe, der entscheidet, welche Marke Salzbrezeln er für die nächste Woche bestellt. Das heißt, dass die Konsequenzen einer frühen «leichten» Demenz, die beim Krämer an der Ecke unauffällig und gutartig sein können, beim Führer einer Weltmacht durch die folgenschweren Auswirkungen seines geistigen Fauxpas gefährlich verstärkt werden können.

Reagan war zum Zeitpunkt meiner Beobachtungen in den Siebzigern. In diesem Alter sind Demenzen vom Alzheimer-Typ, Multiinfarkt-Demenz (eine Erkrankung der Blutgefäße im Gehirn, die zu einer Vielzahl von kleinen Schlaganfällen führt) und andere Formen der Demenz allesamt eindeutige statistische Möglichkeiten. Eine Demenzerkrankung im Frühstadium wird von einem untrainierten Auge selbst bei einem Führer, der immer im Lichte der Öffentlichkeit steht, oft nicht festgestellt. Besonders leicht bleibt eine derartige Erkrankung unter den Bedingungen eines autoritären Regimes unbemerkt, wo der Führer vor den prüfenden Blicken des Volkes relativ sicher ist, oder sie wird schlichtweg ignoriert. Eine Beeinträchtigung von Urteilsvermögen, Selbstkontrolle und anderen höheren geistigen Funktionen zeigt sich zunächst subtil und dann immer deutlicher, bevor ein Individuum wirklich die Orientierung verliert, gänzlich hilflos wird und seinen desolaten geistigen Zustand selbst vor entfernten Beobachtern nicht länger verheimlichen kann.

Das vergangene Jahrhundert erlebte die Herrschaft von nicht wenigen Menschen an der Spitze bedeutender Nationen, die unter leichten oder schwereren geistigen Beeinträchtigungen litten oder sogar völlig dement waren. Demenz ist agnostisch, sie kennt keine Moral und befällt die Schurken und Helden dieser Welt in gleicher Weise.

Auf der Seite der Schurken litt Adolf Hitler gegen Ende des Zweiten Weltkriegs unter schweren Parkinson-Symptomen. Einigen Berichten zufolge ging damit auch ein Gedächtnisverlust einher. Anders, als gemeinhin angenommen, ist die Parkinson-Krankheit nicht nur eine Bewegungsstörung. Sie führt häufig zu einer gewissen kognitiven Beeinträchtigung und in manchen Fällen sogar zu einer ausgeprägten Demenz. Darüber hinaus gibt es andere Erkrankungen, deren äußere Symptome denjenigen der Parkinson-Krankheit ähneln, bei denen es jedoch in der Regel zu schweren geistigen Beeinträchtigungen kommt. Die häufigste von ihnen ist die Lewy-Körperdemenz, eine altersabhängige degenerative Hirnkrankheit. Gegen Kriegsende, mit 56 Jahren, litt Hitler eher unter Parkinson als unter Lewy-Körperdemenz. Wie dem auch sei, auf der Basis simpler epidemiologischer Überlegungen sind gewisse geistige Verfallserscheinungen höchst wahrscheinlich. So schrieb Hitlers Vertrauter Albert Speer in seinen Memoiren, dass Hitlers «Apathie», seine «geistige Starre» und seine Schwierigkeit bei Entscheidungsfindungen in der zweiten Hälfte des Krieges zunehmend häufiger wurden.

Die anderen großen Schurken des 20. Jahrhunderts blieben ebenfalls nicht verschont. In seinen letzten Lebensjahren litt Josef Stalin, der früher für sein außergewöhnliches Gedächtnis berühmt war, Insiderberichten zufolge immer häufiger unter Gedächtnislücken und vergaß sogar die Namen enger Mitarbeiter. Es kam zu einer merklichen Verschlimmerung von Stalins Verfolgungswahn (ein häufiges Demenzsymptom), und die Situation wurde für die Mitglieder seiner engeren Umgebung noch gefährlicher als zuvor. Seine Leutnants «waren überzeugt, dass Stalin senil wurde», schrieb Simon Montefiore. Nach dem Krieg war Stalin «nicht mehr ganz richtig im Kopf», wird Nikita Chruschtschow zitiert, ein Eindruck, der von dem auf Besuch weilenden jugoslawischen Kommunisten Milovan Djilas geteilt wurde. Stalins Beherrschung des Russischen (nicht seine Muttersprache, aber eine Sprache, die er bemerkenswert gut beherrschte) verschlechterte sich, und er hatte Schwierigkeiten, sich auszudrücken. Der Verlust der Beherrschung einer zweiten Sprache und die Rückkehr zur Sprache der Kindheit (in Stalins Fall Georgisch) ist bei Zweisprachlern eine wohlbekannte Folge von Demenzerkrankungen. Stalin litt auch vorübergehend unter Orientierungsverlust und Schwindel, wie es bei Erkrankungen der Hirngefäße häufig ist. Montefiore erwähnt weiter, dass Stalin im Frühjahr 1952 von «seinem altgedienten Arzt», Wladimir Winogradow, untersucht wurde, der zu dem Schluss kam, Stalin leide unter «kleinen Schlaganfällen und Zysten im Gewebe des Frontallappens». Die Autopsie von Stalins Gehirn, die 1953 nach seinem Tod durch einen Schlaganfall (oder durch Gift, wie einige Historiker vermuten) durchgeführt wurde, zeigte Anzeichen für eine Arteriosklerose von mindestens 25-jähriger Dauer. Heute würde man seine Erkrankung als «frühe Multiinfarkt-Demenz» bezeichnen.

Stalins Mentor Wladimir Lenin, den man wohl auch zu den Schurken rechnen kann, litt ebenfalls unter einer Multiinfarkterkrankung des Gehirns (einigen Historikern zufolge eine Komplikation aufgrund einer chronischen Syphiliserkrankung). Zwischen 1922 und seinem Tod 1924 hatte er eine Reihe von Schlaganfällen und verlor einen Großteil seiner Sprachfähigkeit. Dennoch leitete er den sich gerade entwickelnden sowjetischen Staat mit Unterbrechungen, die durch die einzelnen Schlaganfälle erzwungen wurden, bis 1923, während er zweifellos schon geistig beeinträchtigt war.

Mao Zedongs exzentrisches Verhalten gegen Ende seines Lebens ist ebenfalls ausführlich dokumentiert. Es war bekannt, dass er unter Amyotropher Lateralsklerose (ALS) litt, einer neurodegenerativen Erkrankung, die durch ein Absterben von Motoneuronen gekennzeichnet ist. Diese Erkrankung, die auch als Lou-Gehrig-Krankheit bezeichnet wird, führt zu einem allmählichen Bewegungsverlust, und die Betroffenen verlieren auch die Kontrolle über ihre Sprechmuskulatur. Gegen Ende seines Lebens war Maos Sprachfähigkeit so sehr gestört, dass er praktisch nicht mehr zu verstehen war. Aber das war vielleicht noch nicht alles. Anders, als von Neurologen lange angenommen, beschränken sich die Symptome vom ALS nicht auf die Motorik. Wie die aktuelle Forschung zeigt, leiden mehr als ein Drittel aller ALS-Patienten unter kognitiven Störungen, darunter auch echter Demenz (wobei besonders Frontal- und Temporallappen betroffen sind, wo höhere kognitive Prozesse wie Entscheidungsfindung und Sprache ihre Basis haben). Diese kognitiven Störungen beeinträchtigen geistige Flexibilität, logisches Denken und Gedächtnis.

Doch trotz ihrer geistigen Gebrechen hielten sich Hitler, Stalin und Mao bis an ihr Lebensende an der Spitze ihrer jeweiligen «Reiche des Bösen», wie Allan Bullock betont, bis ihre lebenslange Neigung zur Schurkerei sich mit geistigem Verfall oder echter früher Demenz vermengte.

Altersabhängige Hirnerkrankungen verschonten auch die politischen Helden des 20. Jahrhunderts nicht. Woodrow Wilson erlitt im Amt 1919 einen schweren Schlaganfall. Er erholte sich zwar wieder, aber nur zum Teil. Seinen Biographen zufolge war Wilson nach seinem Schlaganfall nicht mehr derselbe. Sein Geist wurde starr und unflexibel, er kannte keine Nuancen mehr und malte alles in Schwarzweiß. Diese neuen, bedauerlichen Eigenschaften überschatteten die letzten beiden Jahre seiner Präsidentschaft und unterhöhlten seine Fähigkeit, mit dem isolationistischen Kongress fertig zu werden, was zum Scheitern seiner Völkerbundpolitik beitrug.

Franklin Delano Roosevelt starb an einem tödlichen Schlaganfall, aber einem solch schweren Schlaganfall geht häufig eine sogenannte Multiinfarkterkrankung voraus, die durch eine allmähliche Ansammlung von Mini-Schlaganfällen gekennzeichnet ist. In Roosevelts Tagen war dieses Krankheitsbild noch nicht bekannt, und es gab auch keinerlei diagnostische Möglichkeiten (wie einen CT- oder einen MRI-Scan), um solche Schäden sichtbar zu machen. Nichtsdestotrotz ist der Verfall von Roosevelts geistigen Kräften und seiner Entscheidungsfähigkeit sowie seine «neue Abneigung, sich auf wichtige Angelegenheiten zu konzentrieren» in der Endphase des Zweiten Weltkriegs von glaubwürdigen Historikern bemerkt worden. Wahrscheinlich litt er bereits eine ganze Weile vor dem tödlichen Schlaganfall unter geistigem Verfall.

Und das galt auch für den Mann, den ich mehr als jeden anderen Staatsmann des 20. Jahrhunderts bewundere, Winston Churchill. Als Churchill zum ersten Mal zum britischen Premierminister gewählt wurde, war er bereits 65 Jahre und damit älter als die meisten anderen wichtigen politischen Führer des letzten Jahrhunderts zum Zeitpunkt ihres Aufstiegs in höchste Machtpositionen.

Churchills gelegentliche geistige Aussetzer im Zweiten Weltkrieg sind nicht nur seinen Stabsmitarbeitern, wie Feldmarschall Alanbrooke, aufgefallen (sodass sie sich gelegentlich Sorgen über den Geisteszustand ihres Führers machten), sondern auch seinen Biographen, wie Roy Jenkins, nicht verborgen geblieben. Diese Aussetzer hielten Churchill jedoch nicht davon ab, seine Aufgaben insgesamt brillant zu erfüllen, wenn auch mit gelegentlichen Schwächen. Churchill erlitt, soweit bekannt, 1949 – zwischen seinen beiden Amtszeiten als Premierminister – seinen ersten leichten Schlaganfall. In seiner zweiten Amtszeit 1951–1955 war Churchill, um es mit den denkwürdigen Worten von Roy Jenkins (einem so verständnisvollen Biographen, wie ihn sich eine öffentliche Figur nur wünschen kann) zu sagen, «glorreich untauglich für das Amt».

Nach Aussagen der Menschen aus seiner nächsten Umgebung, die Jenkins zitiert, schwankte Churchills Energie während seiner zweiten Amtszeit als Premierminister gefährlich, ebenso seine Fähigkeit, sich zu konzentrieren, Reden zu schreiben und komplexe Zusammenhänge rasch zu erfassen. Er verbrachte übermäßig viel Zeit mit einem esoterischen Kartenspiel namens Bézique und erlitt nacheinander eine ganze Reihe kleinerer Schlaganfälle. Dann, 1953, hatte Churchill noch im Amt einen schweren Schlaganfall; er blieb eine ganze Weile an den Rollstuhl gebunden, und seine Sprache war undeutlich. Nach oberflächlichem neurologischen Standard erholte er sich gut, war aber nicht länger sein altes Selbst, und seine nächste Umgebung erwartete mit einer Mischung aus Ehrerbietung und Ungeduld seinen Rücktritt. Der fiel ihm nicht leicht, und er zögerte ihn unter allen möglichen Einwänden und Entschuldigungen bis April 1955 hinaus.

Auch die neuere politische Geschichte ist voller Beispiele von politischen Führern, deren geistige Fähigkeiten verfielen, während sie noch in Amt und Würden waren. Leonid Breschnew, der der früheren Sowjetunion in der «Periode des Stillstands» vorstand, äußerte sich bei vielen Gelegenheiten gegen Ende seiner Herrschaft alles andere als kohärent; er redete undeutlich, und sein Gang war unsicher. Dmitri Wolkogonow, ein renommierter russischer Historiker und Dreisternegeneral, der der obersten Führungsschicht der Sowjetunion nahestand, beschrieb Breschnews Verhalten während seiner letzten Amtsjahre als «senil und verwirrt». Reagans Freundin und Churchills Amtsnachfolgerin an der Spitze der Tory-Partei, Margaret Thatcher, begründete ihren Rückzug aus der Öffentlichkeit mit einer Reihe «leichter Schlaganfälle», und es klang so, als habe Lady Thatcher am Frühstadium dieser kognitiv beeinträchtigenden Krankheit gelitten. Anders als die verfassungsmäßig zeitlich eingeschränkte amerikanische und französische Präsidentschaft ist die Zahl der Amtszeiten eines britischen Premierministers verfassungsmäßig nicht begrenzt. Unter anderen Bedingungen wäre die Eiserne Lady vielleicht deutlich länger im Amt geblieben, und ihre Amtszeit als Führerin der ältesten europäischen Demokratie hätte sich mit

dem Einsetzen einer heimtückischen Demenzerkrankung über-
schnitten.

Die letzte Dekade des 20. Jahrhunderts liefert weitere derartige
Beispiele. Der frühere Präsident von Russland, Boris Jelzin, und
Abdurrahman Wahid (genannt «Gus Dur») von Indonesien sind
zwei aktuellere Fälle von geistig abbauenden Führern an der Spitze großer Nationen. Jelzin war ein chronischer Alkoholiker und
zudem herzkrank, und er litt wahrscheinlich an den irreversiblen
Hirnveränderungen, die damit häufig einhergehen. Jeder Führer
eines bedeutenden Staates, der auf der Rollbahn eines fremden
Landes vor einer Reihe Würdenträger, die ihn empfangen wollen,
sein Wasser abschlägt, muss mehr als nur betrunken sein. Abdurrahman Wahid von Indonesien, einer der Übergangspräsidenten
nach dem Abgang von Mohamed Suharto, erlitt mehrere schwere,
hirnschädigende Schlaganfälle. Seine unzusammenhängenden,
weitschweifigen Reden waren notorisch.

Beide Führer brachten ihren Ländern Gutes und Schlechtes.
Beide waren für ihr erratisches, widersprüchliches und oft inkohä-
rentes Verhalten bekannt, in dem sich die vorübergehende Natur
ihrer Führerschaft in seltsamer Weise widerspiegelte. Ich bezweifele stark, dass Jelzin oder Wahid oder, was das angeht, Breschnew
einen neuropsychologischen Standardtest zur Demenzevaluation
bestanden hätten, wie er in nordamerikanischen geriatrischen
Kliniken gang und gäbe ist.

Dieser Überblick über geistige Gebrechen bei Führern bedeutender Staaten fügt sich zu einem recht erstaunlichen Bild zusammen; das gilt vor allem im Licht der aktuellen Revision dessen,
was «normales Altern» ausmacht und was nicht. Unter früheren
Generationen galt kognitiver Abbau, «den Verstand verlieren»
oder «nicht mehr ganz richtig im Kopf sein», als integraler und
normaler Bestandteil des Alterns. Heute denken wir nicht mehr
so. In ihrem bahnbrechenden Buch *Successful Aging* (Erfolgreiches
Altern) haben John W. Rowe und Robert L. Kahn die Vorstellung

attackiert, mentaler Verfall sei normal und unausweichlich, und stattdessen überzeugend argumentiert, ein altersabhängiger geistiger Abbau sei eine Folge einer oder mehrerer identifizierbarer Hirnerkrankungen, von denen viele verhütbar oder behandelbar sind. Sie führten die Bezeichnung «erfolgreiches Altern» ein, wozu unter anderem völlige geistige Klarheit und Geistesschärfe bis ins hohe Alter gehören. Rowe und Kahn argumentieren, dies – und nicht geistiger Verfall – sei die Regel. Diese lebhaften, klugen und geistig wendigen Achtzig- und Neunzigjährigen, wie der Chef der amerikanischen Notenbank, Alan Greenspan, oder der berühmte Historiker Jacques Barzun, sind nun meine Rollenvorbilder. Ich frage mich stets, ob ich, falls ich so lange leben sollte, geistig noch ähnlich rüstig sein werde wie sie.

Der Haken ist, dass einige der wichtigsten politischen Führer des 20. Jahrhunderts in Bezug auf ihr Gehirn offenbar nicht erfolgreich alt geworden sind. Ganz im Gegenteil sind die herausragenden Persönlichkeiten, die die politische Landschaft des 20. Jahrhunderts dominierten, ob Helden oder Schurken, vom neurologischen Standpunkt gesehen bemerkenswert schlecht gealtert.

Auch wenn die historischen Anekdoten, die in diesem Kapitel zusammengestellt sind, für interessanten Lesestoff sorgen, sollte man nicht den entscheidenden Punkt übersehen: Trotz ihrer oft bedeutenden geistigen Gebrechen behielten die meisten dieser Politiker die Zügel fest in der Hand. Auch wenn sie zweifellos von einer ganzen Heerschar von Beratern und Sekretären abgeschirmt wurden, hielten sich die meisten von ihnen, ob Helden oder Schurken, als echte Führer an der Spitze ihres Landes und waren nicht nur Galionsfiguren. Die meisten von ihnen blieben bis fast an ihr Lebensende ganz oben. Auch wenn das auf den ersten Blick völlig unplausibel scheint, hat es sich bei zahlreichen Gelegenheiten in der Geschichte bestätigt. Wie bereits erwähnt, ist es einer Reihe großer Künstler gelungen, ihr künstlerisches

Talent trotz signifikanter kognitiver Erosion, selbst Demenz, zu bewahren.

Was diesen bemerkenswerten Persönlichkeiten trotz neurologischen Abbaus ermöglichte, die Oberhand zu behalten, war die reiche, früher entwickelte Fähigkeit zur Mustererkennung. Sie erlaubte ihnen, ein breites Spektrum neuer Situationen, Probleme und Herausforderungen anzupacken, als handele es sich um vertraute Dinge – eine Fähigkeit, die ihrem Umfeld und ihren Gegnern fehlte. Die bemerkenswerten Persönlichkeiten, die ich in diesem Kapitel beschrieben habe, untermauern Herbert Simons Behauptung, dass Mustererkennung das mächtigste kognitive Werkzeug ist, über das wir verfügen. Ihre Geschichten zeigen mit dramatischer Klarheit, dass die Maschinerie der Mustererkennung den Auswirkungen des Alterns auf das Gehirn in bemerkenswertem Maße trotzen kann, dass diese Maschinerie einem alternden Geist weitgehend Schutz bieten kann und dass ein wohlentwickeltes Arsenal wichtiger geistiger Muster bis ins sehr hohe Alter für geistige Fitness sorgen kann. Die Maschinerie der Mustererkennung kann selbst den Auswirkungen von altersabhängiger Demenz lange Zeit weitgehend widerstehen.

Keineswegs alle in diesem Kapitel beschriebenen Persönlichkeiten erlangten Weisheit, aber man kann argumentieren, dass sie alle in ihren jeweiligen kognitiven Arenen Expertentum und Kompetenz zeigten, einige im guten, andere im schlechten Sinne. Wahrscheinlich hatten sie einen gewissen – oft nicht geringen – Teil ihrer geistigen «Rechenfähigkeit» verloren. Ihr Gedächtnis und ihre Aufmerksamkeit waren wahrscheinlich signifikant beeinträchtigt. Aber dank ihrer früheren Erfahrungen hatten sie eine Vielzahl kognitiver Matrizen gesammelt. Das erlaubte ihnen, trotz ihrer geistigen Erosion eine breite Palette komplexer Situationen als vertraute Muster zu erkennen und entsprechend damit umzugehen. So gelang es ihnen, ihre rechnerisch wendigeren, aber «mustererkennungsmäßig» weniger fähigen Rivalen, Mitarbeiter und – besonders wichtig – Gegner zu dominieren, sei es zum Guten oder zum Schlechten. Wie diese kognitiv so wertvollen Muster gebildet werden und was sie vor den erosiven Auswirkungen des geistigen Verfalls schützt, ist das Thema der folgenden Kapitel. Doch zunächst wollen wir Weisheit, Kompetenz und Expertentum als psychologische Phänomene untersuchen.

4. KAPITEL

WEISHEIT DURCHZIEHT ALLE ZIVILISATIONEN

Weisheit und Genie

Ist Weisheit ein Geschenk oder ein wohlverdienter Lohn?

Das Phänomen «Weisheit» hat Generationen von Philosophen, Psychologen und die Öffentlichkeit gleichermaßen in Erstaunen versetzt. Ihr besonderer Status wurde bereits früh in der Geschichte erkannt, und die Bewunderung, die man der Weisheit allgemein entgegenbringt, durchzieht sämtliche Kulturen und Zivilisationen, ob man sich die Lehren des Konfuzius oder die Sprüche des Königs Salomon anschaut. In neuerer Zeit haben führende Wissenschaftler und Publizisten das Thema Weisheit als psychologisches und soziales Phänomen entdeckt. Das hat zu mehreren Büchern geführt, die alle den Begriff «Weisheit» im Titel tragen, das geheimnisvolle Phänomen aber aus ganz verschiedenen Perspektiven beleuchten.

Darunter befindet sich eine besonders informative Sammlung wissenschaftlicher Essays, in der die Forschungsergebnisse einer Reihe führender Wissenschaftler zusammengefasst sind; Herausgeber ist der renommierte Yale-Psychologe Robert Sternberg. Ich fand diese Sammlung als Quelle für mein eigenes Buch sehr hilfreich, und viele der darin enthaltenen Fakten und Erkenntnisse sind in dieses Kapitel eingeflossen.

Einen völlig anderen Blickwinkel bietet das Buch des gefeierten australischen Journalisten Peter Thompson, das ebenfalls den

Titel *Wisdom* (Weisheit) trägt. Thompson hat einen anderen Weg gewählt, um sich dem geheimnisvollen Phänomen der Weisheit zu nähern: Er hat zahlreiche prominente öffentliche Figuren aus ganz verschiedenen Lebensbereichen interviewt, die seiner Meinung nach über dieses kostbare Gut verfügten.

Seit jeher galt Weisheit als die begehrteste aller geistigen Fähigkeiten. So heißt es schon in der Bibel: *Denn der Weisheit Anfang ist, wenn man sie gerne hört und die Klugheit lieber hat als alle Güter.* (Sprüche, 4.7) Aber was genau ist Weisheit? Auf persönlicher Ebene ist das Gefühl, Weisheit zu erlangen, eine Quelle tiefer innerer Befriedigung und Erfüllung. «Weisheit ist der höchste Teil des Glücks», schrieb Sophokles in seiner *Antigone*. Die Psychologen Mihaly Csikszentmihalyi und Kevin Rathunde kamen zu dem Schluss, unter den «Konzepten zur Bewertung menschlichen Verhaltens» habe Weisheit in den Jahrtausenden überlieferter Geschichte das dauerhafteste Interesse auf sich gezogen. Und das Konzept der Weisheit, fahren die Autoren fort, zeichne sich seit mehr als 25 Jahrhunderten durch eine gewisse Kontinuität aus, wenn auch auf höchst intuitiver Ebene. Die Psychologen James Birren und Laurel Fisher datieren die erste Erwähnung von Weisheit noch weiter zurück. Sie zitieren die *Encyclopaedia Britannica*, der zufolge sich dieser Begriff bis zu einer alten ägyptischen Inschrift zurückverfolgen lässt, die fast 3000 Jahre vor Christus verfasst wurde. In neuerer Zeit wurde der Baum der Weisheit mit seinen sieben Ästen des Wissens, gekrönt von der Weisheit, zu einem der typischsten Sinnbilder mittelalterlicher Künste im Westen; die östliche Tradition der *Seven Pillars of Wisdom* (deutsch: Die sieben Säulen der Weisheit) gelangte in der englischsprachigen Welt durch T.E. Lawrences gleichnamiges Buch zu Ruhm. Bis heute betrachten wir Ordnung und Erleuchtung als die Säulen der Weisheit, Chaos und Exzess hingegen als Folge mangelnder Weisheit. Durch die ganze Geschichte hindurch hat man Weisheit als eine Verschmelzung der intellektuellen und moralischen, spirituellen und praktischen Dimensionen des Lebens verstanden.

Aber trotz dieses anhaltenden Interesses am Phänomen «Weisheit», trotz der Tatsache, dass seit dem Altertum über die Natur der Weisheit diskutiert wird, ist sie selbst heute noch von Geheimnis umgeben. Bis vor kurzem ist kein ernsthafter Versuch unternommen worden, die cerebralen Mechanismen zu verstehen, die hinter diesem Phänomen stecken, und über dieses Thema ist bisher kaum etwas gesagt oder geschrieben worden. «Um Weisheit gänzlich und richtig zu verstehen, ist wahrscheinlich mehr Weisheit erforderlich, als irgendjemand von uns besitzt», meint Robert Sternberg. Als angesehener Psychologe und jemand, der sich eingehend mit dem Thema befasst hat, sollte er es wissen.

Wie kann man sich diesem scheinbar unzugänglichen Thema nähern? Einer meiner alten Professoren, der bedeutende Psychologe und Liebhaber der eleganten Parabel, Alexej Leontyev, pflegte zu sagen, um Dinge leichter verständlich zu machen, müsse man sie zunächst einmal komplizieren. Wir werden diesem provokanten Rezept folgen. Als ob Weisheit allein nicht schon kompliziert genug wäre, wollen wir uns auch mit dem Begriff Genie beschäftigen.

Weisheit und *Genie* werden oft in einem Atemzug genannt. Tatsächlich verbindet Sternberg im Titel seines wegweisenden Artikels «Weisheit» und «Kreativität». Aber die Natur der Kreativität (oder des Genies) ist ebenso unerklärlich und mysteriös wie die Natur der Weisheit, wenn nicht gar noch unerklärlicher und mysteriöser. «Von den frühen Anfängen der Philosophie im Altertum bis zur Morgenröte dessen, was wir als moderne Philosophie bezeichnen, wurde Weisheit – wie auch Genie – durch wohlgesinnte Götter, Musen, astrologische Faktoren, einen sechsten Sinn, einen genetischen Glücksfall oder eine Laune der Natur erklärt», schrieb Robinson. Genie gehört zu den am meisten bewunderten, aber unerreichbaren menschlichen Qualitäten, und Gleiches gilt für Weisheit. Beides sind die Aktivposten nur weniger Menschen, und die meisten von uns geben nicht vor, eine dieser beiden Qualitäten zu besitzen oder auch nur danach zu trachten.

Genie und Weisheit sind beide extreme Manifestationen des menschlichen Geistes. Die Wahrscheinlichkeit ist groß, dass sie unter uns existieren, ohne bemerkt zu werden. Paradox ist, dass Genie wie auch Weisheit zu Schlussfolgerungen führen können, die den in der Gesellschaft gerade vorherrschenden Konzepten und Überzeugungen derart zuwiderlaufen, dass sie wie Geplapper in einer fremden Sprache als Unsinn abgetan oder sogar völlig ignoriert werden.

Die Folge dieses Paradoxes ist, dass Genie und Weisheit der Gesellschaft zwar voraus sein müssen, um eine Wirkung zu haben, aber nicht so weit voraus, dass sie unverständlich werden. Sie müssen die herrschenden Überzeugungen herausfordern und gleichzeitig mit ihnen eine Verbindung eingehen. Der Militärhistoriker J. F. C. Fuller schrieb: «Genie kann verblüffend sein.» Das ist es *per definitionem*. Es darf jedoch nicht allzu verblüffend sein, damit es nicht ignoriert oder als Unsinn verlacht wird. Diese feine Balance wurde von William Wordsworth angesprochen, als er schrieb: «Man vergesse niemals, dass jeder große und originelle Schriftsteller in dem Maße, wie er groß und originell ist, selbst den Geschmack schaffen muss, der nötig ist, sein Werk zu genießen.»

Seiner Zeit zu weit voraus zu sein, ist wahrscheinlich eher das Schicksal von Genie als von Weisheit. Schließlich können wir Weisheit als die Fähigkeit definieren, das Neue mit dem Alten zu verbinden, frühere Erfahrungen zur Lösung neuer Probleme einzusetzen. Aber wir definieren Genie als die Fähigkeit, gänzlich Neues in seiner reinsten Form zu erkennen und zu erfassen. Genie, das seiner Zeit zu weit voraus ist, wird von seinen Zeitgenossen wahrscheinlich ignoriert und läuft Gefahr, den folgenden Generationen verlorenzugehen. Es ist jedoch schwierig, die Gesellschaft für diese Missachtung zu tadeln. «Das eigentliche

Wesen des Schöpferischen ist seine Neuheit, und daher haben wir keinen Standard, nach dem wir es beurteilen könnten», meint der Psychologe Carl R. Rogers.

Heißt das, dass die berühmten Köpfe, die kulturellen Ikonen, die großen Wissenschaftler und Philosophen, deren Theorien und Entdeckungen den Fortschritt der Zivilisation angetrieben und uns wie Leuchttürme den Weg gewiesen haben – Aristoteles, Galilei, Newton, Einstein –, tatsächlich nur «zweite Wahl» waren? Dass es in unserer Geschichte immer wieder vergessene «extreme Genies» gab, deren Namen und Ideen auf immer für eine Gesellschaft verloren sind, die nicht in der Lage war, sie zu ihrer Zeit zu begreifen und zu würdigen? Dieser Gedanke fasziniert, amüsiert und beunruhigt mich schon seit einiger Zeit, nicht zuletzt wegen der leicht blasphemischen kulturellen Implikationen, die darin liegen, die wirklich Besten zurückzuweisen und die Zweitbesten zu feiern. Aber wenn man weiter darüber nachdenkt, hat die ganze Vorstellung etwas Widersprüchliches, denn wenn ihre Namen bereits vor Jahrhunderten vergessen worden sind, wie können wir dann wissen, ob diese Genies jemals existiert haben?

Manchmal war es ein glücklicher Zufall oder die harte Arbeit eines Historikers, die den Namen eines fast vergessenen Genies dem Vergessen entrissen hat. Ich nenne dies das «Leonardo-Phänomen». Heute gilt Leonardo da Vinci gleich in zweifacher Hinsicht als Genie ersten Ranges: als genialer Maler wie auch als genialer Erfinder und Ingenieur. Sein künstlerisches Genie war es, das ihm Unsterblichkeit und damit ein anhaltendes Interesse an sämtlichen anderen Aspekten seines Nachlasses, einschließlich der technischen Entwürfe in seinen Codices, sicherte. Aber lassen Sie mich diese Frage stellen: Hätte es nicht Leonardo, den genialen Künstler, gegeben, sondern nur Leonardo, den genialen Ingenieur, kennten wir dann heute noch seinen Namen? Ich denke nicht. Seine technischen Ideen und Erfindungen waren seiner Zeit so weit voraus, dass die Wahrscheinlichkeit, dass sie von seinen

Zeitgenossen gewürdigt worden wären, ausgesprochen gering ist. Die Erinnerung an Leonardo, den genialen Ingenieur, wäre wahrscheinlich unwiderruflich verlorengegangen, wäre da nicht Leonardo, der begnadete Maler, gewesen! Aber das Bild eines Weisen, der von kurzsichtigen Zeitgenossen verhöhnt und verlacht wird, ist uns ebenfalls nicht gänzlich unbekannt. Das Leben eines «Propheten, der im eigenen Land nichts gilt», ist bekanntlich auch das Schicksal von Weisen, nicht nur von wagemutigen Genies. Nennen Sie es das «Kassandra-Phänomen», wenn Sie wollen. Denken Sie nur an Mohandas (Mahatma) Gandhi, der in Südafrika von der Polizei verprügelt wurde, oder an Andrej Sacharow, der in der Sowjetunion ins innere Exil verbannt wurde.

Was bedeutet der Ausdruck «touched by God» (von Gott berührt), auch wenn er nur metaphorisch gemeint ist? (Als Agnostiker mit atheistischen Tendenzen benutze ich diese Formulierung nichtsdestotrotz selbst, wann immer ich auf jemanden mit ungewöhnlichen Talenten treffe.) Sind diese seltenen Wesenszüge, Genie und Weisheit, aus einem völlig anderen Stoff als dem, der uns gemeine Sterbliche ausmacht? Wenn das tatsächlich der Fall ist, was tun wir dann überhaupt, wenn wir versuchen, das Unverständliche zu verstehen, Genie und Weisheit zu definieren, obwohl uns möglicherweise die Fähigkeit fehlt, die wahren Genies und Weisen in unserer Mitte zu erkennen? Und wie können wir diese halbgöttergleichen Geschenke, Weisheit und Genie, zum Leben und zur Wirklichkeit intelligenter, aber – seien wir ehrlich – gewöhnlicher menschlicher Wesen in Beziehung setzen, wie es die meisten Leser dieses Buches und sein Autor sind?

Sind diejenigen, die über Weisheit oder Genie verfügen, grundsätzlich und inhärent anders als wir? Sind sie aus anderem Stoff gebaut, wie sich Michelangelos Marmorstatue des David auf seinem Podest stofflich vom Gewimmel der Touristen aus Fleisch und Blut unterscheidet, die ihn bewundern? Oder existiert ein kontinuierlicher Übergang zwischen diesen begehrten, aber meist unerreichbaren Qualitäten und bescheideneren Talenten, über die viele von uns verfügen oder die sie zumindest realistischerweise anstreben können? Mit anderen Worten: Könnte es sein, dass Weisheit wie auch Genie Extremformen höchst erstrebenswerter, aber sehr viel häufigerer Wesenszüge sind? Wenn sich eine solche Kontinuität aufzeigen ließe, könnten wir der Lösung des Rätsels um Genie und Weisheit einen Schritt näher kommen. Und wenn wir die geistigen Merkmale identifizieren und untersuchen, die Weisheit und Genie zugrunde liegen, gewinnen diese Konzepte für das Leben der meisten Leute, die begabt und intelligent sein mögen, aber weder Genies noch Weise sind, an realer Bedeutung.

Talent und Expertentum

Zu diesem Zweck lassen Sie uns zwei erstrebenswerte, aber weniger olympische Qualitäten betrachten: Talent und Expertentum. Nehmen wir an, *Genie* sei eine Extremform von *Talent* und *Weisheit* eine Extremform von *Expertentum* oder *Kompetenz*. Stellen Sie sich Genie als Talent hoch n vor. Oder um es andersherum zu sagen, Talent ist Genie in menschlicher Größenordnung, Kompetenz ist Weisheit in menschlicher Größenordnung. Genie und Talent sind zwei Punkte auf ein und derselben Kurve eines kognitiven Merkmals. Stellen Sie sich Weisheit als Kompetenz hoch n vor. Weisheit und Kompetenz sind zwei Punkte auf ein und derselben Kurve eines anderen kognitiven Merkmals.

Mit diesem Ansatz nehmen wir Genie und Weisheit zweifellos etwas weg. Etwas von diesen großen Konzepten geht durch die Analyse verloren, doch wir gewinnen dadurch ein Maß an Klarheit, das einen lohnenden Ausgleich schafft. Und dadurch, dass wir beide Phänomene entmystifizieren, machen wir sie der Erforschung zugänglich, was zumindest einen gewissen wissenschaftlichen Anklang hat und nicht nur poetisch erscheint.

Talent und Expertentum sind ebenfalls hochgeschätzte Eigenschaften, aber sie sind für die meisten von uns erreichbar. Heißt das, dass viele von uns Genie oder Weisheit erlangen werden? Wohl eher nicht. Aber viele von uns besitzen Talent und Expertentum (oder Kompetenz) – Eigenschaften, die sich beiden Qualitäten annähern, auch wenn sie diese nur in bescheidenerem Maßstab verkörpern.

Eingedenk Sternbergs kluger Mahnung wollen wir nicht versuchen, Genie oder Weisheit völlig zu verstehen – oder, was das betrifft, Talent und Kompetenz. Wir wollen uns vorwiegend mit ihrer Neurobiologie, ihrer kognitiven und cerebralen Maschinerie, beschäftigen. Das ist zugegebenermaßen eine begrenzte Perspektive, die ethische, soziale und möglicherweise noch andere Faktoren außer Acht lässt. Aber es ist eine wichtige Perspektive und zudem eine, die im Wesentlichen noch nicht bearbeitet worden ist.

Um weiter voranzukommen, müssen wir Arbeitsdefinitionen von Talent und Kompetenz formulieren. Nehmen wir einmal an, wir definieren Talent durch *Neuartigkeit* und *Kreativität*. Talent ist eine besondere Fähigkeit, schöpferisch – kreativ – zu sein, auf einem selbstgewählten Gebiet wirklich Neues zu schaffen, das sich von allem Bisherigen radikal unterscheidet, ganz gleich, ob es sich um neuartige Ideen, neuartige Kunstwerke, neuartige Technologien, neuartige Industrieprodukte oder neuartige Sozialstrukturen etc. handelt.

Nehmen wir einmal an, wir definieren *Kompetenz* als die Fähigkeit, Neues mit Altem zu verknüpfen. Kompetenz ist eine besondere Fähigkeit, Ähnlichkeiten zwischen scheinbar neuen Problemen und bereits gelösten Problemen zu erkennen. Das wiederum setzt voraus, dass eine kompetente Person über eine reichhaltige Sammlung mentaler Repräsentationen verfügt, die das Wesentliche einer breiten Palette von spezifischen Situationen beinhalten und die Reaktionen gespeichert haben, die in diesen Situationen am effizientesten sind.

Der kontinuierliche Übergang zwischen Kompetenz und Weisheit ist der Aufmerksamkeit von Psychologen nicht entgangen. Sternberg zufolge wird ein weiser Mensch von anderen als jemand wahrgenommen, der ausgestattet ist mit einer «einzigartigen Fähigkeit, sich ein Problem anzuschauen und es zu lösen». Ebenso wie unsere Alltagsintuition betont die formale Definition von Kompetenz und ihrer höchsten Manifestation, Weisheit, nicht nur deren tiefen Einblick in die Natur der Dinge, sondern vermittelt auch und vor allem eine klare Vorstellung davon, was unternommen werden muss, um die Dinge in der gewünschten Weise zu beeinflussen. Wenn sich Leute an einen Weisen wenden, dann weniger, um Erklärungen zu finden, sondern um Rat und eine Richtschnur für ihr Handeln zu erhalten. Weisheit und Kompetenz sind am wertvollsten als regelnde, präskriptive Kraft. Behalten Sie dies im Gedächtnis; wir werden noch auf das Thema präskriptives Wissen zurückkommen.

Talent und seine Extremform, Genie, wie auch Kompetenz und ihre höchste Form, Weisheit, existieren beide als Einheit und als Gegensatz. Sie sind zwei Stadien desselben Lebenszyklus. Talent ist ein Versprechen. Kompetenz ist eine Verwirklichung. Genie (und Talent) werden gewöhnlich mit Jugend assoziiert. Weisheit und Kompetenz sind die Früchte des reiferen Alters. Mozarts Lausbubengesicht ist das Gesicht des Genies. Tolstois zerfurchtes Antlitz ist das Antlitz der Weisheit. Das Tauschgeschäft zwischen Weisheit und Jugend ist von Philosophen, Psychologen und Poeten gleichermaßen bemerkt worden. Weisheit und Kompetenz sind der Lohn des Alters.

Auch wenn es in die eine wie die andere Richtung Ausnahmen gibt, sind beide Beobachtungen zumindest in einem weiten statistischen Sinne korrekt. Bei Wissenschaftlern liegt der Gipfel bahnbrechender Erkenntnisse um die dreißig und flacht sich anschließend allmählich ab. Einstein, das Genie, war der Sechsundzwanzigjährige, der die wohl populärste Entdeckung des 20. Jahrhunderts, die spezielle Relativitätstheorie, formulierte. Einstein, der Weise, war der Sechzigjährige, der Präsident Roosevelt in Sachen Krieg und Frieden sowie Nuklearenergie beriet, die wohl schlimmsten Bedrohungen des 20. Jahrhunderts.

Auf der schöpferischen Reise eines Genies, das mit einem langen Leben gesegnet ist, lässt sich oft kaum sagen, wo das Genie endet und die Weisheit beginnt. Beide gehen nahtlos ineinander über, um den kreativen Prozess, der hinter bemerkenswerten Leistungen steht, bis ins hohe Alter voranzutreiben. Während Michelangelo sein größtes Werk, die Deckenbemalung der Sixtinischen Kapelle, vollendete, als er in den Dreißigern war, leitete er den Umbau des Petersdoms im Vatikan und entwarf dessen große Kuppel, als er bereits hoch in den Siebzigern war.

Eine derartig nahtlose Progression und Verschmelzung von Genie und Weisheit ist ehrfurchteinflößend und setzt dem Ganzen ein Glanzlicht auf, stellt den befriedigenden Höhepunkt eines großen Lebens dar. Aber so ist es nicht immer. Die Geschichte ist voller Beispiele von «unvollendeten Genies», denen es nicht gelang, Weisheit zu erlangen. Das kurze und bewegte Leben des großen Renaissancemalers Caravaggio und des rebellischen französischen Dichters Arthur Rimbaud zeigten keinerlei erkennbare Entwicklung in Richtung Weisheit. Rimbauds Seelenverwandtem und Liebhaber, dem großen Dichter des Symbolismus, Paul Verlaine, war trotz seiner skandalösen Exzesse ein etwas längeres Leben als Genie vergönnt; er starb aber ebenfalls inmitten von Verschwendung, Prasserei und Ausschweifungen, ohne die leiseste Spur von Weisheit erkennen zu lassen. Von dem großen attischen General Themistokles hieß es, er habe «mehr Genie als Charakter» besessen. Gleichermaßen könnte man über Caravaggio, Verlaine, Rimbaud und wahrscheinlich auch Mozart sagen, dass sie mehr Genie als Weisheit besaßen.

Im Gegensatz dazu zeigen manche Menschen zu Beginn ihres Lebens keine besonderen Talente – in einigen Fällen galten sie

101

sogar als mittelmäßig oder unterbegabt –, um sich später als unbestreitbar weise zu erweisen. Das ist oft bei politischen Führern der Fall. Der römische Kaiser Claudius, der erste westdeutsche Nachkriegskanzler Konrad Adenauer und der ermordete ägyptische Präsident Anwar as-Sadat sind gute Beispiele für diesen Typ.

Allgemeiner gesprochen: Wir alle kennen Menschen, die eine unvermutete «Strohfeuer»-Brillanz zeigen, wie auch solche, die eigentlich ganz normal sind, aber bei dem, was sie auf ihre eigene, ruhige Weise tun, außerordentliche Kompetenz entwickeln.

Weisheit und Problemlösung

So gehen Genie und Weisheit und im weiteren Sinne Talent und Kompetenz nicht immer Hand in Hand – ganz im Gegenteil. Die meisten Menschen erkennen den Unterschied zwischen diesen höchst wünschenswerten Qualitäten offenbar intuitiv. Sternberg hat untersucht, wie Menschen aus ganz verschiedenen Lebensbereichen die Beziehung zwischen Kreativität und Weisheit wahrnehmen. Wie sich herausstellte, sahen die meisten der Befragten nur eine geringe positive Korrelation zwischen diesen Charakterzügen, in einigen Fällen betrachteten sie die Korrelation sogar als negativ. Interessanterweise zeigte dieselbe Studie überdies, dass die Befragten «Weisheit» wie auch «Kreativität» stärker mit «Intelligenz» verbanden als miteinander. Demnach verstehen viele Menschen unter «Intelligenz» statt eines bestimmten, separaten Aspekts des Geistes offenbar ein ganzes Bündel geistiger Aspekte.

Die Überzeugung, dass die Suche nach Neuem das Attribut der Jugend und Weisheit das Attribut des Alters ist, wird offenbar von vielen Menschen geteilt. Die Psychologen J. Heckenhausen, R. Dixon und P. Baltes haben ein faszinierendes Experiment durchgeführt, bei dem sie ihre Versuchspersonen fragten, welche menschlichen Eigenschaften sich in welchem Alter herausbilden. Die meisten Befragten waren der Ansicht, Neugier und die Fähigkeit, logisch zu denken, seien bei Menschen in ihren Zwanzigern besonders stark ausgeprägt, während Weisheit bei Menschen in den Fünfzigern zu einem herausragenden Wesenszug werde. Als sie aufgefordert wurden, verschiedene Eigenschaften nach ihrer Attraktivität zu ordnen, rangierte Weisheit unter den am höchsten geschätzten Wesenszügen. In einer ähnlichen Studie fanden Marion Perlmutter und ihre Kollegen, dass die meisten Menschen Weisheit am stärksten mit fortgeschrittenem Alter assoziierten. Das führt zu einer interessanten Schlussfolgerung: Wenn die Menschen glauben, dass Weisheit das Privileg eines höheren Alters ist und Weisheit zudem als eine der wünschenswertesten Eigenschaften betrachten, dann müssten sie auch davon überzeugt sein, dass Älterwerden seine positiven Seiten und seine einzigartigen, wertvollen Aktivposten hat.

Wie Weisheit sehen die meisten Leute auch Kompetenz als die Frucht der reifen Jahre an. Weisheit als extrem hohes Maß an Kompetenz zu verstehen, steht in Einklang mit dem Ansatz, den die Psychologen Paul Baltes und Jacqui Smith verfolgen: Sie definieren Weisheit als «Expertenwissen», eine hochentwickelte Fähigkeit, mit den «grundlegenden pragmatischen Angelegenheiten des Lebens» umzugehen, bei denen «wichtige, aber unsichere Dinge des Lebens» eine Rolle spielen. Sie zählen «reiches Faktenwissen» und «reiches prozedurales Wissen» (Wissen, wie man vorgehen muss, um ein bestimmtes Ergebnis zu erreichen) zu den wichtigsten Voraussetzungen für Weisheit und weisen darauf hin, dass die Anhäufung eines solchen Wissens definitionsgemäß ein langes Leben erfordert.

Sternbergs klugem (und weisem!) Rat folgend, möchte ich darauf verzichten, das Konzept der Weisheit in seinem ganzen Facettenreichtum zu diskutieren. Ich möchte auf die existenziellen, selbstaktualisierenden und moralischen Aspekte der Weisheit, die so triftig von Erikson, Jung, Kohut und anderen beschrieben worden sind, verzichten und mich an dieser Stelle auf einen einzigen Aspekt von Weisheit konzentrieren: die gesteigerte Fähigkeit zur Problemlösung. Dieser zugegebenermaßen enge, moralisch agnostische Ansatz erlaubt neben vielen Helden auch ein paar Schurken, ins Buch zu gelangen. Auch wenn mir die Beschränkungen dieses Ansatzes bewusst sind, meine ich, dass dieser Teilaspekt eines unendlich reichhaltigen Konzepts genügend Material für ein einziges Buch bietet. Problemlösung ist diejenige Seite der Weisheit, die sich besonders gut für eine neurowissenschaftliche Betrachtung eignet.

Wenn Weisheit und Kompetenz (oder Expertentum) mit fortschreitendem Alter in all ihren Aspekten zunehmen, wie passt dies zu der allgemeinen Annahme, dass die geistigen Kräfte mit fortschreitendem Alter abnehmen? Oder um es anders zu sagen: Wenn unser Gedächtnis und unsere Konzentrationsfähigkeit abnehmen, je älter wir werden, wie ist es dann möglich, dass unsere Weisheit und unsere Kompetenz wachsen? Was unterscheidet Weisheit und Kompetenz von anderen Manifestationen des Geistes und erlaubt ihnen, den verheerenden Auswirkungen des Alterns zu widerstehen?

5. KAPITEL

DIE MACHT DER MUSTER

Formen der Weisheit

Welches sind die neuronalen Mechanismen, die es Weisheit, Kompetenz und Expertentum ermöglichen, den nachteiligen Auswirkungen des Alterns auf das Gehirn und bis zu einem gewissen Punkt auch neurologischen Erkrankungen zu trotzen? Bevor wir uns diesem Thema zuwenden, müssen wir uns eingehender mit den Konzepten von Muster und Mustererkennung sowie ihrer Rolle in unserer mentalen Welt beschäftigen. Mit «Mustererkennung» meinen wir die Fähigkeit des Organismus, ein neues Objekt oder ein neues Problem als Vertreter einer bereits bekannten Klasse von Objekten oder Problemen zu erkennen. Wie im Abschnitt «Ein Morgen im Leben Ihres Gehirns» bereits kurz angeschnitten, ist die Fähigkeit zur Mustererkennung für unsere mentale Welt grundlegend wichtig. Ohne diese Fähigkeit würde jedes Objekt und jedes Problem völlig neu sein, und wir wären nicht in der Lage, unsere früheren Erfahrungen einzusetzen, um diese Objekte zu handhaben oder mit diesen Problemen umzugehen. Das Werk des Nobelpreisträgers Herbert Simon und anderer hat gezeigt, dass Mustererkennung zu den mächtigsten Mechanismen für erfolgreiches Problemlösen gehört – vielleicht ist sie sogar der wichtigste Mechanismus überhaupt.

Die Fähigkeit, bestimmte Muster zu erkennen, ist bereits sehr früh im Leben vorhanden; andere Muster werden in viel späteren

Lebensstadien erlernt. Die meisten, wahrscheinlich sogar alle Säugerarten verfügen über eine angeborene, relativ gebrauchsfertige Fähigkeit für bestimmte Formen der Mustererkennung. Heißt das, dass das Säugerhirn (einschließlich des menschlichen Gehirns) «vorverdrahtete» Elemente zur Mustererkennung aufweist? Bei der Antwort auf diese Frage geht es wohl weniger um «ja» oder «nein», sondern vielmehr um das Ausmaß dieser Vorverdrahtung: «Bis zu welchem Grad?»

Wie die Forschung gezeigt hat, benötigt selbst die elementarste Gehirnmaschinerie zur Mustererkennung einige «abschließende Handgriffe» von außen, um voll funktionsfähig zu werden. Fehlen diese abschließenden Handgriffe (dabei handelt es sich gewöhnlich um den frühen Umgang mit geeigneten sensorischen Reizen), gelingt es selbst der elementarsten Gehirnmaschinerie nicht, ihre volle Funktionsfähigkeit zur Mustererkennung zu erlangen. Daher sind die meisten Mustererkennungsprozesse eine Mischung aus erblichen und umweltbedingten Faktoren. Der relative Beitrag von Angeborenem und Erlerntem variiert jedoch von einer Form der Mustererkennung zur anderen und umfasst völlig andere Zeitskalen – von Millionen Jahren bis zu wenigen Jahren.

Gewisse Mustererkennungssysteme, die in unserem Gehirn gespeichert sind, haben die «Weisheit» gespeichert, in der sich die kollektive Erfahrung sämtlicher Säuger über Millionen Jahre hinweg spiegelt. Lassen Sie uns diese Form von Weisheit, dem bekannten Neurowissenschaftler Joaquin Fuster folgend, als «phyletische Weisheit» oder «Weisheit des Stammes» bezeichnen.[1] Diese Form von Weisheit war für das Überleben der meisten

1 Ein Verfechter der feineren Nuancen zoologischer Taxonomie würde das kollektive Säugergedächtnis wohl als «subphyletisches Gedächtnis» oder «Klassengedächtnis» bezeichnen. Der Stamm (Phylum) ist eine höhere taxonomische Einheit. Alle Wirbeltiere gehören zum Stamm Chordata und zum Unterstamm Craniata (Schädeltiere), der wiederum in fünf Klassen unterteilt wird: Säuger, Vögel, Reptilien, Amphibien und Fische.

Tierarten über Millionen von Jahren hinweg so essenziell, dass sie in beträchtlichem Maße genetisch codiert wurde. Oder um es genauer zu sagen und die teleologische Note zu vermeiden, die in dem vorherigen Satz anklingt: Diejenigen Arten hatten eine bessere Überlebenschance, deren Gehirn die «phyletische Weisheit» in einer relativ gebrauchsfertigen Form enthielt. Ich spreche hier von den emotionalen Reaktionen, die wir alle noch immer haben, wie die Furcht vor Schlangen, die Furcht vor Abgründen, das Gefühl der Freude bei einem Sonnenaufgang und das Meiden von Feuer. Wie die Forschung gezeigt hat, sind jedoch selbst solch grundlegende Reaktionen nicht völlig vorgeformt und gebrauchsfertig. Sie erfordern in sehr frühen Entwicklungsstadien einen gewissen umweltbedingten Umgang mit den geeigneten auslösenden Reizen.

Ein anderes Beispiel für solche relativ gebrauchsfertigen (aber dennoch einer Feinabstimmung durch Umweltreize bedürfenden) Mustererkennungssysteme, oder um es mit Fuster zu sagen, «phyletischen Gedächtnisinhalte», sind die Neuronen in der Sehrinde, die darauf abgestimmt sind, auf gewisse einfache Merkmale in der Umwelt zu reagieren. Sie feuern, wenn ein Balken mit einer bestimmten Steigung, ein Winkel oder ein Kontrast im Sehfeld auftaucht. Es ist verlockend zu spekulieren, dass das phyletische Gedächtnis Angehörigen einer bestimmten Art oder einer ganzen Gruppe von Arten erlaubt, sich mit sensorischen Unterscheidungen zu beschäftigen, die besonders wichtig für ihr Überleben sind. Die Welt besteht aus Myriaden physischer Attribute, die verschiedene Sinne ansprechen und von denen wir einige mit anderen Arten teilen und andere nicht (wie das Sehen von ultraviolettem Licht oder das Hören in sehr hohen Frequenzbereichen). Nicht alle diese Attribute sind für verschiedene Arten gleichermaßen wichtig – ganz im Gegenteil. Verschiedene Arten und Artgruppen benötigen für ihr Überleben jeweils andere Informationen über die Welt, in der sie leben. Daher leuchtet es ein, dass sie von jeweils anderen phyletischen Erinnerungen und sogar jeweils anderen sensorischen Systemen profitieren.

Die Weisheit der Kultur

Nun lassen Sie uns eine ganz andere Ebene von Mustererkennungssystemen betrachten: diejenigen Systeme, die in der menschlichen Kultur kristallisiert sind. Der Begriff «Weisheit» dient im Allgemeinen nicht dazu, eine Gruppe von Menschen zu charakterisieren, schon gar nicht eine ganze Art. Aber man kann es dennoch tun, und demgemäß sind wir eine weise Art. Jedem von uns steht ein reiches Sortiment an Mustern zur Verfügung, die uns auf einem Silbertablett namens Kultur serviert werden.

Wie bereits erwähnt, sind wir Menschen nicht die Einzigen, die über die Fähigkeit zur Musterbildung und -erkennung verfügen. Diese Fähigkeit findet sich bei allen Arten, die in der Lage sind zu lernen. Was uns Menschen von ihnen unterscheidet, ist unser Vermögen, das Repertoire dieser Muster von einem Individuum zum anderen und von einer Generation zur nächsten weiterzugeben. In rudimentärer Form gilt dies auch für höhere Primaten. Von Schimpansen, die isoliert von Artgenossen gehalten werden, ist bekannt, dass sie manchmal einzigartige Verhaltensweisen zeigen, die für eine nichtgenetische Wissensvermittlung sprechen. Solche Verhaltensweisen werden oft als Beleg für eine rudimentäre «Kultur» aufgefasst. Als jemand, der fest an evolutionäre Kontinuität glaubt, neige ich dazu, diese Interpretation zu akzeptieren. Aber selbst wenn wir uns die Prämisse zu eigen machen, dass sie diesen Namen tatsächlich verdienen, sind diesen Primaten-«Kulturen» inhärent enge Grenzen gesetzt, weil direkte Nachahmung der einzige Mechanismus der Wissensweitergabe ist, den sie haben. Ohne symbolische Systeme ist deren Reichweite recht beschränkt.

Bei anderen Spezies ist Musterbildung eine «Jeder für sich»-Angelegenheit, und jeder Angehörige der jeweiligen Spezies ist eine Art kognitiver Robinson Crusoe, der seine eigene mentale Welt schaffen muss, um seine Insel zu gestalten. Bei diesem Szenario ist das Musterbildungspotenzial durch die Rechenkapazität eines einzelnen, individuellen Gehirns und durch die Zeitspanne eines einzelnen, individuellen Lebens begrenzt. Ohne oder mit einem nur geringen kumulativen Effekt über einen Querschnitt von Individuen ist dieses Potenzial recht gering. Aber wir sehen die Anfänge von kultureller, nicht-genetischer Wissensweitergabe bei den großen Menschenaffen, wie Schimpansen und Gorillas: Sie können eine rudimentäre «Zeichensprache» lernen, die ihnen von ihren menschlichen Haltern beigebracht wird, sind aber nicht in der Lage, eine solche Sprache aus sich heraus zu entwickeln. Kultureller Einfluss kann die generative Macht eines einzelnen Gehirns überschreiten!

Im Gegensatz zu anderen Arten müssen wir Menschen unsere Welt nicht mühsam immer wieder von neuem entdecken. Wir profitieren vielmehr von dem schrittweisen Wissenszuwachs, der von der Gesellschaft allmählich über Jahrtausende hinweg angesammelt worden ist. Dieses Wissen wird mit Hilfe verschiedener kultureller Systeme in symbolischer Form gespeichert und von Generation zu Generation weitergegeben. Der Zugang zu diesem Wissen bereichert automatisch das Erkenntnisvermögen eines jeden Mitglieds der menschlichen Gesellschaft, weil es an dieser kumulativen, kollektiven Weisheit teilhat. Wenn Weisheit als Zugriff auf ein reiches Repertoire an Mustern definiert ist, das uns erlaubt, neue Situationen und neue Probleme als vertraut zu erkennen, dann sind wir wahrhaft eine weise Art.

Viel von dem, was eine menschliche Kultur ausmacht, ist ein Weg, diese kollektive Weisheit zu speichern und von Generation zu Generation weiterzugeben. Das erlaubt uns allen, in den Besitz von Weisheit zu gelangen, deren Findung die Rechenkapazität eines jeden einzelnen Gehirns weit übersteigt. Das ist ein einzigartiger Aktivposten der menschlichen Gesellschaft und ein mächtiges Werkzeug, das für den Erfolg unserer Spezies entscheidend war. Die kulturellen Instrumente für eine Wissensweitergabe basieren auf einer breiten Palette symbolischer Systeme, von denen Sprache nur eines ist. Aber Sprache spielt innerhalb dieser Systeme eine besondere, überragend wichtige Rolle. Sie ist ein Meta-Instrument, aus dem die meisten anderen kulturellen Instrumente entspringen. Zusätzlich zu den natürlichen Sprachen stehen uns stärker spezialisierte «Sprachen», wie Mathematik oder Notenschrift, zur Verfügung.

All diese symbolischen Systeme, Sprachen und Quasi-Sprachen sind mächtige Werkzeuge, die uns erlauben, spezifische Information über Raum und Zeit zu transportieren. Wir wissen von den Stadtstaaten im alten Griechenland und ihren Kriegen mit dem persischen Reich aus den Schriften von Herodot. Wir wissen von den imperialen Eroberungen Roms aus Julius Caesars *De bello Gallico* und aus Josephus Flavius' *De bello Judaico*. Und wir wissen vom chinesisch-mongolischen Reich des Kublai Khan, weil Marco Polo darüber geschrieben hat.[2]

Sprache erlaubt uns wahre und falsche Aussagen wie auch Aussagen mit unbekanntem Wahrheitsgehalt. Wie sich herausgestellt hat, macht diese Bandbreite Sprache zu einem außerordentlich anpassungsfähigen und mächtigen Instrument, um nicht nur das

2 Letzteres ist besonders interessant, und zwar aus einem etwas anrüchigen Grund. Falls Marco Polo seine Reiseberichte teilweise erfunden hat, wie einige Historiker vermuten, dann ist dies ein klassisches Beispiel für Sprache als potentes kulturelles Instrument, um Information wie auch Desinformation, echtes wie auch falsches Wissen zu verbreiten. Die ptolemäischen Texte, die postulierten, dass sich die Sonne um die Erde dreht, müssen wohl in letzter Kategorie eingeordnet werden (zumindest nach dem, was wir heute glauben). Auch wenn Sprache, um ein nützliches kulturelles Werkzeug zu sein, gewisse fundamentale Aspekte der Welt, in der wir leben, gestalten muss, hat sie keine eingebauten «Wahrheitsfilter» für spezifische Aussagen.

zu gestalten, was *ist*, sondern auch das, was *sein wird*, was *sein könnte* und was wir *wünschen, dass es ist* oder *nicht ist*.

Da Sprache keine eingebauten «generativen Wahrheitsfilter» im engeren Sinne besitzt, wird sie zu einem besonders mächtigen Instrument von Absicht, Extrapolation und Zielbildung. Die Fähigkeit, symbolische Modelle zu schaffen, und zwar nicht von der Welt, wie sie ist, sondern von der Welt, wie wir sie sehen möchten, tritt mit den sogenannten exekutiven Funktionen der Frontallappen in Wechselwirkung, um ein wirklich zielgerichtetes Verhalten zu kreieren. Das Aufkommen der menschlichen Fähigkeit, mentale Modelle der Zukunft zu schaffen – der Welt, wie wir sie uns wünschen, und nicht nur der Welt, wie sie ist –, resultiert wahrscheinlich aus der gemeinsamen Entwicklung der exekutiven Funktionen, die in den Frontallappen wurzeln, und der Sprache.

Im weiteren Sinne verfügt Sprache jedoch über gewisse eingebaute «Wahrheitsfilter», und gewisse Sprachregeln formen die natürlichen Gesetze, die unsere materielle Welt regieren. Wir weisen oft gewisse Aussagen zurück, die die Gesetze der Sprache verletzen, aber nicht etwa deshalb, weil sie unverständlich sind, sondern weil ihr Inhalt eines der fundamentalen Naturgesetze verletzt. Zum Beispiel ist der Satz «Ich werde gestern ins Kino gehen» an sich nicht unverständlich; er wäre eine völlig legitime Aussage in einer Welt mit einem bidirektionalen Zeitfluss; ebenso wäre die Aussage «Ich bin gestolpert und nach oben gefallen» in einer Welt mit einem Schwerkraftvektor, der dem unseren entgegengesetzt oder zufällig ausgerichtet ist, sinnvoll.

Sprache ist viel mehr als nur ein Mittel zur Aufzeichnung spezifischen Wissens. Sprache formt auch unsere Kognition, indem sie der Welt gewisse Muster aufdrückt. Ohne diese Muster wäre die Welt um uns herum ein überwältigendes Kaleidoskop unzusammenhängender Eindrücke. Jeder von uns erwirbt eine reiche Sammlung an Mustern, die die kollektive Weisheit der

111

Gesellschaft repräsentieren, und das erspart uns die Mühe, die entscheidenden Muster von neuem zu entdecken.

Wenn wir als Kinder den Gebrauch und die Bedeutung von Worten lernen, erwerben wir mehr als nur ein Kommunikationsmittel. Wir erwerben auch eine Taxonomie, einen Weg, die virtuelle Unendlichkeit von Dingen, Ereignissen und Eindrücken zu klassifizieren, die die Welt *ist*, und damit einen Weg, unsere Welt handhabbar und stabil zu machen. Das Wissen um die Bedeutung von Worten ist Teil unseres Mustersystems, das uns in die Lage versetzt, neue Dinge als Vertreter bekannter Klassen zu erkennen. Dadurch, dass wir die lexikalische und konzeptuelle Struktur der Sprache erlernen, erwerben wir ein Verständnis für komplexe hierarchische Beziehungen zwischen Dingen. Und dadurch, dass wir die grammatische Struktur der Sprache erlernen, erwerben wir die Taxonomie möglicher Beziehungen zwischen Dingen. Keine individuelle Lebenszeit wäre lang genug, um all diese Kategorien und Beziehungen von Grund auf auszuarbeiten. Dadurch, dass wir diesen linguistischen Schatz erwerben, erwerben wir das Wissen und die Weisheit von Generationen. Da wir das komplexe Arbeiten der Mikroschaltungen unseres Gehirns ständig besser zu erforschen lernen, können wir vielleicht auch irgendwann Attraktor-artige Phänomene in realen biologischen Gehirnen identifizieren, wobei unterschiedliche Attraktoren mit unterschiedlichen Sprachelementen korrespondieren: mit Wörtern, Teilsätzen und so weiter. Gelingt es nicht, die «kollektive Weisheit» zu nutzen, die in der Sprache liegt, legt dieses Misslingen das geistige Leben auf katastrophale Weise lahm. So wird beispielsweise schon lange vermutet, dass das Ausbleiben des organisierenden und ordnenden Einflusses von Sprache auf die Sinne eine Rolle bei der Schizophrenie spielt und zum inneren Chaos eines schizophrenen Geistes beiträgt.

Sprache verkörpert unsere kollektive Erfahrung aus Jahrhunderten und Jahrtausenden und lehrt uns, welche Unterscheidungen wichtig sind in der Welt und welche nicht. Aber ihrem ganzen Wesen nach ist Weisheit nicht nur deklarativ (erklärend), sondern präskriptiv (regelnd). Die klassische Frage, die einem Weisen gestellt wird, lautet seltener «Was ist?» und häufiger «Was sollen wir tun?». Linguisten haben seit langem die prädikative (aussagende) Natur der Sprache kommentiert. Die Repräsentation von *Handlungen* in Zusammenhang mit verschiedenen Dingen und Attributen ist für die Struktur der Sprache zentral. Sprache als Instrument zur Mustererkennung ermöglicht uns, mehr zu tun, als Dinge zu klassifizieren. Sie ermöglicht uns zu entscheiden, wie wir im Hinblick auf sie handeln.

Ist Sprache ein «veridikales», ein objektivierbares Instrument? Das heißt, enthält sie die eine und einzige «wahre» Klassifikation der Dinge rund um uns herum? Das wäre eine Behauptung, die sich sehr schwer verteidigen ließe. Jeder beliebige große Satz von Objekten oder Attributen erlaubt eine entsprechend große Zahl von alternativen Klassifikationen. Die Klassifikation, die in der natürlichen Sprache impliziert ist, spiegelt die Merkmale wider, die für unsere Kulturen und unsere Spezies besonders wichtig sind. Sprachen, die sich in einer Gesellschaft von sprechenden Hunden oder Delphinen (ganz zu schweigen von sprechenden Ameisen oder Bakterien) entwickelten, würden dieselbe physische Welt auf ganz andere Weise syntaktisch analysieren. Verschiedene Weisheiten für verschiedene Spezies! Schließlich ist Sprache vor allem ein pragmatisches Werkzeug.

Die Weisheit der Spezies, die in der Sprache liegt, ist weder genetisch bedingt noch fest verdrahtet. Wie ihr neuronales Medium, der Neocortex, ist Sprache ein flexibles Instrument und rasch bereit, sich Veränderungen anzupassen. Anders als das phyletische Gedächtnis kondensiert Sprache die Weisheit der Spezies, die statt Millionen von Jahren bloß Jahrtausende der Existenz widerspiegelt und noch immer ein sehr unfertiges Erzeugnis ist.

Natürlich sind an Sprache eine Vielzahl von Gehirnprozessen

und kognitiven Operationen beteiligt. Unter ihnen ist das, was einer «Festverdrahtung» am nächsten kommt, die Erzeugung von Sprachlauten. Es scheint, dass Säuglinge mit der Fähigkeit geboren werden, eine breite Palette von Sprachlauten zu erzeugen, und diese Palette ist über alle Sprachen und Kulturen hinweg dieselbe. Mit dem Eintauchen in ein bestimmtes linguistisches Umfeld setzt eine Art darwinistischer Selektionsprozess ein: Gewisse Artikulationen werden verstärkt, andere gehen verloren. Aus diesem Grund führt das Eintauchen in ein linguistisches Umfeld vor dem Alter von etwa zwölf Jahren zu einer akzentfreien Beherrschung der jeweiligen Sprache; kommt der Kontakt mit der entsprechenden Sprache erst später zustande, bleibt in der Regel ein Akzent. Also findet selbst auf diesem elementarsten Niveau der Sprachentwicklung ein komplexes Wechselspiel zwischen erblichen und umweltbedingten Faktoren statt.

Linguisten haben oft über das hohe Maß an Ähnlichkeiten zwischen Hunderten von Sprachen rund um den Globus gestaunt. Einige von ihnen sehen darin einen Beleg für eine sehr präzise genetische Determination von Sprache, für die Existenz einer höchst sprachspezifischen und sprachgewidmeten, festverdrahteten neuronalen Verschaltung im Gehirn.

Ich würde jedoch argumentieren, dass Sprachen weltweit so ähnlich sind, weil sich – in einem sehr weit gefassten Sinne – ihre Benutzer ähnlich sind, ebenso die Umwelten, in denen sie leben. Um es einfach zu sagen: Die Sprachen der Welt ähneln sich, weil wir alle Angehörige der gleichen Art sind, mit ähnlicher Biologie und ähnlichen Bedürfnissen, und wir bewohnen ähnliche ökologische Nischen. Wir alle sind Bewohner *einer* Welt, nicht vieler verschiedener Welten. Die lexikalischen Inhalte verschiedener Sprachen sind ähnlich, weil ihre Anwender von ähnlichen Dingen umgeben sind und ähnliche Handlungen ausführen. Und die Grammatik verschiedener Sprachen ist ähnlich, weil sie ähnliche Beziehungen zwischen Dingen widerspiegelt. Wenn gewisse Umwelten jedoch besonders stark von den durchschnittlichen Gegebenheiten abweichen, dann gilt dies auch für die Sprache ihrer Bewohner.

Ein Beispiel, das gewöhnlich angeführt wird, um diesen Punkt zu untermauern, ist die Sprache der Eskimos, die mehrere Dutzend Begriffe für «Schnee» enthält, für die es in anderen Sprachen kein Pendant gibt. Die Klicksprache der südafrikanischen Khoisan und der tansanischen Hadza (die möglicherweise gewisse Merkmale der Protosprache der ersten *Homo sapiens sapiens* reflektieren) spiegelt nach Meinung einiger Linguisten eine Anpassung an die eigenartigen akustischen Merkmale des Wüstenterrains wider. Ebenso reflektiert die Pfeifsprache der indigenen Guanchen (die schon seit langem vom Spanischen verdrängt worden ist) von La Gomera, einer der weniger bekannten Kanarischen Inseln, eine Anpassung an das eigenartige lokale Terrain wider und ermöglicht den Inselbewohnern, von einem Tal zum anderen miteinander zu kommunizieren. Wenn einige Menschengruppen durch irgendeine seltsame Mutation zu einer aquatischen Lebensweise übergehen sollten wie die Delphine oder sich in die Lüfte erheben sollten wie die Vögel, würde sich ihre Sprache höchstwahrscheinlich drastisch von anderen menschlichen Sprachen unterscheiden. Das ist so, weil Sprachen – als Instrument der Repräsentation wie auch als Instrument der Kommunikation – eine kulturelle Evolution durchmachen, deren Triebkraft ihr Nutzen für die Gruppe von Leuten ist, die sie verwenden.

In seinem klassischen Aufsatz *The Sciences of the Artificial* legt Herbert Simon überzeugend dar, dass die Komplexität des Verhaltens, das ein Organismus an den Tag legt, zu einem großen Teil die Umwelt reflektiert, in der dieser Organismus lebt, und nicht nur eine Reflexion der inneren Struktur des Organismus ist. In Simons Beispiel ist der komplexe Weg, den eine Ameise in einem komplexen Terrain zurücklegt, eher eine Folge der Landschaft mit ihren Auskehlungen, Hügeln und Hindernissen als des Nerven- und Lokomotionssystems der Ameise. Ein kleines Geschöpf ganz anderer Art (beispielsweise eine Schnecke oder eine Raupe), das in dieselbe Umwelt gesetzt wird, wird in etwa derselben komplexen Bahn folgen, obwohl sich seine innere Struktur stark von derjenigen der Ameise unterscheidet. Dieses «Geschöpf» muss nicht einmal ein lebendiger Organismus sein. Ein kleiner Roboter, der in eine ähnliche Umgebung gesetzt wird, wird einen ähnlichen Weg wählen. Ebenso wird unsere Sprache weniger durch die Besonderheiten unserer neuronalen Organisation und stärker durch die Besonderheiten der Umwelt geformt, die wir Menschen teilen. Das macht Sprache wirklich zum Speicher für die «Weisheit der Spezies».

Ein weiteres Argument zur Stützung eines genetisch programmierten, festverdrahteten «Sprachinstinkts», wie Steven Pinker es so einprägsam nennt, ist die Raschheit und Leichtigkeit, mit der Kinder sprechen lernen. Auf den ersten Blick mag es unplausibel erscheinen, dass das komplexe Regelsystem, das in der Grammatik verkörpert ist, so rasch erlernt werden kann, ohne ins Gehirn «eingebaut» zu sein. Aber aktuelle Studien auf dem Gebiet der Komplexitätsforschung, allen voran Stephen Wolframs Arbeit mit «zellulären Automaten», haben gezeigt, dass aus einfachen Regeln überraschend schnell eine komplexe Organisation erwachsen kann. Überdies wird eine ganze Reihe weiterer Fertigkeiten von Kindern meist ebenso rasch erworben, was im Erwachsenenalter nicht mehr gelingt. Jeder weiß, dass Training von Kindesbeinen an nötig ist, um ein wirklich guter Musiker, Tänzer oder Sportler zu werden. Auf einem allgemeineren Niveau gilt: Jemand, der mit 50 Jahren Autofahren lernt, wird höchstwahrscheinlich niemals so gut Auto fahren wie jemand, der bereits als Teenager damit begonnen hat. Das rasche Erlernen von Fertigkeiten in der Jugend und der teilweise Verlust dieser Fähigkeit im Erwachsenenalter gilt nicht nur für Sprachen; es ist ein universelles Phänomen und spiegelt wahrscheinlich den zeitlichen Verlauf des «Zurechtstutzens» *(pruning)* wider, über das wir bereits gesprochen haben. Heißt das, dass wir über einen genetisch programmierten, festverdrahteten «Instinkt» für alle nur möglichen Fertigkeiten verfügen? Ich glaube nicht.

Ich bin der Ansicht, dass die Vorstellung von einem «Sprachinstinkt» aus einem künstlich verengten Blick auf das Gehirn resultiert, daraus, Sprache weitgehend isoliert von der übrigen Kognition, ihrer Kartierung im Gehirn, ihrer Entwicklung und ihrer Störung nach Hirnverletzungen zu betrachten. Es ist viel ökonomischer und plausibler, sich vorzustellen, dass Sprache eine emergente (neu auftauchende) Eigenschaft ist, die realisierbar wird, sobald die neuronale Verschaltung im Gehirn ein gewisses Maß an Komplexität erreicht. Diesem Szenario zufolge ist Sprache nicht von irgendeiner spezifischen, fest zugeordneten Verschaltung abhängig, sondern ist das Produkt eines neuronalen Mehrzweck-Netzwerks im menschlichen Gehirn.

Dieses Szenario wird durch aktuelle Ergebnisse zur funktionellen Neuroanatomie der Sprache unterstützt, die sich mit eindrucksvoller Stetigkeit aus Läsions- und Neuroimaging-Studien (Hirnstudien mit bildgebenden Verfahren) ergeben. Inzwischen wissen wir, dass Sprache, anders als früher angenommen, nicht hübsch ordentlich in einem bestimmten «sprachgewidmeten» Teil des Gehirns sitzt. Vielmehr sind verschiedene Sprachaspekte im ganzen Neocortex über verschiedene corticale Regionen verteilt, wobei jede einzelne für die Repräsentation bestimmter Aspekte der physischen Realität verantwortlich ist: Die corticale Repräsentation von Tätigkeitswörtern findet sich in der Nähe des Motorcortex, der die Bewegungsabläufe steuert; corticale Repräsentationen von Gegenstandswörtern finden sich in der Nähe der Sehrinde, welche die mentalen Repräsentationen von Dingen enthält; die corticale Repräsentation von Beziehungswörtern findet sich in der Nähe des somatosensorischen Cortex, der die mentalen Repräsentationen des Raumes enthält, und so weiter.

117

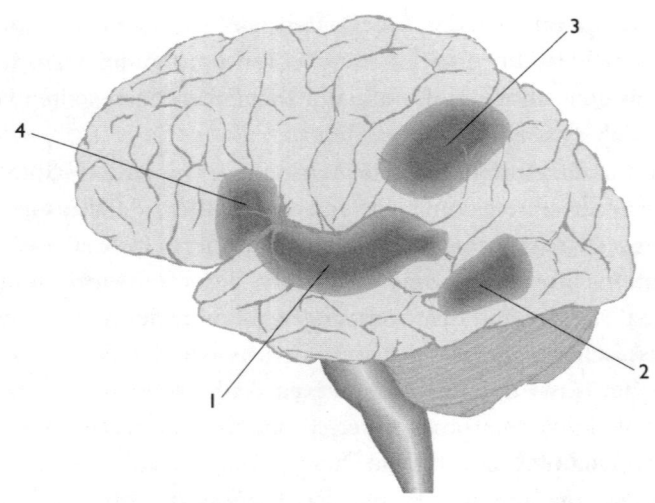

Abbildung 6: **Sprachareale im Gehirn.** (1) Erkennen von Sprachlauten, (2) corticale Repräsentation von Gegenstandswörtern, (3) corticale Repräsentation von Beziehungswörtern, (4) corticale Repräsentation von Tätigkeitswörtern.

Das ist genau die Art von verteiltem Bild, mit dem ein sich selbst organisierendes neuronales Netz – im Gegensatz zu einem genetisch programmierten Netz – aufwarten würde.

Sage ich damit, dass die innere Struktur des Gehirns keinen Einfluss auf die Natur der Sprache und anderer symbolischer Systeme hat, über die wir verfügen? Das wäre in der Tat ein Trugschluss, vor allem, wenn er von einem Neurowissenschaftler kommt! Natürlich nimmt das Gehirn Einfluss auf diese Systeme – und zwar ganz beträchtlich. Aber dieser Einfluss ist eher quantitativ als qualitativ. Er setzt eher der Komplexität des Systems Grenzen als seinen spezifischen Inhalten. Ebenso überzeugend legt Simon seine These dar, dass die Speicherkapazität für «kollektives Wissen der Spezies» und individuelles Wissen etwa gleich groß ist. Sowohl die Zahl der Wörter einer natürlichen

Sprache, die ein gebildetes menschliches Wesen kennt (der Speicher der «kollektiven Weisheit der Spezies»), als auch die Anzahl der Schachpositionen im Gedächtnis eines Großmeisters (individuelles Wissen auf einem bestimmten Gebiet) erreichen Schätzungen zufolge dieselbe Größenordnung: etwa 50 000 Einträge. Diese Ziffer sollte nicht buchstäblich genommen werden, aber sie könnte sich als interessante Abschätzung für die Größenordnung einiger wichtiger Kapazitäten des Gehirns, wie Musterbildung, Internalisierung und Speicherplatz in einem gegebenen Bereich, erweisen.

Daher existiert eine «Hierarchie der Weisheiten», wobei jede Form von Weisheit Erfahrungen auf einer weit auseinanderklaffenden Zeitskala widerspiegelt: Jahrmillionen für den Stamm (Phylum), Jahrtausende für die Zivilisation und Jahrzehnte für unser individuelles Leben. Jede von ihnen wird auf eigene Weise übermittelt:

Weisheit des Stammes (Phylum)
(oder des Unterstammes, der Klasse)

Diese Form von Wissen wird in einem Satz von Prozessen im Gehirn exprimiert (größtenteils genetisch codiert und weitergegeben), die von bestimmten Reizen oder Situationen automatisch ausgelöst werden. Diese Art von Weisheit umfasst die Millionen Jahre alte Erfahrung der Säugerevolution und drückt sich beim Menschen in Form von elementaren emotionalen Reaktionen auf bestimmte Stimuli wie auch in Form von elementaren perzeptuellen Diskriminierungen (Unterscheidungen im Bereich der sensorischen Wahrnehmung) aus.

Weisheit der Spezies

Diese Form von Weisheit wird als ein kulturell codierter und weitergegebener Satz von Kategorien exprimiert, die uns ermöglichen, die Welt in einer unserer Spezies angemessenen Weise zu analysieren. Diese Art von Weisheit umfasst Jahrtausende menschlicher Erfahrung und drückt sich in Form von Sprache und anderen symbolischen Systemen aus, über die wir verfügen.

Weisheit der Gruppe

Diese Form von Wissen umfasst die Sammlung von Fertigkeiten und Kompetenzen, die eine Gruppe von Individuen mit einem gemeinsamen Hintergrund besitzt (wie alle Angehörigen desselben Berufs), was ihnen erlaubt, ohne allzu große Mühe komplexe Aufgaben zu bewältigen, die für die meisten Leute entmutigend wären.

Weisheit des Individuums

Das ist das Hauptthema des Buches, und wir sind dabei, diese Form von Weisheit näher zu erforschen. Aber zunächst müssen wir mehr über die kulturellen Instrumente zur Mustererkennung, allem voran Sprache, wissen. Man sagt gemeinhin, die eigene Sprache sei so gut entwickelt wie die eigene Intelligenz. Das stimmt wahrscheinlich weitgehend. Aber auch der Umkehrschluss ist richtig: Die eigene Intelligenz ist so gut entwickelt wie die eigene Sprache. Wie wir gerade gesehen haben, ist Sprache mehr als nur ein wichtiges Kommunikationsinstrument, sie ist ein reicher Schatz an Konzepten, die uns erlauben, die Welt zu analysieren.

Russische Nonkonformisten

Lew Semjonowitsch Vygotsky (auch: Wygotskij), ein großer jüdisch-russischer Psychologe, war der Erste, der verstand, welche große Bedeutung Kultur, vor allem Sprache, für die Ausformung der individuellen Kognition hat. Er war ein Universalgelehrter dank seiner Ausbildung, ein Nonkonformist dank seines Charakters und eine außerordentlich farbige Persönlichkeit. Sein Freund Alexander Romanowitsch Lurija wurde sein begeisterter Anhänger und Mitkämpfer. In den 20er Jahren des vorigen Jahrhunderts, als beide noch sehr jung waren (Vygotsky Ende 20, Lurija Mitte 20), begannen sie einen außerordentlich originellen Zugang zur Psychologie zu entwerfen, den sie als «kulturhistorische Psychologie» bezeichneten. Die Hauptidee dieses Ansatzes ist in der geheimnisvoll klingenden, aber tiefgründigen Prämisse zusammengefasst, dass sich die kognitiven Verarbeitungsprozesse eines Individuums weitgehend durch «Verinnerlichen» verschiedener, außen existierender kultureller Instrumente entwickeln. Auf der Basis ihrer «kulturhistorischen Psychologie» untersuchten Vygotsky und Lurija, wie Kultur im Allgemeinen und Sprache im Besonderen die Kognition des Einzelnen formen.

Die «kulturhistorische Psychologie» wurde erstmals in einem Artikel mit dem Titel *The Tool and the Symbol* (Werkzeug und Symbol) vorgestellt, einer Art intellektuellem Manifest. Von Vygotsky und Lurija Ende der 1920er Jahre verfasst, konnte der Artikel nicht veröffentlicht werden, weil er nicht zu dem in der Sowjetunion herrschenden, zunehmend repressiven Dogma passte. Der ursprüngliche russische Text ging verloren, und nur die englische Übersetzung, die für eine Konferenz in den Vereinigten Staaten vorgesehen war, blieb erhalten, auch wenn sie nie dort vorgelegt wurde. Vierzig Jahre später, gegen Ende der 60er Jahre, gab es so etwas wie ein Tauwetter in der Sowjetunion, und die frühen Ideen der beiden Forscher wurden rehabilitiert. Erst da entdeckte Lurija zu seiner Bestürzung den Verlust des russischen Originals. Da Lurija nicht so rasch aufgab und sehr pragmatisch dachte, gab er mir den Auftrag, *The Tool and the Symbol* aus dem Englischen «zurück» ins Russische zu übersetzen und den Text möglichst so wie das Original klingen zu lassen. Mit einer Mischung aus Ehrfurcht und Belustigung tat ich, was er verlangte, und unsere gutartige Fälschung ging als «echt» durch. Heute ziert der Artikel den ersten Band der Sammlung von Vygotskys Werken, ohne diese Hintergründe zu erläutern.

Der «kulturhistorische» Ansatz zur Psychologie, der von Vygotsky und Lurija geprägt wurde, geriet in der damaligen Sowjetunion zunehmend unter Beschuss, ebenso ihre interkulturelle Feldarbeit bei zentralasiatischen Stämmen. Völlig in Ungnade fielen die beiden, als Lurija in das heutige Usbekistan reiste, um Experimente mit den Angehörigen der dort lebenden Stämme durchzuführen. Die Ergebnisse der Studie waren faszinierend. Optische Illusionen, wie man sie üblicherweise bei Angehörigen moderner westlicher Gesellschaften findet, ließen sich bei diesen indigenen Usbeken nicht nachweisen. Das sprach dafür, dass selbst die elementarsten Aspekte der Wahrnehmung unter einer gewissen umweltbedingten und kulturellen Kontrolle standen. Lurija sandte ein überschwängliches Telegramm an den in Moskau zurückgebliebenen Vygotsky, das aus vier schicksalhaften Worten bestand: «Eingeborene haben keine Illusionen», gefolgt von einer ganzen Reihe Ausrufezeichen. Im Geiste der damaligen Zeit wurde das Kabel abgefangen und zensiert. In einer Gesellschaft, die auf Illusionen aufgebaut war, konnte «... haben keine Illusionen» leicht als gefährliche politische Blasphemie gedeutet werden. Lurija fand sich plötzlich auf höchst vermintem Gelände wieder und wurde von den Behörden unter anderem als «russischer Chauvinist» denunziert, eine surrealistisch-absurd anmutende Anklage, wenn man Lurijas jüdischen Hintergrund und den stillschweigenden russischen Chauvinismus bedenkt, den das Sowjetreich selbst praktizierte. Infolge dieses Zwischenfalls wurde die interkulturelle Forschung eingestellt, und Lurija konnte die Ergebnisse seiner usbekischen Studien erst vier Jahrzehnte später, in der sowjetischen Tauwetterperiode der 1960er und 1970er Jahre, publizieren.

Inzwischen fanden sich Vygotsky und Lurija zunehmend den Angriffen der Behörden ausgesetzt, und das Damoklesschwert von Verhaftung und Deportation in ein Arbeitslager schwebte immer bedrohlicher über ihren Köpfen. Im Lauf der 1930er Jahre wurde die Situation immer unerträglicher. Für unliebsame, politisch nonkonformistische Wissenschaftler reichten die Strafmaßnahmen von öffentlicher Denunzierung bis Mord.

Vygotskys Schicksal war dramatisch und ergreifend. Er starb 1934 mit nur 37 Jahren. Seine Ideen blieben in der Sowjetunion jahrzehntelang unterdrückt und wurden erst viele Jahre später wiederentdeckt. Jahre nach seinem Tod erzählte mir seine Witwe, sie sei überzeugt, sein früher Tod an Tuberkulose sei ein Segen gewesen, da er ihn vor einem noch tragischeren Ende bewahrt habe; hätte er ein oder zwei Jahre länger gelebt, wäre er wahrscheinlich gewaltsam im Gulag geendet. Heute gilt Vygotsky als eine der wegweisendsten Persönlichkeiten in der Psychologie und den Kognitionswissenschaften des 20. Jahrhunderts.

Alexander Lurija hatte hingegen ein langes Leben und wurde zu einem der bekanntesten Neuropsychologen der Welt. Ihm gelang es, sich erfolgreich durch das politische Minenfeld der Sowjetunion zu manövrieren und noch zu Lebzeiten große wissenschaftliche Zustimmung und Anerkennung zu erlangen. Er wurde zudem mein Mentor und Freund.

Hätte Lurija in einem freundlicheren Umfeld gelebt, wäre er wahrscheinlich niemals Neuropsychologe geworden. Zu Beginn seiner Karriere interessierte sich Lurija nur am Rande für das Gehirn, und seine erste Studie über Hirnschäden zielte darauf ab, einen Punkt zu belegen, den Lurija später selbst als naiv und irregeleitet ansah: dass die Problemlösungsfähigkeiten aphasischer, der Sprache beraubter Patienten auf das Niveau eines Schimpansen absinken würden. Das geschah natürlich nicht.

In seinen frühen Arbeiten beschäftigte sich Lurija mit der Beziehung zwischen Kultur und Geist; ihn interessierte, wie das gemeinsam geteilte Wissen einer Gesellschaft zum persönlichen Wissen des Individuums wird. Lurijas frühe Studien waren ihrer

Natur nach Entwicklungsstudien und interkulturelle Studien, und er freute sich auf eine lebenslange Betätigung auf diesem Gebiet. Aber das sollte nicht sein. In den späteren 20er und den frühen 30er Jahren wich der Überschwang der ersten Revolutionsjahre einer unverhüllten Staatstyrannei, und die Behörden gingen zunehmend dazu über, marxistische Doktrinen auf sämtliche Aspekte der Wissenschaft anzuwenden. Das führte unter anderem dazu, Genetik und Kybernetik als «bourgeoise Pseudowissenschaften» zu diffamieren und gleichzeitig neolamarckistische Thesen in Biologie und Landwirtschaft zu fördern.

In diesem Klima nahm Lurijas Karriere eine ganz andere Wendung. Damals entschloss sich Lurija, bereits vollinstallierter Professor für Psychologie an der Universität Moskau, sein Medizinstudium wiederaufzunehmen, und begann seine Zusammenarbeit mit dem Burdenko-Institut für Neurochirurgie. Diese Beziehung sollte fast vierzig Jahre andauern und lieferte Lurija die Basis für seine bahnbrechenden neuropsychologischen Arbeiten. Ich habe schon immer vermutet, dass sich Lurija auf die Neuropsychologie zurückzog, weil sie weniger ideologiebelastet war als andere Gebiete der Psychologie und daher vor Parteizensur relativ gefeit war.

Der Zweite Weltkrieg war Russlands große Tragödie, aber auch der einzige Moment unter den Sowjets, in dem das Land so etwas wie Ruhm erlebte. Es war die einzige Zeitspanne in der 73-jährigen Geschichte des Sowjetregimes, in der die Interessen des Staates und die Interessen des Volkes nicht miteinander in Widerstreit lagen und in der die gewaltigen gemeinsamen Anstrengungen zusammenfanden, den Einmarsch der Nazis zurückzuschlagen; es war das einzige Ereignis, das im Gegensatz zu der Kette kolossaler und tragischer Misserfolge, die dem Land vor und nach dem Krieg widerfuhren, in einem Sieg gipfelte. Dem Forscher Lurija lieferte der Krieg die praktische Gelegenheit, die ihn für den Rest seines Lebens an die Neuropsychologie band.

Ihm wurde die Aufgabe übertragen, Maßnahmen zur Neurorehabilitation verwundeter Soldaten zu entwickeln. In dieser Funktion fand er sich bald von zahllosen Schussverletzungen umgeben, die ihm als Basis für seine systematischen Untersuchungen der Gehirn-Geist-Beziehung dienen sollten. Diese Forschung gipfelte in zwei Büchern, die ihn als weltweit führenden Neuropsychologen etablierten: *Traumatische Aphasie* und *Höhere corticale Funktionen*.

Heute sind wir dankbar, dass sein komplizierter Lebensweg ihn zur Neuropsychologie führte; ohne ihn wäre die Neuropsychologie nicht das, was sie heute ist – höchstwahrscheinlich gäbe es sie gar nicht. Vor allen anderen sah Lurija die Verschmelzung von Psychologie und Hirnforschung voraus, die wir in den letzten Jahrzehnten unter dem Namen «Kognitive Neurowissenschaften» erlebt haben, und verkörperte sie wie kein anderer. Zu Lurijas Zeiten und selbst noch eine Generation später existierten zwischen beiden Disziplinen kaum Kontakte. Noch in den 70er und 80er Jahren des letzten Jahrhunderts, eine Generation nachdem Lurija seinen wegweisenden Beitrag geliefert hatte, wurde die akademische Psychologie von Leuten dominiert, die nicht nur nichts über das Gehirn wussten, sondern auch noch stolz darauf waren. Man war geradezu vernarrt in die völlig irrige Vorstellung, man könne Kognition in ihrer Platon'schen Isolierung studieren, während sich andere darum kümmern sollten, wie sie im Gehirn «realisiert» werde.

Die Neurowissenschaftler ihrerseits betrachteten die Psychologie mit herablassender Geringschätzung und sahen komplexes Verhalten als zu schwammig an, als dass es einer ernsthaften wissenschaftlichen Untersuchung würdig gewesen wäre. Dieser Sichtweise zufolge musste man, um als Objekt einer rigorosen wissenschaftlichen Forschung in Frage zu kommen, eine Schnecke oder ein noch niedrigeres Wesen sein. Ich erinnere mich noch gut an die abfälligen Blicke, die ich erntete, als ich Mitte der 80er Jahre in einer Gruppe von «Mainstream»-Neurowissenschaftlern den damals erst kurz zuvor geprägten Begriff «Kognitive Neurowissenschaften» gebrauchte. Diese Begriffszusammenstellung, so ließen ihre Blicke vermuten, war für sie ein Widerspruch in sich. Mit seiner Fähigkeit, über Gehirn und Kognition mit gleicher Schärfe und Tiefe nachzudenken und beides zu einem Ganzen zu verschmelzen, war Lurija seiner Generation weit voraus. In dieser Beziehung war er ein echter Visionär. Sein Werk *Höhere corticale Funktionen* war wohl die erste Monographie der Kognitiven Neurowissenschaften (wenn auch lange bevor dieser Begriff geprägt wurde), die Inauguration eines neuen Fachgebietes.[3]

Heutzutage hat das intellektuelle Erbe von Vygotsky und Lurija im Westen wie im Osten einen festen Platz gefunden. Es ist nicht länger nur eine russische, sondern eine universelle intellektuelle Tradition, die sich im Laufe dieses Prozesses erweitert und gewandelt hat. Und Russland ist auch nicht länger der frucht-

---

3 Die Kontinuität zwischen Sigmund Freud und Alexander Lurija wird gewöhnlich nicht kommentiert oder auch nur eingeräumt. Als sehr junger Mann bewunderte Lurija Freud und korrespondierte mit ihm. Später, in den Tagen der schlimmsten sowjetischen Exzesse, als die Psychoanalyse von jeder öffentlichen Kanzel herab verhöhnt und denunziert wurde, sprach Lurija privat weiterhin mit Respekt und Interesse über Freud. Freud interessierte sich zunächst für das Gehirn, und er leistete seine ersten Beiträge auf einem Gebiet, das wir heute als «Verhaltensneurologie» bezeichnen würden. Einige der am weitesten verbreiteten Begriffe in der heutigen Neurologie und Neuropsychologie wurden von Freud eingeführt (zum Beispiel Agnosie). Freud war einer der ersten Anhänger der These von der Einheit von Gehirn und Geist. Aber er spürte, dass die Wissenschaft seiner Zeit noch nicht reif war für die «letzte Grenze», noch nicht bereit, die Geheimnisse des Gehirns zu entschlüsseln. Daher konzentrierte er sich auf den Geist, und die Psychoanalyse wurde geboren.
Zu Ende des 20. Jahrhunderts, als der wissenschaftliche und öffentliche Kontext reif war, kam es schließlich zur Fusion von Neuro- und Kognitionswissenschaften. Man kann sich Freud und Lurija als zwei Punkte auf einer langen Kurve vorstellen, die zu dieser Einheit führt. Lurijas Erfolg, sein Beitrag zu dieser Verschmelzung, lässt sich zum großen Teil auf sein tiefes Verständnis für die Interaktion von Gehirn und Kultur und auf die Einsichten der «kulturhistorischen Psychologie» zurückführen.

barste Boden, auf dem ihr intellektuelles Vermächtnis gedeihen kann. Man kann durchaus argumentieren, dass die innovativste Fortführung von Vygotskys und Lurijas Tradition heute in Nordamerika und anderswo im Westen stattfindet. In diesem Sinne hat diese Tradition das Schicksal eines anderen großen russischen Imports, der Schauspielschule von Stanislawskij, geteilt, die in den Vereinigten Staaten in Form von Lee Strasbergs «Methode» feste Wurzeln geschlagen hat.

Ein geistig offenes Gehirn

In einem größeren Zusammenhang führt die Vorstellung vom kulturell geformten Geist, die von Vygotsky und Lurija entwickelt wurde, zu einer sehr wichtigen Folgerung hinsichtlich der biologischen Maschinerie des Gehirns: *Das Gehirn ist für einige Formen der Mustererkennung vorverdrahtet, für andere hingegen nicht.* Das heißt, dass das Gehirn eine gewisse – tatsächlich eine sehr große – Fähigkeit haben muss, Information über zahlreiche Fakten und Regeln zu speichern, deren Natur im Voraus nicht bekannt ist, aber durch Lernen mittels persönlicher Erfahrung erworben oder aus der Kultur abgeleitet wird. Wie lässt sich das erreichen?

Die Evolution hat dieses Problem durch die vernünftige Anwendung des Prinzips «weniger ist mehr» gelöst. Die «alten» subcorticalen Strukturen sind mit festverdrahteter Information ausgestattet, die die «Weisheit des Stammes» darstellt, und Gleiches gilt für die corticalen Regionen, die direkt an der Verarbeitung sensorischer Eingangssignale – Sehen, Hören, Tasten – beteiligt sind. Auch der Motorcortex ist weitgehend «vorverdrahtet».

Aber die komplexeren corticalen Regionen, wie der sogenannte Assoziationscortex, verfügen über relativ wenig vorverdrahtetes Wissen. Dieser Assoziationscortex besitzt vielmehr eine große Kapazität, Information jedweder Art zu verarbeiten, in einer nicht

von vornherein feststehenden «open end»-Weise mit jedem abge-
winkelten Ball fertig zu werden, den die Umstände dem Organismus zuspielen mögen. In scheinbar paradoxer Weise gilt: Je
fortgeschrittener gewisse corticale Regionen sind und je später sie
sich phylogenetisch entwickelt haben, desto weniger sind sie «mit
Software vorbestückt». Vielmehr wird ihre Verarbeitungsleistung
zunehmend durch die Fähigkeit erreicht, ihre eigene «Software»
zu produzieren, wie es ihre Überlebensbedürfnisse in einer immer komplexeren und unvorhersehbareren Außenwelt verlangen.
Diese Fähigkeit, «Software» in Form zunehmend komplexerer
Attraktoren zu erfinden, wird ihrerseits dadurch erreicht, dass
diese neuen Gehirnregionen mit einer Open-end-Kapazität ausgestattet werden, die ihnen erlaubt, mit Komplexitäten jedweder
Art umzugehen. Im Gegensatz zu angeborenen, vorverdrahteten
Prozessoren, wie den winkelspezifischen Neuronen in der Sehrinde, bezeichnet man die Mustererkennungskapazität dieser
jüngsten Regionen des Cortex als «emergent» («auftauchend»),
weil sie in der Tat in einem Gehirn auftaucht, das sehr komplex,
aber gleichzeitig auch «geistig sehr offen» (open-minded) ist.

Das führt zu einer recht weitreichenden Schlussfolgerung: Die
Evolution des Gehirns wird von einem großen Thema beherrscht,
einem allmählichen Übergang von einem «festverdrahteten» Design zu einem Design mit «offenem Geist und nicht von vornherein
festgelegten Fähigkeiten» (open-ended – open-minded). Infolgedessen ähnelt die Organisation des am weitesten fortgeschrittenen
heteromodalen Assoziationscortex nicht einem Flickenteppich
aus vielen kleinen Regionen, die alle ihre eigene begrenzte Funktion haben. In der Fachsprache der Neurowissenschaften heißt
das: Er ist nicht modular. Vielmehr ist er höchst interaktiv und
breit verteilt. Der heteromodale Assoziationscortex entwickelt
sich längs kontinuierlicher Verteilungen, sogenannter Gradienten,
die spontan auftauchen, wie von der Hirngeometrie und der Ökonomie der neuronalen Netzwerke diktiert, und nicht von irgend-

einer genetisch oder in anderer Weise vorherbestimmten, inhalts-spezifischen Ordnung. Im Assoziationscortex sind funktionell zusammengehörige Aspekte der Kognition in neuroanatomisch eng benachbarten corticalen Regionen repräsentiert. Diese Kongruenz zwischen kognitiver und cerebraler Metrik ist genau das, was man als «emergente Eigenschaft» in einem sich selbst organisierenden Gehirn erwarten würde. Ich bezeichne dieses Emergenzprinzip der neocorticalen Organisation als *Gradientenprinzip*. Das Erreichen einer solchen Kongruenz zwischen kognitiver und cerebraler Metrik durch genetische Programmierung hätte hingegen zu einer schrecklichen und unnötigen Vergeudung von genetischer Information geführt. Zum Glück hat die Evolution diesen verschwenderischen Ansatz vermieden. Vielmehr hat sie im Gehirndesign Raum für eine *tabula rasa* vorgesehen, ausgestattet mit einer exquisiten neuronalen Fähigkeit, Komplexität in jeder Form zu verarbeiten und sich mit Inhalt jeder Form zu füllen.

6. KAPITEL

ABENTEUER AUF DER STRASSE DER ERINNERUNGEN

Gedächtnisbildung – ein Hindernislauf

Wie erwirbt unser Gehirn, das mit so mächtigen, aber mit nicht von vornherein festgelegten Fähigkeiten ausgestattet ist, durch individuelle Erfahrung und Kultur komplexe geistige Fertigkeiten? Welche Gehirnmaschinerie steht hinter den «emergenten Eigenschaften» wie Weisheit, Kompetenz und Expertentum?

Wir werden zum Thema Weisheit kommen, aber Schritt für Schritt. Um in einem unkartierten Terrain zu navigieren – und die Neurobiologie der Weisheit ist ein solches Terrain –, müssen wir sie zunächst mit etwas verknüpfen, das wir besser kennen und verstehen: mit den Abenteuern auf der Straße der Erinnerungen.

Einer der zentralen Punkte dieses Buches ist, dass Weisheit unentwirrbar mit dem Gedächtnis verflochten ist – und zwar einer bestimmten Form von Gedächtnis, dem *generischen Gedächtnis*. Bevor wir uns der Weisheit direkt zuwenden können, müssen wir verstehen, wie diese besondere Form von Gedächtnis arbeitet und wie sie sich von anderen Gedächtnisformen unterscheidet. Wie wir noch sehen werden, existiert eine enge und direkte Beziehung zwischen dem generischen Gedächtnis und Mustern sowie zwischen den Prozessen, die ihrer Bildung im Gehirn zugrunde liegen.

Alle oder zumindest die meisten Erinnerungen werden im jüngsten und komplexesten Teil des Gehirns, im Neocortex, gebildet und gespeichert. Zusätzlich erfordern einige Erinnerungen die Unterstützung verschiedener subcorticaler (oder um ganz pedantisch zu sein: *nichtcorticaler*) Strukturen, während eine derartige Extra-Unterstützung für andere Erinnerungen nicht erforderlich ist. Diejenigen Erinnerungen, die auf solche zusätzlichen Strukturen angewiesen sind, sind sehr anfällig für Verfall und für die Auswirkungen neurologischer Erkrankungen. Diejenigen Erinnerungen hingegen, die allein vom Neocortex abhängig sind und keine zusätzlichen Strukturen außerhalb des Neocortex benötigen, sind relativ unempfindlich gegenüber Verfall und können dem Angriff eines neurologischen Abbaus und selbst Demenz viel länger widerstehen. Die meisten Erinnerungen letzterer Art sind generische Erinnerungen. Aber was ist ein generisches Gedächtnis? Um dies zu verstehen, müssen wir uns mit einigen grundlegenden Fakten bezüglich Erinnern und Vergessen vertraut machen.

Was hatten Sie vor 23 Jahren an diesem Tag zu Abend gegessen? Machen Sie sich keine Sorgen, es geht mir nur darum, etwas deutlich zu machen: Es ist lächerlich zu erwarten, dass sich irgendjemand so viele Jahre später an eine solch unwichtige, triviale Sache erinnern kann. (Es sei denn, dieses Abendessen war ein Staatsbankett im Weißen Haus, zu dem Sie eingeladen waren.) Wenn ich Ihnen diese Frage jedoch einen Tag nach dem Ereignis gestellt hätte, hätten Sie präzise und ohne Zögern darauf antworten können. Diese Tatsache *war* einst in Ihrem Gedächtnis gespeichert, ist es aber jetzt nicht mehr – sie ist verschwunden, vergessen. Erinnerungen an triviale, folgenlose Ereignisse verblassen sehr rasch, praktisch im Stundentakt. Und das ist auch gut so, denn wenn Sie all die Erinnerungen, die Sie jemals – wenn auch nur flüchtig – gebildet haben, dauerhaft speichern würden, wäre Ihr Schädel das geistige Äquivalent von Pompeji, vergraben in Lava und Vulkanasche. Bröckchen nützlichen Wissens lägen unter riesigen Mengen nutzloser Information vergraben – informationelles Rauschen, informationeller Müll.

131

Es gibt einige Menschen mit der unheimlichen Begabung, sich an alles zu erinnern und nichts zu vergessen, auch wenn diese Fälle ziemlich selten sind. Weit entfernt davon, ein Geschenk zu sein, erweist sich diese Gabe fast ohne Ausnahme als lähmender Fluch. Alexander Lurija hat den Fall eines Reporters einer Provinzzeitung beschrieben, der das zweifelhafte Vergnügen hatte, jede Erinnerung, die er jemals gespeichert hatte, für den Rest seines Lebens mit sich herumzutragen, ganz gleich, wie unwichtig und zufällig sie auch war. Er beschrieb den unerträglichen und lähmenden Zustand, ständig von einer Flut sich überlagernder Erinnerungen und Bilder überwältigt zu werden. Den meisten von uns bleibt dieses Schicksal erspart, denn das, was in unseren Langzeitspeicher gelangt, ist höchst selektiv, und den meisten flüchtigen Erinnerungen, die wir in unserem Kopf bilden, wird dieses Privileg verweigert.

Vergessen als normales Phänomen ist daher alles in allem eine gute Sache, solange es sich auf triviale Information beschränkt. Aber Vergessen, wie es von verschiedenen Hirnschädigungen hervorgerufen wird, kann anomal sein, und dann spricht man von *Amnesie* (Gedächtnisverlust). Wie wir später noch sehen werden, gibt es ganz verschiedene Amnesieformen wie auch verschiedene Schweregrade, die von relativ gutartigen «altersbedingten Gedächtnislücken» bis zu einem umfassenden katastrophalen Gedächtnisverlust reichen, bei dem der Patient sich nicht mehr daran erinnern kann, was vor zehn Minuten geschah.

Amnesie kann von einer ganzen Reihe Hirnerkrankungen und -schäden ausgelöst werden, darunter traumatische Hirnverletzungen durch Auto- oder Arbeitsunfälle, Unterbrechung der Sauerstoffversorgung des Gehirns, virale, bakterielle oder parasitische Hirninfektionen, Erkrankungen der Hirngefäße, chronischer Alkoholmissbrauch, gekoppelt mit Ernährungsmängeln, die zum sogenannten Korsakow-Syndrom führen, oder durch schwere Schlaganfälle, um nur einige Möglichkeiten zu nennen.

Diese so unterschiedlichen Hirnschädigungen haben gewisse Gemeinsamkeiten: Sie stören häufig die Fähigkeit des Gehirns, Erinnerungen zu bilden, zu speichern und im Bedarfsfall wieder abzurufen. Wir werden später auf das Thema Amnesie zurückkommen, doch zunächst einmal wollen wir uns darauf konzentrieren, wie normale Erinnerungen gebildet werden.

Was meinen wir damit, wenn wir sagen, dass eine bestimmte Information ins Langzeitgedächtnis aufgenommen worden ist? Eine neue Erinnerung beginnt sich in dem Moment zu bilden, an dem Sie auf das treffen, was Sie gerade kennenlernen: ein neues Gesicht, eine neue Tatsache oder einen neuen Ton. Das Eingangssignal (Input) aktiviert diejenigen Teile Ihres Gehirns, die die sensorische Information zunächst entgegennehmen, und anschließend einige Hirnsysteme höherer Ordnung, welche die neue Information analysieren, verarbeiten und mit früher erworbenem Wissen verknüpfen. Diese Aktivierung verändert ebenjene neuronale Maschinerie, die an diesem Prozess beteiligt ist, und die resultierende Veränderung in den neuronalen Netzwerken, die an Empfang und Verarbeitung der neuen Information beteiligt sind, *ist* das Gedächtnis. Der Prozess der Gedächtnisbildung hat begonnen. Neue Proteine werden synthetisiert, neue Synapsen (Kontaktstellen zwischen den Neuronen) entwickeln sich, andere Synapsen werden im Verhältnis zu den Synapsen rundum verstärkt. Das ist das Wesen der Gedächtnisbildung.[1]

1 Wie bereits erwähnt, sind Neuronen nicht die einzigen Zellen im Gehirn; es gibt auch Gliazellen. Von diesen Zellen, die keine synaptischen Kontakte aufweisen, nahm man bis vor kurzem an, sie hätten, wenn überhaupt, nur wenig mit der Informationsverarbeitung zu tun. Man ging davon aus, die Rolle der Gliazellen beschränke sich auf Stützung und Ernährung der Neuronen. Inzwischen wird jedoch zunehmend deutlich, dass einige von ihnen, insbesondere die Gliazellen, die als Astrocyten bezeichnet werden, direkt an neuronalen Rechenoperationen beteiligt sind, indem sie die Arbeit der Neuronen modulieren.

Die erste Lehre, die man daraus ziehen kann, ist, dass Gedächtnisinhalte in denselben Hirnstrukturen gebildet werden und dieselben neuronalen Netzwerke einbinden, die an der Verarbeitung der Information beteiligt sind, sobald sie eintrifft. In der Vergangenheit nahmen viele Wissenschaftler an, es gäbe entfernt von den Hirnregionen, die ursprünglich an der Verarbeitung der gerade abgespeicherten Information beteiligt waren, verschiedene «Gedächtnis-Warenlager» im Gehirn. Inzwischen wissen wir, dass es keine solchen separaten «Warenlager» und auch keine neuronalen «Züge» gibt, die Information von Ort A nach Ort B schaffen. Vielmehr beginnen neue Erinnerungen ihr neuronales Leben im Cortex und bleiben für die gesamte Dauer ihres «natürlichen Lebens» an Ort und Stelle.

Mit anderen Worten teilen sich die Wahrnehmung (Perzeption) eines bestimmten Objekts und die Erinnerung an dieses selbe Objekt dasselbe corticale Territorium; tatsächlich teilen sie sich dieselben neuronalen Netzwerke. Das wurde auf höchst elegante Weise von Stephen Kosslyn gezeigt. Mit Hilfe eines Positronenemissionstomographen (PET) identifizierte er die Hirnregionen, die an bildlicher Vorstellung beteiligt sind, d.h. die Areale, die aufleuchten, wenn die Probanden aufgefordert wurden, sich Bilder verschiedener vertrauter Dinge vorzustellen. Wie sich herausstellte, waren die aktivierten Areale identisch mit denjenigen, die aktiviert wurden, wenn der Proband die Objekte tatsächlich sah.

Ebenso war es viele Jahre üblich, über «Kurzzeitgedächtnis-» und «Langzeit-Gedächtnissysteme» zu sprechen, als ob sie in unterschiedlichen Regionen des Gehirns residierten. Diese Fehlinterpretation geistert noch immer in verschiedenen professionellen Zirkeln und Laienkreisen umher, die mit den neuesten Entwicklungen der Neurowissenschaften nicht vertraut sind. Aber in Wirklichkeit handelt es sich um zwei Stufen desselben Prozesses, an dem identische Hirnstruktur beteiligt sind, und nicht um zwei separate Prozesse, die verschiedene Hirnstrukturen einbeziehen.

Vieles im Design des Gehirns ist ganz einfach unpraktisch und straft die populäre Vorstellung Lügen, dass der Lauf der Evolution irgendwie unausweichlich ist und linear auf eine Höherentwicklung zusteuert. So enthält unser Hirnstamm beispielsweise eine Reihe von Kernen, die für Wachheitszustand und Aufmerksamkeit des Gehirns verantwortlich sind. Sie liegen so dicht gedrängt in einer einzigen, kleinen Region des Gehirns, dass eine Schädigung dieser Region die meisten dieser Kerne praktisch auf einen Schlag zerstören kann, was zu einer katastrophalen Verminderung von Wachheit und Aufmerksamkeit führt. Genau das passiert beim Koma, das von einer Schädigung dieser strategisch so wichtigen Region des Gehirns, des Hirnstamms, hervorgerufen wird. (Ein Entwurf, dem es derart an Redundanz und Sicherheit mangelt, wäre in jeder Ingenieurs- oder Designerschule im Papierkorb gelandet.) Ein «vernünftigeres», von evolutionärer Weisheit geleitetes Design hätte zu einer viel breiter gestreuten Platzierung dieser für Wachheit und Aufmerksamkeit so wichtigen Kerne geführt und darüber hinaus für genügend Sicherung und Redundanz gesorgt und das Risiko so verteilt.

Im Gegensatz dazu kann das zentrale Merkmal unserer Gedächtnismaschinerie – die Tatsache, dass Erinnerungen in denselben Netzwerken gespeichert werden, welche die Information als erste entgegengenommen haben – jeden Fan von sparsamem Design und Ökonomie und jeden, der an die «Weisheit der Natur» glaubt, nur begeistern. Wenn die Veränderungen im Netzwerk dauerhaft und robust werden, wird die Information fest im Langzeitspeicher installiert. Die Veränderungen, die im Netzwerk stattfinden, sind chemischer und struktureller Natur. Synaptische Kontakte werden verändert, und neue Rezeptoren bilden sich. Der so geschaffene Gedächtniseintrag ist robust und relativ unempfindlich gegenüber jedweden Attacken aufs Gehirn, ganz gleich, ob es sich dabei um traumatische Verletzungen, virale Hirninfektionen oder Demenz handelt.

Nicht so schnell!

Diese erinnerungsbildenden Veränderungen im Gehirn geschehen nicht augenblicklich. Sie brauchen Zeit, im Allgemeinen eine ganze Menge Zeit. Sie sind akribisch langsam und brauchen viel Hilfe. Damit ein Gedächtniseintrag das Stadium einer robusten Codierung erreicht, muss der Prozess von bestimmten anderen Strukturen im Gehirn unterstützt werden. Ihre Aufgabe besteht darin, die entscheidenden neuronalen Netzwerke im Neocortex – wo selbst nachdem der Reiz schon lange nicht mehr wirkt, sukzessive strukturelle Veränderungen stattfinden – ständig zu reaktivieren. Solche Prozesse anhaltender Reaktivierung, die auch als Reentry (englisch für «Wiedereingabe», hier im Sinne einer reziproken Kopplung) bezeichnet werden, sind elektrischer Natur und haben Schleifen mit rekursiver bioelektrischer Aktivität im Gehirn zur Folge. Diese Schleifen können auf unterschiedlichen Entfernungsskalen wirken und in mehreren Spielarten auftreten, die gewöhnlich gemeinsam operieren. Einige dieser Schleifen sind weit verstreut und beziehen eine Reihe entfernter Hirnregionen ein, und diese Prozesse werden als «Reverberation» oder «zyklisches Reentry» bezeichnet. Donald Hebb, der so viele Mechanismen neuronaler Rechenoperationen vorausgesehen hat, war der Erste, der vermutete, dass solche Schleifen eine Rolle beim Gedächtnis spielen.

Andere Schleifen sind lokal und genau dort aktiv, wo die synaptischen Veränderungen stattfinden. Die Prozesse, die von solchen lokalen Schleifen vermittelt werden, werden als «Langzeitpotenzierung» oder kurz als LTP (nach der englischen Bezeichnung *long term potentiation*) bezeichnet. Auf diese Prozesse konzentriert sich die neuere Forschung. Wie sich herausgestellt hat, spielen bei der LTP zwei Moleküle eine entscheidende Rolle: ein erregender Neurotransmitter (ein chemischer Botenstoff, der für die Kommunikation zwischen Neuronen verantwortlich ist) namens Glutamat und sein Rezeptor, ein Molekül mit dem ehrfurchtheischenden Namen N-methyl-D-aspartat oder einfach NMDA.

Daher stellt der Prozess der Gedächtnisbildung ein Wechselspiel zwischen bioelektrischen, biochemischen und strukturellen Veränderungen im Gehirn dar. Um dieses Wechselspiel besser zu verstehen, stellen Sie sich vor, Sie gingen die Straße entlang und bemerkten auf einer Anzeigetafel eine nützliche Telefonnummer. Sie möchten sich die Nummer notieren, aber die Straße ist zu belebt, und Sie haben weder Papier noch Stift bei sich. Daher wiederholen Sie auf dem Weg nach Hause im Kopf ständig diese Nummer und halten dadurch deren mentale Repräsentation lebendig, obwohl die Anzeigetafel längst aus Ihrem Blickfeld verschwunden ist. Sie versuchen sicherzustellen, dass aus den Augen nicht aus dem Sinn heißt. Aber dieser Prozess ist voller Fallstricke, und die mentale Repräsentation, die Sie wachzuhalten versuchen, ist instabil. Jedes Geräusch auf der Straße, jede Ablenkung, jeder vorbeifliegende Gedanke kann dazu führen, dass Sie Ihr lautloses Wiederholen der Telefonnummer kurz unterbrechen und die Erinnerung entschwindet. Mit etwas Glück gelingt es Ihnen jedoch, die Nummer so lange zu wiederholen, bis Sie wieder zu Hause sind und Sie sie in Ihr Notizbuch schreiben können. Nun ist die Erinnerung endlich gesichert.

Ähnlich wie das lautlose Wiederholen der Nummer auf der Straße halten die reverberierenden bioelektrischen Schleifen in Ihrem Kopf die Erinnerung wach: Sie stellen sicher, dass die Quelle der Information virtuell präsent bleibt, nachdem sie aktuell längst verschwunden ist. Wie das lautlose Wiederholen sind die reverberierenden Schleifen sehr fragil, instabil und können leicht von zahlreichen physiologischen Prozessen im Gehirn gestört werden. Es ist eine Art neurologischer Hindernislauf.

Sobald Sie die Telefonnummer jedoch niedergeschrieben haben, haben Sie einen sehr viel stabileren und robusteren strukturellen Eintrag geschaffen. Er ist um mehrere Größenordnungen widerstandsfähiger gegenüber Störung und Verfall als die fragilen Schleifen, über die wir gerade gesprochen haben. Die strukturelle Gedächtnisspur kann noch immer gelöscht werden. Es kann sein, dass Sie Ihr Notizbuch verlieren oder es bei einem Feuer verbrennt, aber die Wahrscheinlichkeit, dass so etwas passiert, ist relativ gering. Die Bildung eines Gedächtniseintrags in Form einer strukturellen Veränderung im Gehirn ist wie das Niederschreiben einer Telefonnummer. Der Gedächtniseintrag wird sehr viel robuster, widerstandsfähiger gegenüber jeglichen Angriffen auf das Zentralnervensystem, jeglichen Auswirkungen von Hirnschädigungen.

Die Fortpflanzung der reverberierenden Schleifen ist von mehreren Hirnstrukturen außerhalb des Neocortex abhängig. Dazu gehören die Hippocampi und benachbarte Strukturen sowie der Hirnstamm. Der Hirnstamm sorgt für den allgemeinen Wachheitszustand im Gehirn, der nötig ist, um die reverberierenden Schleifen aktiv zu halten. Die Hippocampi haben eine komplexere Aufgabe, die noch nicht völlig verstanden ist. Lassen Sie uns für den Augenblick annehmen, dass sie sicherstellen, dass die verstreuten corticalen Regionen, in denen das Engramm gespeichert wird, gemeinsam aktiviert werden.

Auch auf die Gefahr hin, Sie zu verärgern, möchte ich einen früheren Punkt wiederholen, weil er so wichtig ist: *Diese Strukturen sind nicht die Orte der Speicherung, das ist der Neocortex.* Die Hippocampi und die anderen Strukturen sind jedoch so lange außerordentlich wichtig für die Bildung von Langzeiterinnerungen, wie die reverberierenden Schleifen aktiv bleiben müssen.

Diese Areale, vor allem die Hippocampi und die umgebenden Strukturen, sind außerordentlich anfällig für die Auswirkungen von Demenzerkrankungen, und es ist seit langem bekannt, dass eine Schädigung dieser Areale häufig Gedächtnisstörungen zur Folge hat. Dies hat zu der Annahme geführt, die Hippocampi

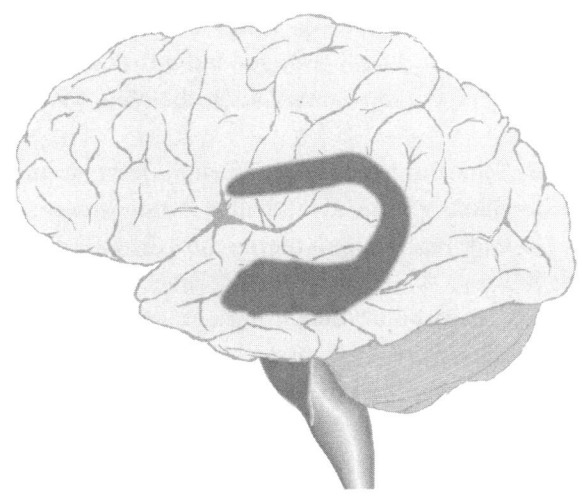

Abbildung 7: **Gehirnregionen, die für das Speichern von Erinnerungen zuständig sind.** Neocorticale Areale, in denen Erinnerungen gespeichert werden, sind grau schattiert. Gehirnstrukturen (Hippocampi und Hirnstamm), die zur Gedächtnisbildung und zum Abruf von Erinnerungen beitragen, sind dunkel schattiert.

seien der Sitz der Erinnerungen. Aber diese Schlussfolgerung basiert auf einer fehlerhaften Logik. Dieser Logik zufolge könnte man die Batterie als Sitz der Information ansehen, die in Ihren Computer gespeichert ist. Wir wissen jedoch, dass das nicht stimmt; es ist die Festplatte. Doch wenn die Batterie nicht funktioniert, können Sie keine neue Information mehr auf der Festplatte speichern. Sobald ein Gedächtniseintrag fest im Langzeitspeicher installiert ist, nimmt die Bedeutung des Hippocampus für deren Erhalt drastisch ab. Vermutlich ist das so, weil die corticalen Bahnen zwischen den weitverstreuten Komponenten des Engramms dann so gut etabliert sind, dass ein externer Bindemechanismus nicht länger nötig ist. Die Vorgänge bei der Informationsspeicherung im Langzeitgedächtnis sind voller Risiken für den sich gerade bildenden Gedächtniseintrag, eine Art neuronaler Hindernislauf, und sie benötigen außerordentlich viel Zeit. *Wie* langsam diese Vorgänge tatsächlich ablaufen, wissen wir erst seit kurzem.

Früheren Schätzungen zufolge, die auf Tierversuchen basierten, war die Bildung einer dauerhaften Erinnerung eine Sache von Stunden und Tagen. Die Experimente, die zu dieser Schlussfolgerung führten, schienen schlüssig. Eine Laborratte erlernte eine Fertigkeit, gewöhnlich die Orientierung in einem Labyrinth. Nachdem sie diese Fertigkeit ausreichend beherrschte, erhielt sie im Kopfbereich einen elektrischen Schock. Die Annahme war, dass diese wenig zartfühlende Prozedur die reverberierenden elektrischen Schleifen, die für die Gedächtnisbildung im Gehirn nötig sind, unterbricht und daher diejenigen Gedächtnisprozesse stört, die noch von solchen Schleifen abhängig sind. Diejenigen Gedächtniseinträge, die bereits im Langzeitgedächtnis installiert und Teil des strukturellen Speichers waren, sollten hingegen nicht länger von diesen Schleifen abhängig sein und durch den elektrischen Schock nicht beeinflusst werden. Dies im Hinterkopf, veränderten die Forscher die Zeitspanne zwischen dem Erlernen der Fertigkeit und der Applikation des Elektroschocks und versuchten, den Zeitraum zu bestimmen, innerhalb dessen der Schock das zuvor Erlernte beeinträchtigte und jenseits dessen er keine Auswirkungen hatte. Wie sich zeigte, betrug die kritische Zeitspanne bei Ratten Stunden bis Tage.

Aber auch wenn Genetiker gerne sagen «Fliegen sind Fliegen, aber Mäuse sind menschlich», sind Mäuse eben doch keine Menschen. Es stimmt, dass die elementare Biologie aller Säugerarten sehr ähnlich ist, aber sie ist nicht völlig identisch. Diese stillschweigende Annahme, Mäuse seien «menschlich», führte zu grob ungenauen Schätzungen des Zeitverlaufs der Gedächtnisbildung bei unserer eigenen Art.

Einer der ersten kurzen Einblicke in den wahren Zeitverlauf

der Gedächtnisbildung beim Menschen stammte aus dem Studium von extremen Langzeiterinnerungen, die von dem Psychologen H. P. Bahrick in Anlehnung an den Begriff Permafrost als *Permastore* («Dauerspeicher») bezeichnet wurden. Er fand, dass auf das rasche Verblassen von Erinnerungen sofort nach dem anfänglichen Lernen eine lange Periode folgt, in der die Erinnerungen kaum weiter schwinden. Diejenigen Informationen, die drei Jahre nach Erlernen relativ gut gespeichert sind, verblassen anschließend nur noch geringfügig. Sie sind wahrscheinlich aufgrund der Bildung von strukturellen Gedächtnisspuren in den «Dauerspeicher» übergetreten. Daher sieht es so aus, als ob sich der Zeitrahmen für die Bildung einer solchen Spur beim Menschen in Jahren bemisst und nicht in Tagen oder gar Stunden.

Interessanterweise sind die Gedächtnisinhalte, die im «Permastore» enden, nicht gleichmäßig über die Lebensspanne verteilt. Die Verteilung solcher Gedächtnisinhalte ist von einem «Bauch» gekennzeichnet, der mit dem Alter von zehn bis dreißig korrespondiert. Möglicherweise erwirbt der Mensch in dieser Periode seines Lebens besonders viel wichtiges Wissen, das als Basis für lebenslange Mustererkennung im weitesten Sinne dient.

Um in dieser Hinsicht völlige Klarheit zu schaffen, war es jedoch nötig, die Auswirkungen von Hirnschäden auf das menschliche Gedächtnis zu untersuchen und herauszufinden, welche Arten von Erinnerungen verlorengehen, welche Arten von Erinnerungen verschont werden und welche Arten zunächst verlorengehen und dann wiedergewonnen werden. Wie sich gezeigt hat, kann ein seltsames Phänomen, die sogenannte retrograde Amnesie, besonders viel Licht auf den Zeitverlauf der Bildung von Langzeiterinnerungen beim Menschen werfen.

Erkenntnisse aus dem Studium
der Amnesie

Gedächtnisstörungen, die in der Fachsprache als «Amnesien» bezeichnet werden, haben in der Neuropsychologie schon immer einen zentralen Platz eingenommen. Es überrascht nicht, dass ein Prozess, der derart komplex ist wie das Speichern von Erinnerungen, auf vielerlei Weise lahmgelegt werden kann. Gedächtnisstörungen sind fast nie allumfassend, sondern betreffen fast immer nur einen Teil des Gedächtnisses und rufen eine ganze Reihe unterschiedlicher Amnesieformen hervor.

Eine der Hauptunterscheidungen, die in der Neuropsychologie gemacht werden, ist die Unterscheidung zwischen «anterograder Amnesie» und «retrograder Amnesie». Unter anterograder Amnesie versteht man den Verlust der Fähigkeit, nach Einsetzen der Hirnschädigung neue Informationen zu speichern. Unter retrograder Amnesie versteht man die Unfähigkeit, Information abzurufen, die vor Eintritt der Schädigung erworben wurde. Jemand, der letztes Jahr bei einem Autounfall eine Hirnschädigung erlitten hat und sich nun nicht mehr daran erinnern kann, was er gestern in der Zeitung gelesen hat, leidet unter Umständen an einer anterograden Amnesie. Und wenn sich diese Person nicht mehr an den Namen des Unternehmens erinnert, in dem er vor dem Autounfall fünf Jahre lang angestellt war, leidet er wahrscheinlich unter einer retrograden Amnesie. Es ist nicht ungewöhnlich, dass jemand infolge einer Hirnschädigung beide Amnesieformen gleichzeitig entwickelt, und dieser arme Mensch kann sich vielleicht weder an das erinnern, was er vor kurzem gelernt hat, noch Information abrufen, die er vor dem Unfall erworben hat.

Die Unterscheidung zwischen anterograder und retrograder Amnesie hängt davon ab, ob wir den genauen Zeitpunkt bestimmen können, an der die Hirnschädigung eingetreten ist, was nicht immer leicht ist. Wenn ein zuvor gesunder Mensch bei einem Autounfall eine traumatische Hirnverletzung erlitten hat, lässt sich der genaue Zeitpunkt des Ereignisses gewöhnlich einfach herausfinden. Aber im Fall von Demenz ist das nicht möglich, weil der Verfall bei dieser heimtückischen Krankheit allmählich und über Jahre hinweg erfolgt. Wenn bei einem Patienten Demenz diagnostiziert wird, ist er häufig bereits lange krank – nicht nur monate-, sondern jahrelang.

Trotz dieser diagnostischen Schwierigkeiten leistet die Unterscheidung zwischen anterograder und retrograder Amnesie Neuropsychologen und Neurologen seit Jahren gute Dienste. Diese beiden Amnesieformen treten häufig gemeinsam auf. Aus Gründen, die eher systemimmanent als logisch sind, ist der anterograden Amnesie jedoch stets mehr Aufmerksamkeit geschenkt worden, und man nahm an, sie sei häufiger und schwerwiegender als die retrograde Amnesie.

Meine eigene klinische Erfahrung widersprach dieser weitverbreiteten Annahme. Meiner Ansicht nach waren wir einem häufigen logischen Irrtum aufgesessen und hatten das Fehlen von Evidenz irrigerweise für eine Evidenz des Fehlens gehalten. (Da Forscher der retrograden Amnesie nicht annähernd so viel Beachtung geschenkt haben wie der anterograden Amnesie, stießen sie zwangsläufig seltener darauf.) Mich selbst hat die retrograde Amnesie im Rahmen meiner Arbeit immer besonders fasziniert, weil ich das Gefühl habe, dass sie uns ein einzigartiges Fenster zur Art und Weise öffnet, wie Wissen im Gehirn organisiert und gespeichert wird.

Unter anderem erzählt uns retrograde Amnesie etwas über den Zeitverlauf der Erinnerungsspeicherung im Langzeitgedächtnis. Wenn nach einer Hirnschädigung die Erinnerung an die Vergangenheit leidet, sind nicht alle Erinnerungen gleichermaßen betroffen. Praktisch ohne Ausnahme sind relativ aktuelle, frische Erinnerungen stärker betroffen als Erinnerungen an eine sehr ferne Vergangenheit. Dieses Phänomen ist als *zeitlicher Gradient der retrograden Amnesie* bekannt.

Jemand, dessen Gehirn bei einem schrecklichen Autounfall verletzt wurde, hat vielleicht seine Erinnerungen an Ereignisse, die ein oder zwei Monate oder gar ein oder zwei Jahre zurückliegen, verloren, kann sich aber nicht selten noch an Jahrzehnte zurückliegende Ereignisse erinnern. Dasselbe gilt für einen Patienten, der an Demenz leidet. Daher beweist das zunächst vernünftig klingende Argument, das Gedächtnis einer bestimmten Person könne doch so schlecht nicht sein, da sie sich an die Namen ihrer Lehrer aus der Grundschule erinnere, überhaupt nichts.

Ein Patient, der an Alzheimer leidet, kann solche Erinnerungen an die ferne Vergangenheit bis in ein recht weit fortgeschrittenes Krankheitsstadium bewahren, während die Erinnerungen an aktuellere Ereignisse bereits relativ früh im Lauf der Krankheit verschwinden.

Der zeitliche Gradient widerspricht der Intuition. Vor vielen Jahren habe ich unter ein paar Freunden aus verschiedenen Gesellschaftsschichten eine zwanglose Umfrage durchgeführt und sie gebeten, eine Vermutung zu riskieren, welche Erinnerungen wohl eher unter Hirnerkrankungen leiden: relativ frische oder sehr weit zurückliegende. Aufgrund ihres gesunden Menschenverstandes, aber unbelastet von neurowissenschaftlichen oder neuropsychologischen Kenntnissen, haben sie alle ohne Ausnahme fälschlicherweise vermutet, dass weiter zurückliegende Erinnerungen als Erste leiden. Diese Eigenschaft der retrograden Amnesie, die dem gesunden Menschenverstand widerspricht, kann als wichtiges klinisches Instrument dienen, um den Gedächtnisverlust, der von einer Hirnschädigung hervorgerufen wird, von dem Gedächtnisverlust zu unterscheiden, der aus psychologischen Faktoren, wie Hysterie oder einfachem Simulieren, resultiert.

Aber der zeitliche Gradient ist mehr als eine Möglichkeit, die arglose Öffentlichkeit zu verwirren. Er lehrt uns viel darüber, wie Langzeiterinnerungen gebildet werden. Wenn Erinnerungen tatsächlich so lange anfällig bleiben, wie sie von den reverberierenden Aktivierungsmustern abhängig sind, dann erlaubt uns die Länge des zeitlichen Gradienten, die Zeitspanne abzuschätzen, die nötig ist, damit sich Langzeiterinnerungen bilden. Wie sich herausgestellt hat, kann eine retrograde Amnesie Erinnerungen beeinträchtigen, die Jahre oder gar Jahrzehnte zurückliegen.

So wissen wir inzwischen beispielsweise, dass ein Entfernen des Hippocampus zu einer retrograden Amnesie führen kann, die bis zu 15 Jahre weit zurückreicht. Das bedeutet, dass es unter Umständen so lange dauert, bis sich im Gehirn eine permanente, strukturelle, relativ unverwundbare Langzeiterinnerung ausbildet.

Dieser Prozess läuft langsam und allmählich ab; es ist nicht so, als ob irgendwo plötzlich eine Langzeitspur auftauchte, wo vor einer Sekunde noch nichts war. Das allmähliche Entstehen der Langzeit-Spurenbildung wird durch ein anderes seltsames Merkmal des zeitlichen Gradienten beleuchtet – sein «Schrumpfen». Wie bereits erwähnt, ist es nicht ungewöhnlich, dass ein Patient, der gerade bei einem Unfall eine Hirnverletzung erlitten hat, einen Gedächtnisverlust zeigt, der sich Jahre oder gar Jahrzehnte in die Vergangenheit erstreckt. Aber im Lauf der Zeit kehren gewöhnlich einige der Erinnerungen zurück, und die Rückkehr dieser Erinnerungen folgt einem geordneten zeitlichen Verlauf.

Die Spanne des Gedächtnisverlustes «schrumpft». (Dieser ein wenig saloppe Begriff hat als Fachterminus in der Gedächtnisforschung Eingang gefunden, und Wissenschaftler reden von einer «schrumpfenden retrograden Amnesie» oder einem «schrumpfenden zeitlichen Gradienten».) Wie so viele andere Merkmale der retrograden Amnesie widerspricht dieser geheimnisvolle Prozess dem gesunden Menschenverstand. Die Schrumpfung entwickelt sich «von hinten»: Erinnerungen an zeitlich weiter zurückliegende Ereignisse kehrten vor den Erinnerungen an jüngere Ereignisse zurück. Aber die Schrumpfung ist gewöhnlich unvollständig, und die Erinnerung an die Ereignisse, die unmittelbar vor dem Unfall lagen, kehrt nie zurück. Wie umfassend der permanente Gedächtnisverlust ist, variiert von Patient zu Patient und hängt von der Schwere der Hirnverletzung ab. Dieser permanente Gedächtnisverlust ist echt und unbehandelbar. Keine Hypnose und kein «Wahrheitsserum» kann helfen, die verlorenen Erinnerungen zurückzugewinnen, und jeder Versuch, dies zu tun, spiegelt nur einen Mangel an neurophysiologischem Wissen wider.

Der geordnete und sukzessive Prozess, in dem sich das Gedächtnis bei «schrumpfender retrograder Amnesie» erholt, sagt uns etwas über die sukzessive Natur der Langzeit-Gedächtnisbildung. Je weiter der Prozess fortgeschritten ist, desto rascher kehrt die Erinnerung daran zurück. Erinnerungen, deren Bildung durch die Hirnschädigung in einem sehr frühen Stadium gestört worden sind, sind jedoch zu instabil, um wiederhergestellt zu werden. Sie sind für immer verloren.

Daher ist das kritischste Hindernis auf dem Weg einer Erinnerung in den Langzeitspeicher die Zeit selbst. Es dauert Jahre oder möglicherweise gar Jahrzehnte, damit sich eine Langzeiterinnerung fest im Gehirn installiert. Da es in der physischen Welt kein Perpetuum mobile gibt, ist die Wahrscheinlichkeit hoch, dass die Aktivität in den reverberierenden Schleifen aus sich heraus erlischt, und das ist meist auch der Fall. In den meisten dieser Schleifen erlischt die Aktivität, bevor das strukturelle Engramm eine Chance zur Bildung hatte. Die Natur ist offenbar sehr wählerisch, was den permanenten Gedächtnisspeicher im Gehirn angeht, und die Zugangshürden sind sehr hoch. Welche Art von Erinnerungen erfährt bei diesem beschwerlichen neuronalen Auswahlprozess eine Vorzugsbehandlung? Darüber wollen wir im nächsten Kapitel sprechen.

7. KAPITEL

ERINNERUNGEN, DIE NICHT VERBLASSEN

Generische Erinnerungen und Muster

Nun kommen wir zu den generischen Erinnerungen oder den «Erinnerungen an Muster». Jedes Mal, wenn wir demselben oder einem ähnlichen Umweltreiz – bzw. derselben oder einer ähnlichen Information, ob sie nun per Sprache oder anders übermittelt wird – ausgesetzt sind, verstärkt dies die reverberierende Schleife, die die Bildung eines entsprechenden Gedächtniseintrags unterstützt. Dadurch erhöht sich die Chance des Eintrags, in den Langzeitspeicher übernommen zu werden. Um die Analogie mit unserer Anzeigentafel aufzugreifen: Stellen Sie sich vor, Sie gehen nach Hause und wiederholen im Kopf ständig eine wichtige Telefonnummer, die Sie vor ein paar Minuten gesehen haben. Wenn Sie auf dem Heimweg eine andere Anzeigentafel mit derselben Nummer sähen, würde dies die Wahrscheinlichkeit, dass Sie die Nummer bis zu Ihrer Türschwelle behalten, deutlich erhöhen.

Dieser Prozess hat etwas Darwinistisches, da verschiedene Erinnerungen um den begehrten, aber begrenzten Platz im Langzeitspeicher konkurrieren. Gewöhnlich gewinnt diejenige Information, auf die man häufiger stößt, während die seltener gebrauchte Information im Mülleimer der Möchtegern-Erinnerungen landet, die es nie bis dorthin schaffen. Man sollte annehmen, dass die Auswahl der Erinnerungen fürs Langzeitgedächtnis aufgrund ihrer Bedeutung erfolgt, aber wir wissen bereits, dass es keinen Homunkulus gibt, der im Inneren des Gehirns hockt und den neuronalen Verkehr regelt. Selbst wenn es ihn gäbe, hätte er wohl große Schwierigkeiten vorauszusagen, welche Information sich auf lange Sicht als wichtig erweisen wird und welche nicht, da «Wichtigkeit» ein Begriff ist, der weitgehend auf Vorausschau basiert. Die Häufigkeit des Abrufs wird zum «statistischen» Ersatzkennzeichen für die Wichtigkeit einer gespeicherten Information, da besonders sachdienliche Information wahrscheinlich häufiger abgerufen wird als andere und häufig benötigte Information *per definitionem* wichtig ist.

Dennoch kann das Gewicht einer Information auch direkten Einfluss auf die Bildung von Gedächtniseinträgen ausüben. Wenn eine bestimmte Information aufgrund früherer Erfahrungen oder genetischer Vorverdrahtung als «sehr wichtig» erkannt wird, dann wird eine Hirnstruktur namens Amygdala in die gedächtnisbildende reverberierende Verschaltung einbezogen. Dies erleichtert und beschleunigt die Bildung eines robusten Gedächtniseintrags und behandelt die entsprechende Information beim Rennen um einen Eintrag in den Langzeitspeicher bevorzugt. Die darwinistische Natur vieler biologischer Prozesse, einschließlich Gehirnprozessen, ist Neurowissenschaftlern im Lauf der letzten Jahrzehnte immer klarer geworden und findet in Gerald Edelmans einprägsamer Formulierung vom «neuralen Darwinismus» ihren Widerhall. Wie es scheint, macht die Gedächtnisbildung da keine Ausnahme.

Unterschiedliche Erfahrungen aktivieren unterschiedliche neuronale Netzwerke im Gehirn, und keine zwei Netzwerke sind jemals völlig identisch. Je enger diese Erfahrungen jedoch beieinanderliegen, je ähnlicher sie sich sind, desto größer ist die Überlappung zwischen zwei Netzwerken. Der gemeinsame Kernbereich zwischen zwei neuronalen Netzen, der von ähnlichen, aber nicht unbedingt identischen Impressionen angesprochen

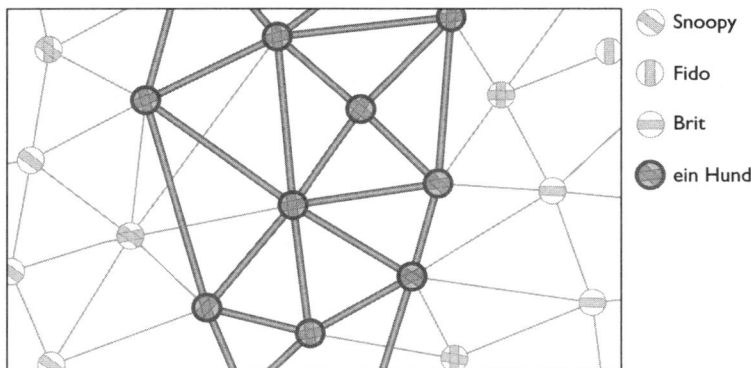

Abb. 8: **Überlappende Netzwerke.** Spezifische Netzwerke – Snoopy, der schokoladenbraune Labrador, Fido, der schwarze Dobermann, Brit, der beige Bullmastiff. Generisches Netzwerk – ein Hund.

wird, wird schließlich besonders häufig aktiviert und hat die besten Chancen, rasch ins Langzeitgedächtnis übernommen zu werden.

Diese Neigung, gemeinsame Eigenschaften ähnlicher, aber nicht identischer Situationen rasch zu erlernen, spiegelt sich in einem der grundlegendsten Merkmale des Lernprozesses wider und ist Psychologen wohlbekannt: das Phänomen der allzu starken Verallgemeinerung. In einem frühen Stadium des Lernens neigen Menschen wie Tiere dazu, sich in ähnlichen, aber nicht identischen Situationen so zu verhalten, als seien diese tatsächlich identisch. Die gemeinsamen Aspekte von Situationen werden viel rascher erlernt als diejenigen, in denen sich die Situationen unterscheiden.

Das gemeinsame Netzwerk, das sich aus der Überlappung spezifischer Netzwerke ergibt, ist nicht nur die mentale Repräsentation eines einzigen Objekts oder einer einzigen Situation, sondern vielmehr die Repräsentation der gemeinsamen Eigenschaften einer ganzen Klasse ähnlicher Objekte oder Ereignisse. Wir haben gerade die Bildung einer generischen Erinnerung im

149

Gehirn nachvollzogen! Solche generischen Erinnerungen sind *Erinnerungen an Muster*. Je generischer, also allgemeiner ein Muster ist und je größer der Satz an Erfahrungen, aus deren Überlappung es erwächst, desto robuster und weniger anfällig ist es für die Auswirkungen von Hirnschäden. Das heißt, dass abstrakte Repräsentationen den Auswirkungen eines Hirnverfalls in der Regel besser widerstehen als konkrete Repräsentationen, die mit einzigartigen Objekten korrespondieren.

Ein typisches Muster besitzt eine sehr interessante Eigenschaft. Es enthält nicht nur Information über die Dinge, mit denen Sie bereits Bekanntschaft gemacht haben, sondern auch Information über Dinge, mit denen Sie unter Umständen in Zukunft in Kontakt kommen könnten. Das ist so, weil ein Muster die gemeinsamen Eigenschaften und Merkmale eines jeden Vertreters einer ganzen Klasse von Objekten oder Ereignissen einfängt – aller Tomaten, aller Stühle, aller Schneestürme, aller politischen Krisen, aller Differenzialgleichungen einer bestimmten Art, aller Börsenkräche. Daher hilft Ihnen das Muster, mit jedem Vertreter der jeweiligen Klasse umzugehen, auf den Sie in Zukunft treffen könnten, indem es Sie auf der Stelle über alle wesentlichen Eigenschaften der Vertreter dieser Klasse informiert. Das Konzept eines *generischen Gedächtnisses* oder *Musters* kann auf die gemeinsamen Eigenschaften von Entitäten jeder Art verweisen, ob es sich um physikalische Objekte, soziale Ereignisse oder verbale Aussagen handelt.

Jetzt wird verständlich, warum von allen Erinnerungen generische Erinnerungen oder Muster die stabilsten sind, am wenigsten anfällig für neurologische Hirnschädigungen gleich welcher Art. Das wird besonders deutlich, wenn man sich die Auswirkungen einer retrograden Amnesie anschaut. Wenn bei der retrograden Amnesie unterschiedliche Arten von Erinnerungen unterschiedlich stark betroffen sind, dann darf man annehmen, dass diese Unterschiede auf ein unterschiedliches Maß an Robustheit zurückgehen – sei es, weil ihre Häufigkeit des Abrufs oder die Fülle der damit einhergehenden Assoziationen variiert. Welche Art von Erinnerungen vor allem bei der retrograden Amnesie leidet und welche Art von Erinnerungen verschont bleibt, wird seit einiger Zeit von Neuropsychologen und Neurologen eingehend untersucht und diskutiert. Im Verlauf dieser Untersuchungen ist man auf einige der wichtigsten Aussagen der kognitiven Neurowissenschaften gestoßen.

Bei der ersten Aussage geht es um die Unterscheidung zwischen *prozeduralem* und *deklarativem* Gedächtnis. Diese Unterscheidung, die von Larry Squire und seinen Mitarbeitern eingeführt wurde, betont den Unterschied zwischen «dem Wissen, *wie*, und dem Wissen, *was*». Das prozedurale Gedächtnis ist das Gedächtnis für motorische Fertigkeiten. Fahrradfahren, Tennisspielen und wissen, wie man einen Krawattenknoten bindet, sind alles Beispiele für prozedurales Gedächtnis. Im Gegensatz dazu ist das deklarative Gedächtnis das Gedächtnis für Fakten. Wissen, dass die Woche sieben Tage hat, dass Paris die Hauptstadt von Frankreich ist oder dass der Zweite Weltkrieg 1945 endete, sind alles Beispiele für deklaratives Gedächtnis. Wie viele Unterscheidungen in der Neuropsychologie ist die Unterscheidung zwischen prozeduralem und deklarativem Gedächtnis nicht absolut eindeutig. In welche Kategorie würden Sie zum Beispiel Schachspielen einordnen? Handelt es sich dabei um echtes Wissen oder strenggenommen um eine Fertigkeit? Trotz dieser Grauzone ist diese Unterscheidung von großem erkenntnistheoretischem Wert für die Hirnforschung gewesen. Man ging allgemein davon aus, dass das deklarative Gedächtnis bei retrograder Amnesie von wenigen Ausnahmen abgesehen in Mitleidenschaft gezogen wird, während das prozedurale Gedächtnis gewöhnlich verschont bleibt.

Eine weitere wichtige Unterscheidung, die von Endel Tulving eingeführt wurde, ist diejenige zwischen *episodischem* und *semantischem* Gedächtnis. Episodische Erinnerungen werden zusammen mit den Erinnerungen an den Kontext gespeichert, in dem sie

151

erworben wurden. Das kann sowohl bei folgenschweren als auch bei den allertrivialsten Ereignissen und Fakten der Fall sein. Das Wissen, dass John F. Kennedy in Dallas ermordet wurde, oder die Bedeutung des 11. Septembers ist im Gedächtnis der meisten Leute mit den persönlichen Umständen verknüpft, die diese Ereignisse umgaben. Um es einfach zu sagen, die meisten Leute, die diese Ereignisse erlebt haben, erinnern sich lebhaft daran, wo sie damals gerade waren und was sie taten, als sie die Neuigkeit erfuhren. Dasselbe gilt für alltäglichere Ereignisse, wie den Kauf des ersten eigenen Autos oder das erste Vorstellungsgespräch. Sie erinnern sich wahrscheinlich nicht nur an die Marke des Autos oder an den Namen des Arbeitgebers in spe, sondern Sie können sich die Situation im Einzelnen vergegenwärtigen.

Im Gegensatz dazu werden semantische Erinnerungen unabhängig vom Kontext gespeichert, in dem sie erworben wurden. Die meisten Leute wissen, dass Rom die Hauptstadt von Italien ist, dass Einstein ein großer Physiker war, dass die Woche sieben Tage hat oder dass Metallgegenstände im Wasser untergehen, aber sie können sich nicht erinnern, wann und unter welchen Umständen sie diese Fakten einmal gelernt haben.

Wie die Unterscheidung prozedural–deklarativ weist auch die Unterscheidung semantisch–episodisch eine Grauzone auf. Was bei dem einen Menschen Teil einer semantischen Erinnerung ist, kann bei dem anderen Teil einer episodischen Erinnerung sein, und umgekehrt. Während der 11. September für die meisten Leser dieses Buches Teil des episodischen Gedächtnisses ist, wird es für jemanden, der lange nach diesem Datum geboren wurde und die Geschichte aus Geschichtsbüchern oder Filmen erfährt, ein Baustein des semantischen Gedächtnisses sein. Auf der anderen Seite ist das Wissen, dass große Gewässer tückische Strömungen haben können, bei vielen Menschen im semantischen Gedächtnis gespeichert, bei mir hingegen sehr nachdrücklich im episodischen Gedächtnis. Das verdanke ich der Tatsache, dass ich zweimal fast im Mittelmeer ertrunken wäre: Beide Vorfälle liegen viele Jahre zurück, beide Male war mein jugendlicher Leichtsinn schuld, und beide Male wäre ich fast ertrunken, konnte mich jedoch ans Ufer retten und meine Geschichte erzählen.

Die Unterscheidung episodisch–semantisch gehörte ebenfalls zu den einflussreichsten in den Kognitionswissenschaften und diente dazu, das Ausmaß einer retrograden Amnesie abzustecken. Allgemein wurde angenommen, dass das episodische Gedächtnis bei einer retrograden Amnesie leidet, während das semantische Gedächtnis verschont bleibt. Aber wie sich inzwischen herausgestellt hat, kann weder die Unterscheidung zwischen einem prozeduralen und einem deklarativen Gedächtnis noch diejenige zwischen einem episodischen und einem semantischen Gedächtnis dem Schicksal verschiedener Gedächtnistypen bei Hirnschädigungen wirklich gerecht werden. In der biomedizinischen Forschung geschieht es nicht selten, dass etablierte Theorien und Meinungen von ungewöhnlichen klinischen Fällen, die sich anhand dieser Theorien nicht erklären lassen, in Frage gestellt und schließlich gestürzt werden. Meine Mitarbeiter und ich haben vor einigen Jahren einen solchen Fall erlebt, und er hat unser Verständnis der retrograden Amnesie, was ihre Schwere und ihre Reichweite angeht, völlig verändert. Es ist an der Zeit, uns mit den Gedächtnisproblemen des gestürzten Reiters zu beschäftigen.

Verlorene, wiedergefundene und verschont gebliebene Erinnerungen

Steve (Name geändert) war das Opfer eines Reitunfalls. Er hatte dabei schwere Hirnschäden mit Gedächtnisverlusten erlitten und wurde in das Krankenhaus eingeliefert, in dem ich damals arbeitete. Dort wurden bei dem Patienten eine ausgeprägte anterograde wie auch retrograde Amnesie festgestellt. Ich kümmerte mich um

Steve und besuchte ihn mehrmals am Tag, und er konnte sich bei diesen Gelegenheiten nicht an mich erinnern, weder an meinen Namen noch an unsere früheren Begegnungen eine viertel oder eine halbe Stunde zuvor. Das sprach für eine schwere anterograde Amnesie.

Steves retrograde Amnesie war ebenso ausgeprägt. Er war ein höchst erfolgreicher Unternehmer in den Dreißigern, ein liebevoller Ehemann und Vater. Aber der Steve nach dem Unfall wusste nichts davon. Er gab sein Alter mit 17 an und nannte als Wohnsitz die Adresse seiner Eltern (als Siebzehnjähriger hatte er tatsächlich bei seinen Eltern gelebt). Er bestritt, jemals ein College besucht zu haben, verheiratet zu sein oder Kinder zu haben.

Seinen Lebenslauf bis zum Alter von 17 Jahren konnte er klar beschreiben, an die beiden anschließenden Jahre erinnerte er sich nur noch bruchstückhaft. Die darauffolgenden 17 Jahre seines Lebens, von 19 bis zu seinem aktuellen Alter von 36, waren vollständig ausgelöscht, ohne Gedächtniseintrag.

Auf der Richter-Skala der Amnesien, auf der 0 vollständige Klarheit des Abrufs und 10 vollständigen Gedächtnisverlust bezeichnet, lag Steve mindestens bei 8. Aber über vergleichbar schwere Fälle war schon früher berichtet worden, und wir erwarteten, dass Steves Erholung den gleichen Verlauf nehmen würde, wie in den neurologischen Lehrbüchern beschrieben: eine rasche und substanzielle Erholung von der retrograden Amnesie und eine etwas langsamere und weniger vollständige Erholung von der anterograden Amnesie. Diesem üblichen Szenario zufolge würde Steve sich bald wieder an seine Vergangenheit erinnern können, aber seine Fähigkeit, sich am Nachmittag an die wichtigsten Ereignisse zu erinnern, die er am Morgen in der *New York Times* gelesen hatte, würde beeinträchtigt bleiben. So und nicht anders sollte der etablierten Lehrmeinung zufolge die Erholung von einem Gedächtnisverlust verlaufen.

Aber als wir die Fortschritte registrierten, die Steve im Lauf der Zeit machte, mussten wir zunächst ungläubig und dann faszinert feststellen, dass sich vor unseren Augen ein ganz anderes Szenario entwickelte. Seine Fähigkeit, neue Information zu lernen, verbesserte sich ständig, sodass nur sehr subtile Hinweise auf eine anterograde Amnesie zurückblieben. Steves Gedächtnis erholte sich so gut, dass er die Kontinuität von Eindrücken von Tag zu Tag und von Woche zu Woche zurückgewann. Bei formalen Testungen zeigten sich zwar noch leichte Beeinträchtigungen beim Erlernen von Neuem, aber was die meisten praktischen, alltäglichen Zwecke anging, war sein Gedächtnis völlig in Ordnung.

Steves Erinnerungen an sein früheres Leben, an sein Leben vor dem Unfall, kehrten jedoch nicht wie erwartet zurück. In seiner Vorstellung blieb er weiterhin ein 17- bis 19-Jähriger; an das Leben jenseits dieses Alters konnte er sich nicht erinnern. Er erinnerte sich nicht an seine College-Jahre oder an seine Karriere als erfolgreicher Unternehmer. Er kannte seine Eltern und seine älteren Brüder, seine Frau, seine Kinder und seine Geschäftspartner hingegen nicht. Und es gab nicht einmal das leiseste Anzeichen dafür, dass sich Steves Erinnerungsvermögen an Ereignisse aus dieser Zeit erholte. Da sich Steves Fähigkeit, neue Informationen zu speichern, mit Riesenschritten verbesserte, lernte er eine Menge Fakten über sein Leben neu, die ihm von eifrigen Familienangehörigen erzählt wurden. Aber er machte einen sehr deutlichen Unterschied zwischen dem, an das er sich wirklich erinnerte, und dem, was man ihm über sein vergangenes Leben erzählte. Der Verlauf seiner Genesung, bei der die anterograde Amnesie zurückging und die retrograde Amnesie sich weigerte zu weichen, galt als neurologische Unmöglichkeit. Aber dennoch war es so, und es veränderte mein Verständnis der Mechanismen von Gedächtnis und Gedächtnisstörungen.

Als ob das noch nicht genug wäre, stellte uns Steves Gedächtnisstörung vor ein weiteres Rätsel. Seine retrograde Amnesie beschränkte sich nicht auf das episodische Gedächtnis; sein semantisches Gedächtnis war eindeutig ebenfalls beeinträchtigt. Auch dies widersprach den Annahmen, die auf diesem Gebiet damals allgemein akzeptiert waren und besagten, dass bei einer retrograden Amnesie nur das episodische Gedächtnis leiden würde. Steve erinnerte sich nicht an seine College-Zeit, was ein Ausdruck eines episodischen Gedächtnisverlustes war. Aber er erinnerte sich auch nicht daran, dass Madrid die Hauptstadt von Spanien ist, dass Newton ein Physiker war oder Shakespeare *König Lear* geschrieben hat. Das spiegelte seinen semantischen Gedächtnisverlust wider.

Steves semantisches Gedächtnis war schwer beeinträchtigt. Dieser Gedächtnisverlust war nicht nur sehr deutlich, sondern – soweit man solche Vergleiche ziehen kann – sein semantisches Gedächtnis war in gewissem Sinne sogar noch stärker beeinträchtigt als sein episodisches Gedächtnis. Steves episodisches Gedächtnis war so weit intakt, dass er sich an alle Ereignisse bis zum Alter von etwa 17 Jahren erinnern konnte. Aber wenn man Steves familiären Hintergrund berücksichtigte, konnte man mit Sicherheit annehmen, dass er diese Tatsachen, an die er sich nun absolut nicht mehr erinnern konnte, lange Zeit vor seinem 17. Geburtstag gelernt hatte. Shakespeare? Newton? Madrid? In der gebildeten oberen Mittelklasse, zu der Steves Familie gehörte, lernen Kinder diese Art von Fakten bereits im Alter von 10 oder 12 Jahren, wenn nicht früher.

Aber wie stark war Steves semantisches Gedächtnis geschädigt? Handelte es sich um einen umfassenden oder um einen partiellen Verlust? Als wir damit fortfuhren, Steves semantisches Gedächtnis zu studieren, wurde immer deutlicher, dass gewisse Bereiche verschont geblieben waren. Er wusste, wie viel Wochen ein Jahr hat, welche Farbe Tomaten haben, und er konnte Körpergröße und Gewicht eines durchschnittlichen Mannes bzw. einer durchschnittlichen Frau recht gut schätzen.

Zusammen mit meinem damaligen Forschungsassistenten Bob

(«Chip») Bilder begann ich, Steves Gedächtnis systematischer zu untersuchen. Wie bald deutlich wurde, war Steves Wissen um *spezifische* Tatsachen stark beeinträchtigt, während sein Wissen um *allgemeine (generische)* Fakten intakt geblieben war. Sein Gedächtnisverlust war partiell, hielt aber an, und es kam nicht zu einer vollständigen Genesung. Steves Fall lehrte uns, dass das semantische Gedächtnis nach einer Hirnschädigung ebenfalls beeinträchtigt sein kann, wenn auch nicht in seiner Gänze. Die kritische Unterscheidung lag offenbar zwischen allgemeinem und singulärem Gedächtnis. Das singuläre Gedächtnis, also das Gedächtnis für spezifische Fakten, war geschädigt, während das Gedächtnis für allgemeine Fakten verschont geblieben war. Es sah so aus, als ob von allen Erinnerungen nur die allgemeinen, generischen Erinnerungen nicht verblassen.

Ausgerüstet mit diesen neuen Erkenntnissen, die uns Steves ungewöhnlicher (so schien es jedenfalls) Fall geliefert hatte, begannen mein früherer Student Bill Barr und ich mit einer gründlicheren Erforschung der retrograden Amnesie. Nachdem die alten vorgefassten Meinungen erst einmal beiseitegeräumt worden waren, stellte sich heraus, dass Steves Profil der retrograden Amnesie bei zahlreichen neurologischen Erkrankungen und Verletzungen, die das Gedächtnis beeinträchtigen, eher die Regel als die Ausnahme war. Wie sich herausstellte, wurde das semantische Gedächtnis für spezifische Tatsachen von traumatischen Hirnverletzungen, Demenz vom Alzheimer-Typ und beim Korsakow-Syndrom stark beeinträchtigt. In all diesen Fällen blieb das semantische Gedächtnis für generische Information jedoch relativ intakt.

Generische Erinnerungen verblassen nicht

Je intensiver wir die Profile von Gedächtnisbeeinträchtigungen bei verschiedenen Patiententypen studierten, desto wichtiger wurde für uns die Unterscheidung zwischen generischem und spezifischem Gedächtnis. Unsere Erinnerungen bilden den Inhalt unseres geistigen Lebens, aber nicht alle Erinnerungen sind gleichwertig. Einige widerstehen den Auswirkungen eines Angriffs aufs Gehirn (und dazu gehört auch das Altern) besser als andere. Die Unterscheidung zwischen spezifischen Erinnerungen (die einzigartige Dinge beschreiben) und allgemeinen, generischen Erinnerungen (die die gemeinsamen Eigenschaften einer ganzen Klasse von Objekten beschreiben) ist so wichtig, weil sie unser Verständnis für das Schicksal verschiedener Formen des Wissens bei Hirnerkrankungen und Hirnverfall prägt. Das Wissen, dass Paris die Hauptstadt von Frankreich ist, ist ein Beispiel für eine singuläre Erinnerung. Es gibt nur ein Paris und nur ein Frankreich, daher bezieht sich dieses Wissen auf eine einzige Entität. Das Wissen, dass Tomaten in der Regel rot sind, ist hingegen ein Beispiel für eine generische Erinnerung, denn es gibt Millionen von Tomaten auf der Erde, und dieses Wissen trifft für sie alle zu.

In der Regel werden generische Erinnerungen weitaus häufiger abgerufen als spezifische Erinnerungen. Wie oft ruft ein durchschnittlicher Amerikaner das Wissen ab, dass Paris die Hauptstadt von Frankreich ist? Einige Male im Monat, wann immer Paris in den Nachrichten erwähnt wird, oder wenn Sie einmal im Leben Ihren Traumurlaub planen. Aber das Wissen, dass Tomaten gewöhnlich rot sind, rufen Sie jedes Mal ab, wenn Sie die Gänge eines Supermarkts entlanggehen oder Ihre Gabel in Ihren täglichen Salat zum Lunch stecken. Infolgedessen sind generische Erinnerungen viel robuster als singuläre Gedächtniseinträge. Wegen ihrer hohen Nutzungsfrequenz werden generische Erinnerungen

Traditionelle Gedächtnis-Taxonomie

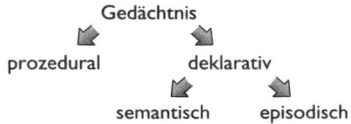

Gedächtnis

prozedural   deklarativ

semantisch   episodisch

Vorgeschlagene Gedächtnis-Taxonomie

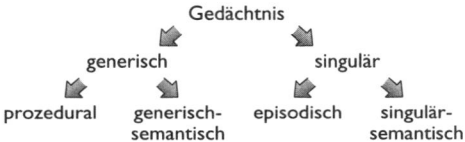

Gedächtnis

generisch   singulär

prozedural   generisch-   episodisch   singulär-
           semantisch   semantisch

Abbildung 9: **Wie Wissen organisiert ist**

rascher ins Langzeitgedächtnis übertragen. Daher werden sie von den subcorticalen Hirnstrukturen unabhängig, die, wie wir wissen, besonders anfällig für Alzheimer und andere Demenzerkrankungen sind (um präzise zu sein, von den nicht-neocorticalen Hirnstrukturen, da der Hippocampus und die umliegenden Strukturen auch Teil des Cortex sind, nur nicht des Neocortex).

Die relative Unverwundbarkeit des generischen Gedächtnisses wird recht deutlich, wenn wir zwei essenzielle Attribute unseres geistigen Lebens betrachten, die keine Neigung zeigen, mit zunehmendem Alter zu verblassen: Sprache und Wahrnehmung (Perzeption) höherer Ordnung. Auch wenn wir diese Fähigkeiten meist nicht als «Gedächtnis» verstehen, sind sie es nichtsdestoweniger. Um Sprache effizient einzusetzen, müssen wir uns daran «erinnern», welcher Begriff sich auf welches Ding bezieht, denn die Beziehung ist in den meisten Fällen eine Sache willkürlicher Konvention und lässt sich nicht logisch ableiten. Eine Sprache, in der das Wort «Stuhl» «Tisch» bedeutet und das Wort «Tisch» «Stuhl», wäre genauso effizient wie die Sprache, die wir benut-

159

zen. Und natürlich ist das Gedächtnis für Wortbedeutung, das die Basis unserer linguistischen Kompetenz bildet, ein generisches Gedächtnis, da sich jedes Wort auf eine ganze Klasse ähnlicher Ereignisse bezieht. Ein weißer Art-déco-Tisch und ein schwarzer chinesischer Lacktisch und ein altersschwacher klappriger Tisch im Coffee-Shop nebenan sind allesamt Vertreter derselben Kategorie, und Sie bezeichnen sie mit demselben Wort – «Tisch».

Ebenso basiert unsere Fähigkeit, Objekte als das zu erkennen, was sie sind, auf unserem Gedächtnis. Haben Sie sich noch nie über Ihre Fähigkeit gewundert, mit einem Objekt in Kontakt zu kommen, das Sie noch nie gesehen und von dem Sie noch nie gehört haben, und sofort zu wissen, was es ist? Sie sehen einen prächtigen Oldtimer auf der Straße und wissen, es ist ein Auto, obwohl Sie noch nie ein solches Auto gesehen haben. Sie hören ein Geräusch, das von draußen dringt, und wissen sofort, dass es ein bellender Hund ist, obwohl Sie dieses spezielle Bellen noch nie gehört haben. Um diese Fähigkeit zu besitzen, müssen Sie irgendwo in Ihrem Gehirn einen generischen Gedächtniseintrag gespeichert haben, der die allgemeinen Merkmale einer ganzen Klasse von Dingen umfasst. Sie müssen über ein zuvor gebildetes Muster verfügen. Wenn Sie dann auf ein Objekt treffen, das genügend viele solcher gemeinsamen Merkmale besitzt, wird das generische Gedächtnis abgerufen, und das ist es, worum es bei der Objekterkennung geht.

Daher basieren Sprache wie auch Wahrnehmungsprozesse höherer Ordnung auf generischen Erinnerungen. Gewisse Formen von Hirnerkrankungen können diese Erinnerungen auslöschen, was dazu führt, dass der Patient den Gebrauch von Worten und die Fähigkeit zum Erkennen vertrauter Objekte verliert. Sie erinnern sich vielleicht, dass diese beiden Symptomtypen in der medizinischen Fachsprache als «Anomie» und «assoziative Agnosie» bezeichnet werden. Ein derartiger Zusammenbruch des generischen Gedächtnisses kann durch einen Hirnschlag, eine traumatische Hirnverletzung, Demenz oder eine andere Hirnerkrankung herbeigeführt werden. Aber der Neocortex muss einen direkten Treffer im Bereich von Sprache oder höherer Perzeption abbekommen, um derart geschädigt zu werden. Eine Schädigung der subcorticalen Maschinerie allein beeinflusst diese Funktionen nicht, da generische Erinnerungen, wie wir inzwischen wissen, nicht von dieser Maschinerie abhängen. Besonders wichtig ist dabei, dass *Sprache und Wahrnehmung höherer Ordnung den Auswirkungen des normalen Alterungsprozesses ebenfalls widerstehen.* Das ist – zumindest zum Teil – deshalb so, weil sie von subcorticalen Strukturen unabhängig sind.[1]

Daraus folgt ein wichtiger Punkt. Da singuläre Erinnerungen sowohl von neocorticalen als auch von subcorticalen Hirnstrukturen abhängig sind, führt eine Schädigung von Strukturkomplexen oder der sie verbindenden Bahnen zum Zerfall dieser Erinne-

1 Linguistisches Wissen und Wahrnehmungswissen nehmen in der menschlichen Kognition einen derart speziellen Platz ein, dass Psychologen sie nicht als «Gedächtnis» bezeichnen, obwohl beide tatsächlich Beispiele für «generisches Gedächtnis» sind. Nach der herrschenden terminologischen Konvention ist «Gedächtnis» als Fachbegriff vorwiegend für das reserviert, was wir als «singuläres Gedächtnis» bezeichnen. Im Gegensatz dazu sind große Bereiche des «generischen Gedächtnisses» (wie das Wissen um Wortbedeutungen oder die Bedeutung von Alltagsobjekten) aus der Fachdefinition von «Gedächtnis» ausgeschlossen. Ebenso bezieht sich der Terminus «Amnesie» (Gedächtnisverlust) gewöhnlich nicht auf den Verlust von Erinnerungen an Wortbedeutungen (wenn der Patient ein alltägliches Objekt erkennt, sich aber nicht an dessen Namen erinnern kann); stattdessen wird der Begriff «Anomie» gebraucht. Und der Begriff «Amnesie» bezieht sich auch nicht auf den Verlust an Erinnerungen hinsichtlich der Identität von Alltagsobjekten (wenn ein Patient alltägliche Objekte nicht als das erkennt, was sie sind); stattdessen spricht man von «Agnosie». Für einen Kliniker wie mich kann ein solcher, dem gesunden Menschenverstand trotzender Terminologie-Kuddelmuddel eine Quelle ständiger Verwirrung sein, denn meine Patienten, die unbelastet von den Finessen der medizinischen Terminologie sind und sich bei der Beschreibung ihrer Symptome stattdessen auf den guten alten gesunden Menschenverstand stützen, klagen ständig über «Gedächtnisprobleme», wenn sie tatsächlich «Anomie» oder «Agnosie» meinen.

rungen. Das ist eine doppelte neurologische Gefahr. Generische Erinnerungen hingegen sind nur vom Neocortex abhängig, das heißt, es bedarf einer viel gezielteren Form von Hirnschädigung, um sie zu treffen. Auch wenn generische Erinnerungen nicht völlig vorm Zerfall geschützt sind (nichts ist das), weisen sie weniger neurologische Achillesfersen, weniger neurologisch verletzliche Punkte auf.[2] Aus diesem Grund werden generische Erinnerungen vom Alterungsprozess in der Regel nicht beeinträchtigt und können selbst den Auswirkungen einer Demenzerkrankung bis zu einem gewissen Punkt widerstehen.

Wenn wir verstehen, dass häufiger Umgang mit einem bestimmten Typ geistiger Aufgabe die Bildung einer robusten Langzeitrepräsentation der Aufgabe – und allem, was damit zusammenhängt, einschließlich zuvor erfolgreicher Lösungen – beschleunigt, verstehen wir auch, warum gewisse Formen von Erinnerungen den Auswirkungen eines Gehirnabbaus widerstehen. Aber die Bildung struktureller neocorticaler Repräsentationen ist nicht die einzige Sicherheitsmaßnahme, die das Gehirn entwickelt, um wertvolle Information vor den Launen neurologischen Abbaus oder Erkrankungen zu schützen. Auch andere Schutzmechanismen sind am Werk.

Die Entdeckung solcher Mechanismen wurde durch moderne computergestützte Verfahren zur Abbildung des menschlichen Gehirns, sogenannter funktionaler Neuroimaging-Verfahren, möglich. Diese Verfahren, darunter fMRI (funktionelle Kernspintomographie), PET (Positronenemissionstomographie), SPECT (Single-Photon-Emissionscomputertomographie), MEG (Ma-

---

2 Steves Amnesie ist ein gutes Beispiel dafür. Ohne einen bekannten Vorläufer bedurfte es einiger klinischer Detektivarbeit, ihre Ursache zu finden. Seine Amnesie war von einer Schädigung des ventralen mesencephalen Abschnitts [Mesencephalon = Mittelhirn] des Hirnstamms hervorgerufen worden, die das singuläre Gedächtnis zerstörte, das generische Gedächtnis jedoch aussparte.

gnetoencephalographie) und andere, machten es zum ersten Mal in der Geschichte der Naturwissenschaften möglich, physiologische Aktivität im Gehirn eines lebenden Menschen sichtbar zu machen, während dieser Mensch verschiedene geistige Aktivitäten ausübt. Die Einführung dieser Methoden hat die Neuropsychologie und die Kognitiven Neurowissenschaften in ähnlicher Weise beflügelt wie die Erfindung des Teleskops die Astronomie. Kein Forschungsgebiet kann allein von Konzepten leben, und die Einführung mächtiger neuer Technologien (selber Produkte neuartiger Ideen auf anderen Gebieten) spielt für den wissenschaftlichen Fortschritt gewöhnlich eine entscheidende Rolle.

Die Anwendung dieser Methoden hat zur Entdeckung von zwei weiteren Mechanismen geführt, die häufig genutztes Wissen schützen, das im Neocortex repräsentiert ist. Es handelt sich dabei um die Mechanismen der *Musterexpansion* und des *mühelosen Expertentums*. Diese beiden Mechanismen arbeiten Hand in Hand.

Bei der Musterexpansion vergrößern sich (expandieren) mit zunehmender Praxis, Erfahrung und wiederholtem Gebrauch die Hirnareale, die einer bestimmten motorischen, perzeptorischen und vielleicht auch kognitiven Fertigkeit zugeordnet sind, und übernehmen benachbarte Bereiche des corticalen Raumes. Das wurde von Michael Merzenich und seinen Kollegen an der University of California, San Francisco, mit einer ganzen Reihe von Experimenten an Affen demonstriert, in denen es um das Erlernen von Fertigkeiten ging. Ähnliche Effekte konnten auch beim Menschen nachgewiesen werden. Alvaro Pascual-Leone hat gezeigt, dass bei Blinden die corticale Repräsentation des Fingers, der zum Lesen der Braille-Schrift dient, größer ist als die corticale Repräsentation derselben Finger bei sehenden Menschen, die der Braille-Schrift unkundig sind. Desgleichen ist die corticale Repräsentation der Finger der linken Hand bei Musikern, die Saiteninstrumente spielen, größer als bei anderen Menschen. Eine solche Expansion macht die Muster resistenter gegen Verfall und gegenüber den Auswirkungen von Hirnerkrankungen. Um zu verstehen, wie das funktioniert, stellen Sie sich einen Schweizer Käse mit einer gewissen Zahl von Löchern vor, die eine Fläche bedecken. Wenn Zahl und Größe der Löcher konstant gehalten wird, dann gilt: Je größer die Gesamtfläche der Käsescheibe, desto größer ist die Fläche ohne Löcher.

Auch wenn es respektlos und vereinfachend klingen mag, ist die Schweizer-Käse-Analogie gar nicht so weit hergeholt. Bei einer ganzen Reihe von altersbedingten Hirnstörungen entwickeln sich im Gehirn winzige, separate Läsionen, die Nervenzellen zerstören und die Kommunikation zwischen ihnen unterbrechen. Bei der Alzheimer-Krankheit sind diese Läsionen die berüchtigten, mikroskopisch kleinen Neurofibrillenknäuel und Ablagerungen (Plaques), die Überreste von verfallendem, sterbendem Nervengewebe. Bei der Lewy-Körperdemenz, einer anderen primären degenerativen Hirnerkrankung, die weniger häufig und in der Öffentlichkeit weniger bekannt, aber mindestens ebenso bösartig ist, sind die Läsionen mikroskopisch kleine Lewy-Körper. Bei einem anderen Demenztyp, der sogenannten Multiinfarkt-Demenz, die von einer weitverbreiteten Störung der Gefäßversorgung des Gehirns hervorgerufen wird, sind die Läsionen winzige Infarkte, die sich über das ganze Gehirn verteilen. Was auch immer die Ursache (Ätiologie) dieser Läsionen ist, sie schädigen das Hirngewebe ähnlich wie zufällig auf eine Zielscheibe geworfene Dartpfeile. Aber je größer die Fläche der Zielscheibe, umso größer wird auch der verschonte Teil sein – wenn nicht proportional, so doch zumindest absolut, und das ist wahrscheinlich für den Erhalt einer kognitiven Fähigkeit am wichtigsten.

Der Mechanismus der Musterexpansion ist wohl zumindest zum Teil für das rätselhafte Phänomen verantwortlich, das man bei den School Sisters of Notre Dame in Minnesota beobachtet hat. Die Nonnen dieses Ordens sind berühmt für ihre Langlebigkeit und ihre geistige Klarheit bis ins hohe Alter. Autopsien, die an den Gehirnen einiger dieser Nonnen nach ihrem Tod durchgeführt wurden, ergaben klare Anzeichen von Alzheimer, aber die Nonnen waren bis zu ihrem letzten Atemzug geistig gesund gewesen und hatten keinerlei Anzeichen für einen geistigen Abbau gezeigt. Das Gehirn der Nonnen war von Alzheimer betroffen, aber ihr Geist war es nicht. Auch wenn die Nonnenstudie ein Einzelfall ist, bin ich mir recht sicher, dass dies für das Phänomen selbst nicht zutrifft. Der Schutz, den die Musterexpansion bietet, könnte die unverminderte professionelle Kompetenz vieler alternder Ärzte, Rechtsanwälte und Ingenieure erklären, die trotz gelegentlicher Erinnerungslücken und Konzentrationsschwierigkeiten im alltäglichen Leben weiterhin professionell auf einem hohen Niveau arbeiten.

Ich bezeichne den anderen Gehirnmechanismus, der häufig genutzte mentale Repräsentationen vor Verfall schützt, gern als *müheloses Expertentum*. Mit viel Praxis und Erfahrung sinkt der metabolische Bedarf des Nervengewebes, das die Aufgabe durchführt. Das heißt, dass das Gehirn Routineaufgaben auch mit weniger Ressourcen, zum Beispiel bei einer schlechteren Durchblutung, zuverlässig lösen kann. Diese Entdeckung passt gut zu alltäglichen Erfahrungen, die die meisten von uns schon einmal gemacht haben. Erschöpft, hungrig oder müde, können wir eine vertraute Aufgabe dennoch meistern, versagen aber bei neuartigen Aufgaben gleicher oder geringerer Komplexität.

Die modernen funktionellen Neuroimaging-Verfahren erlauben uns, diese Effekte mit großer Präzision zu demonstrieren. In einer der ersten derartigen Studien haben R.J. Haier und seine Kollegen PET eingesetzt, um den Glucosestoffwechsel im Gehirn bei Durchführung einer neuartigen komplexen Aufgabe zu studieren. Die im Experiment verwendete Aufgabe war Tetris, das süchtig machende räumliche Video-Puzzlespiel, das recht komplex werden kann. Wie die Forscher fanden, nahm der Glucosebedarf mit zunehmender Übung der Versuchspersonen bei diesem Spiel ständig ab. Nach einigen Wochen Übung sank der Glucosebedarf des Gehirns trotz einer deutlichen Verbesserung der Leistung (um einen Faktor sieben) beträchtlich. Bemerkenswerterweise sank der Verbrauch bei denjenigen Versuchspersonen am stärksten, die nun infolge des Trainings die Aufgabe am besten beherrschten. Das war wirklich ein Fall von «mit weniger mehr schaffen».

Aktuelle Studien haben einen ähnlichen «Weniger ist mehr»-Effekt bei Aufgaben zur Objektklassifizierung im fMRI demonstriert. Bei zunehmender Vertrautheit mit den Aufgaben erhöht sich die Leistung, während die mit der Aufgabe einhergehende corticale Aktivierung sinkt. In einem einfallsreichen Experiment zeigten Ian Dobbins und seine Kollegen, dass dieser Effekt weniger auf eine Verbesserung der detaillierten Problemanalyse zurückzuführen ist, sondern eher auf das vollständige Umgehen einer solchen Analyse zugunsten des automatischen Gebrauchs einer erlernten Antwort – eine Art Mustererkennung eines Abkürzungsmechanismus.

Die Fähigkeit, eine Sache, die man gut beherrscht, mit weniger Stoffwechselressourcen durchzuführen, ist ein hervorragender Schutzmechanismus gegen neurologische Angriffe auf das Gehirn. Eine verringerte regionale Durchblutung des Gehirns ist im Alter relativ häufig. Diese Beeinträchtigung kann in ihren Auswirkungen beträchtlich schwanken, von «leicht» bis «katastrophal», und verschiedene Arterien und ihre Verzweigungen in Mitleidenschaft ziehen. Der häufigste Mechanismus, der hinter einer solchen Beeinträchtigung steht, ist eine Verengung der Blutgefäße aufgrund von Cholesterin- und anderen Ablagerungen an der Wand der Blutgefäße. Dadurch verringert sich die Durchblutung und dementsprechend auch die Sauerstoffversorgung der Hirnregion, die von den verstopften Arterien und ihren Verzweigungen versorgt wird. Eine drastische Verringerung der Blutversorgung kann zu einem Schlaganfall mit darauffolgenden irreversiblen Gewebeschädigungen führen. Eine geringfügige Verringerung der Durchblutung verlangsamt lediglich unsere Denkprozesse. Die Fähigkeit, komplexe mentale Aufgaben bei verringerter Blutversorgung (und damit verringerter Sauerstoffversorgung des Gehirns) durchzuführen, dient als mächtiger, aber nicht allmächtiger Schutz der Hirnfunktion vor den zerstörerischen Kräften cerebrovaskulärer Erkrankungen.

Gemeinsam erhöhen Musterexpansion und müheloses Expertentum das Hirnvolumen, das für kognitive Routineaufgaben reserviert ist, und verringern die metabolischen Kosten für eine effiziente Durchführung dieser Aufgaben. Auch wenn ihre Schutzwirkung nur bis zu einem gewissen Punkt wirksam ist, könnte es sein, dass beide Effekte zusammen ausreichen, den Auswirkungen von degenerativen und vaskulären Hirnerkrankungen sehr lange zu widerstehen, und zwar Jahre, wenn nicht sogar ein oder zwei Jahrzehnte.

Während wir die makroskopische Neuroanatomie der Gedächtnisbildung zunehmend besser verstehen, suchen wir gleichzeitig, die Gedächtnisprozesse zu verstehen, die auf mikroskopischer Ebene stattfinden. Wie langfristige, dauerhafte Erinnerungen im Einzelnen gebildet werden, ist das Thema intensiver Forschung, und vieles liegt dabei noch im Dunkeln. Die zellulären Mechanismen dieser Prozesse sind noch lange nicht geklärt, und neue Informationen sammeln sich mit derartiger Geschwindigkeit an, dass jedes Buch zu diesem Thema wahrscheinlich zum Zeitpunkt seines Erscheinens schon teilweise veraltet wäre. Zu den interessantesten aktuellen Befunden gehört die mögliche Rolle, die Prionen bei den zellulären Mechanismen der Gedächtnisbildung spielen. Diese erstaunlich stabilen Proteine sind bis vor kurzem nur mit üblen Dingen in Verbindung gebracht worden, mit unheilbaren und katastrophalen neurologischen Erkrankungen wie der Creutzfeldt-Jakob-Krankheit, die auch als spongiforme Encephalitis bekannt ist, und dem Rinderwahnsinn (bovine spongiforme Encephalitis, BSE). Die erstaunliche Stabilität der Prionen, die an Unzerstörbarkeit grenzt, könnte sich jedoch bei der Bildung sehr stabiler Erinnerungen als nützlich erweisen.

Die zellulären Mechanismen der Gedächtnisbildung sind zu kompliziert, um in diesem Buch diskutiert zu werden. Es ist jedoch klar, dass gedächtnisbildende Veränderungen an den Synapsen erfolgen, den winzigen Kontaktstellen zwischen benachbarten Neuronen. Diese Veränderungen können sich z. B. im Auswachsen neuer Dendriten, in einer Zunahme der Menge an Neurotransmittern (chemischen Botenstoffen, mit denen die Neuronen kommunizieren) und/oder in einer Vermehrung der Zahl der Rezeptoren ausdrücken, der Moleküle, an denen die Neurotransmitter andocken. Jede dieser Veränderungen erleichtert den «Zusammenhalt» (Konnektivität) innerhalb einer Gruppe von Neuronen, sodass die Aktivierung jeder kleinen Untergruppe eine Kaskade von Aktivierung längs bestimmter Bahnen auslöst. Man kann dies mit dem Fließen von Wasser durch Rinnen vergleichen, die sich zuvor im Sand gebildet haben. Viele Wissenschaftler – und ich gehöre zu ihnen – nehmen an, dass die Bildung von solchen «gebahnten» neuronalen Pfaden die Bildung des Langzeitgedächtnisses *ist*, und ihre Aktivierung ein Akt des Abrufs von zuvor gespeicherter Information oder ein Akt des Wiedererkennens einer bestimmten Sache als Vertreter einer bekannten Kategorie *ist*.

Die Analogie mit den Rinnen im Sand ist nützlich, aber nur bis zu einem gewissen Punkt. Jedes Mal, wenn Sie eine zuvor gebildete Erinnerung abrufen, verändern Sie diese Erinnerung ein klein wenig, weil Sie sie in einen neuen Kontext einbetten, der durch die einzigartigen Umstände gegeben ist, die in diesem Moment vorliegen. Infolgedessen verändert sich der Verlauf der Rinnen ebenfalls ein klein wenig. Um klarzumachen, was ich meine: Ich denke an einen purpurfarbenen Elefanten mit schraubenzieherförmigen Stoßzähnen und einem gestreiften Rüssel.

168

Während ich diesen Satz schreibe, beschwöre ich dieses bizarre Geschöpf zum ersten Mal in meinem Leben herauf und bringe damit das Erste, was mir in den Sinn kommt, aufs Papier. Im Verlauf dieses Prozesses habe ich mein visuelles Gedächtnis für «Elefant» aktiviert, eine wohletablierte mentale Repräsentation, die ich nicht sehr oft aktiviere. Aber das Ergebnis dieser frivolen Übung ist, dass meine neuronale Repräsentation von «Elefant» nun mit meiner mentalen Repräsentation von «Gedächtnis» als einem abstrakten Konzept und mit der mentalen Repräsentation von Rinnen im Sand verknüpft ist. Mechanistisch bedeutet dies, dass die Verknüpfungen mit den zugrunde liegenden neuronalen Netzwerken ein klein wenig rekonfiguriert worden sind. Diese Veränderung mag kurzlebig sein und die Härten des neuronalen Darwinismus nicht überleben. Andererseits könnte sie jedoch überleben, wenn ich dieses Beispiel, das ich für dieses Buch erfunden habe, auch in meine zukünftigen Vorlesungen einbaue und es auf diese Art zu einer langfristigen Veränderung in den zugrunde liegenden neuronalen Netzwerken kommt. Daher verändern sich Erinnerungen und werden bei jedem Abruf rekonstruiert und rekonfiguriert.

Die wandelbare, dynamische Struktur der neuronalen Netze ist vielleicht der Grund dafür, dass einige zusätzliche biochemische Prozesse ablaufen müssen, um eine zuvor gebildete Erinnerung zu «rekonsolidieren» (verfestigen), sobald sie im Kontext einer neuen Aufgabe eingesetzt worden ist. Werden diese biochemischen Prozesse gestört, kann eine Erinnerung, die in Ihrem Kopf in einer passiven, stabilen Form existiert hat, nachdem sie in einem neuen Kontext aktiviert worden ist, nicht mehr erfolgreich in diesen Zustand «zurückgeführt» werden. Es ist nicht mehr ganz dieselbe Erinnerung.

Attraktoren im Gehirn

Inzwischen wird intensiv daran geforscht, wie Erinnerungen im Einzelnen gebildet und abgerufen werden. Dabei verdanken wir immer mehr Erkenntnisse über diese Prozesse der *Computational Neuroscience*. Wie die übrige Biologie und Psychologie ist die Hirnforschung traditionell eine empirische Disziplin und hat ihre allgemeinen Prinzipien durch akribische Beobachtungen und Experimente begründet. Aber letztendlich wird die Reife einer jeden Disziplin danach beurteilt, ob sie in der Lage ist, einen theoretischen Zweig zu entwickeln.

Heute ist die Computational Neuroscience wahrscheinlich der präziseste und strengste Zweig der Hirnforschung. Zu Beginn ging es bei den Methoden, die auf diesem neuen Gebiet eingesetzt wurden, zumeist um mathematische Modelle von recht eng gefassten, isolierten Prozessen im Gehirn. Das Aufkommen von Computern mit hoher Rechenkapazität führte dann zu einer seltsamen Hybridisierung von theoretischen und experimentellen Methoden – zu Computermodellierung. Die Theorie über die Struktur eines komplexen biologischen Systems wird in Form eines Computermodells postuliert; anschließend wird das «Verhalten» des Modells empirisch untersucht, indem man es verschiedene Aufgaben durchführen lässt und verschiedene Parameter verändert. Diese Mischung aus Theorie und Experiment hat Ergebnisse erbracht, die weitaus interessanter und unerwarteter sind, als sie jede Methode allein hätte erbringen können. Einige dieser Ergebnisse, die direkt zu unserem Verständnis der Hirnmaschinerie des Gedächtnisses beitragen, wurden mit Hilfe sogenannter *formaler neuronaler Netze* gewonnen.

Die Modellierung formaler neuronaler Netze gehört zu den mächtigsten und vielversprechendsten Werkzeugen der Computational Neuroscience. Aufgebaut aus einer großen Zahl stark vernetzter einfacher Elemente («formalen Neuronen»), spiegeln

170

diese Netze die Arbeitsweise des realen biologischen Gehirns auf fundamentaler Ebene wider. Wie im echten Gehirn ist ein einzelnes Element des Netzwerks, ein Neuron, in seinen Fähigkeiten beschränkt und kann aus eigener Kraft nicht viel bewirken. Und wie im echten Gehirn erwächst die Problemlösungskompetenz des Netzwerks aus den multiplen – parallelen und seriellen – Interaktionen zwischen den Neuronen. Die informationelle Potenz des Netzwerks findet sich überall und nirgendwo im Besonderen. Sie verteilt sich über das gesamte Netz.

An jedem etwas komplexeren kognitiven Prozess, der im realen Gehirn abläuft, ist eine zu große Zahl von Neuronen und Gliazellen beteiligt, als dass eine experimentelle Analyse aller wichtigen Interaktionen möglich wäre, die zwischen ihnen ablaufen. Einfach gesagt, ist das Gehirn eine Struktur mit zu vielen beweglichen Teilen, und seine interessantesten Eigenschaften erwachsen eher aus den zahlreichen Interaktionen zwischen diesen Teilen als aus den Teilen selbst. Aber so unzugänglich diese Interaktionen auch für die Werkzeuge der experimentellen Forschung sein mögen, offenbaren sich viele von ihnen doch in dynamischen Modellen von neuronalen Netzen, die im Computer simuliert werden.

Angesichts verschiedener Aufgaben zeigen formale neuronale Netze erstaunlich gehirnähnliche Eigenschaften. Am interessantesten ist das Auftreten neuer Eigenschaften und Fähigkeiten, die von den Designern nicht explizit in das Modell einprogrammiert wurden. Wir bezeichnen solche neuen, spontan auftretenden Eigenschaften als *emergente Eigenschaften*. Dadurch, dass neuronale Netzwerke solche Fähigkeiten aus sich heraus erwerben, «erfinden» sie sich in gewissem Sinne selbst. Diese Netzwerke entwickeln solche Fähigkeiten, wenn sie eine explizite Rückmeldung (Feedback) über ihre vorangegangenen Erfolge oder Misserfolge erhalten (überwachtes Lernen, engl. *supervised learning*), und selbst dann, wenn sie keinerlei derartiges Feedback erhalten (nicht überwachtes Lernen, engl. *unsupervised learning*).

Zu den interessantesten emergenten Eigenschaften gehören *Attraktoren* und *Attraktorzustände*. Ein Attraktor ist ein Netzwerk, eine Gruppe engverknüpfter Neuronen mit einem stabilen Aktivitätsmuster ohne direkte Stimulation von außen. Diese sich selbst aufrechterhaltenden Aktivitätsmuster werden als «Attraktorzustände» bezeichnet. Solche Attraktorenzustände sind möglich, weil die Verbindungen zwischen den Neuronen innerhalb des Attraktors so stark sind (die Rinnen im Sand so tief sind, um unsere frühere Analogie zu gebrauchen), dass die Aktivierung einer beliebigen – selbst einer relativ kleinen – Untergruppe dieser Neuronen ausreicht, um das ganze Muster in Gang zu halten. Das bedeutet, dass dieser Attraktor in seiner Gesamtheit durch Aktivierung einer beliebigen Zahl seiner verschiedenen Komponenten aktiviert wird. Diese Eigenschaften von Attraktoren im Gehirn wird manchmal mit dem etwas abschätzigen Begriff *Entartung* (engl. *degeneracy*) bezeichnet, der von Gerald Edelman geprägt wurde. Tatsächlich ist «Entartung» eine fundamentale mathematische Eigenschaft, die in der Algebra und der Symbollogik intensiv untersucht wird. Entartung ist auch eine sehr wichtige Eigenschaft biologischer Attraktoren.

Um besser zu verstehen, wie Attraktoren arbeiten, ist es vielleicht hilfreich, sich an die ursprüngliche Bedeutung dieses Begriffs zu erinnern. Der Terminus «Attraktor» wurde von Neurowissenschaftlern aus der Mathematik übernommen. Ursprünglich von dem großen französischen Mathematiker Jules Henri Poincaré eingeführt, bezeichnet er eine Situation, in der eine Gleichung für einen ganzen Bereich numerischen Inputs eine einzige, konstante Lösung ergibt. Man spricht dann davon, dass eine solche Lösung einen ganzen Bereich von spezifischen numerischen Inputs in die Gleichung «hineinzieht» oder «lockt» (engl. *to attract*). Ein anderes Beispiel für einen Attraktor findet man in der Boole'schen Algebra, in der dieselbe logische Formel durch eine große Zahl von Inputkombinationen realisiert werden kann.

Wie eine mathematische Gleichung mit Attraktoreigenschaften wird ein neuronales Attraktornetz im Gehirn von einer ganzen Reihe verschiedener Inputs aus der Außenwelt aktiviert; sie alle aktivieren dasselbe Netz. Wir erkennen einen kurzen, schwarzen Kunststofffüller als Stift, einen langen, roten Metallkuli als Stift und einen reichvergoldeten Federhalter als Stift, obwohl sie ganz unterschiedliche sensorische Inputs hervorrufen. Trotz ihrer Unterschiedlichkeit wird von allen drei Inputsätzen dasselbe neuronale Netz aktiviert, und daher erkennen wir einen Stift als Stift.

Um die Sache noch interessanter zu machen, verfügt jeder Attraktor über ein sogenanntes Attraktorbassin, einen Satz ähnlicher Aktivitätsmuster, die die Tendenz zeigen, sich in einen Attraktorzustand zu verwandeln. Das bedeutet, dass ein ganzer Bereich von ähnlichen, aber nicht identischen Aktivierungsmustern vom System als gewissermaßen äquivalent «erkannt» wird. Die wichtigsten Attraktoreigenschaften im formalen neuronalen Netz, insbesondere diejenigen der Entartung, korrespondieren mit der Tendenz einer facettenreichen Erinnerung, dann aktiviert zu werden, wenn sie auf eine ihrer Komponenten trifft. Und ein Attraktor mit einem Bassin ist wie eine generische Erinnerung, bei der eine Vielzahl ähnlicher Objekte als Vertreter derselben Kategorie erkannt werden.

Auch wenn die Vorstellung von Attraktoren und Attraktorbassins aus Modellen der Computational Neuroscience stammt, ist die Möglichkeit, dass sie wesentliche Merkmale der realen Gedächtnisbildung einfängt, sehr verlockend. John Hopfield, einer der Pioniere der Modellierung neuronaler Netze, war einer der Ersten, der die These vertrat, dass es sich bei diesen Attraktoren tatsächlich um Erinnerungen handelt.

Zumindest wissen wir, dass es im Gehirn attraktorartige Schaltkreise gibt. Ihre Funktion ist noch nicht endgültig geklärt, doch es finden sich immer mehr Belege, die die «Erinnerungen sind Attraktoren»-Hypothese stützen. Einige dieser Belege stammen aus sogenannten «Morphing»-Experimenten. Die meisten von uns haben Michael Jacksons Musikvideo «Black or White» gesehen, in dem diese Technik erstmals auf Gesichter angewandt wurde: Weibliche Gesichter verwandeln sich in männliche Gesichter, alte Gesichter verwandeln sich in junge Gesichter, asiatische Gesichter verwandeln sich in Gesichter von Weißen. Dieselbe Idee ist in neurowissenschaftlichen Experimenten verwendet worden. Mit Hilfe von Computergraphikprogrammen kann man ein Kontinuum von Bildern schaffen, bei dem sich ein Tier in ein anderes verwandelt: ein Hund in eine Katze oder eine Kuh in ein Kamel. Stellen Sie sich vor, Sie fordern Versuchspersonen auf, diese computergeschaffenen Geschöpfe in zwei Gruppen einzuteilen, die mit den beiden ursprünglichen Tieren korrespondieren. Dasselbe kann man mit computergenerierten oder gemischten Stimmen machen, bei denen sich Sprachlaute, wie Vokale, ineinander verwandeln, zum Beispiel ein A in ein O, ein O in ein U usw.

Wenn Versuchspersonen solche computergenerierten Elemente klassifizieren, führt dies gewöhnlich zu erstaunlich diskreten Grenzen: Bis zu einem gewissen Punkt des Morphing-Kontinuums werden sämtliche Elemente ohne Zögern und konsequent der einen Kategorie zugeordnet, jenseits dieses Punktes werden sie ebenso rasch und konsequent der anderen Kategorie zugeordnet. Die Eigenständigkeit oder «Separatheit» dieser Klassifikationen ist genau das, was man in einem Gehirn mit distinkten Attraktoren und einem distinkten, mit jedem Attraktor verbundenen Bassin erwarten würde.

Ein anderer Pionier der Modellierung neuronaler Netze, Stephen Grossberg, entwickelte eine einflussreiche Theorie, die sogenannte *adaptive Resonanztheorie*, kurz ART. Dem ART-Modell zufolge finden Erkennen und «Verstehen» eines äußeren Ereignisses dann statt, wenn der sensorische Input, der von diesem Ereignis ausgeht, im Gehirn zu einem der zuvor geformten Netzwerk-Attraktoren passt oder mit ihm «in Resonanz» gerät.

174

Diesem Modell zufolge ist der Akt des Erkennens nichts anderes als die Reaktivierung eines zuvor gebildeten neuronalen Netzes. Diese Vorstellung wird von Neurowissenschaftlern zunehmend als Modell dessen akzeptiert, was tatsächlich im realen menschlichen Gehirn passiert, wenn wir ein Objekt erkennen oder eine Erinnerung aus dem Gedächtnis abrufen.

Die Hirn-Aficionados unter den Lesern dieses Buches werden sich vielleicht fragen, welche Beziehung zwischen einem Attraktor und einem *Modul* besteht. Der Begriff *Modul* war während der 1980er und 1990er Jahre in den Kognitionswissenschaften sehr populär und ist es in gewissen Kreisen noch immer. Er beschreibt eine strukturell kompakte, umschriebene und «informationell abgekapselte» Einheit im Gehirn, die einer sehr spezifischen und manchmal sehr komplexen mentalen Operation gewidmet ist. Wie bereits früher angedeutet, galt die Kommunikation zwischen verschiedenen Modulen als extrem begrenzt, praktisch ohne Überlappungen in Funktion oder Verschaltung. Einige Jahre lang war es Mode, solche «Module» als Grundbausteine der Kognition und des Gehirns anzusehen. Diese modulare Sicht des Gehirns war eine eigenartige Wiederbelebung der Phrenologie des 19. Jahrhunderts, retuschiert und aufgemacht als moderne Erkenntnis.

Für mich war die Vorstellung von der Modularität höherer kognitiver Funktionen das intellektuelle Äquivalent des Vandaleneinfalls, der jedes nuanciertere Verständnis für die Arbeitsweise des Gehirns einfach niedertrampelt. Und dieser Ansicht habe ich auch nachdrücklich Ausdruck gegeben. Ich habe – gewöhnlich in der Minderheit, manchmal auch ganz allein – mit Zähnen und Krallen dagegen gekämpft und Zeitungsartikel mit wütenden Titeln wie «Aufstieg und Fall der modularen Orthodoxie» veröffentlicht, in denen ich den Niedergang der «Modulkonfusion» vorausgesagt habe. Dieser Niedergang sollte nicht lange auf sich warten lassen. Heutzutage ist die Modularität ihres Mythos vollkommen entkleidet und wird vom größten Teil der Neurowissenschaftler praktisch völlig verworfen. Manchmal wird das kognitive Modul sarkastisch als «Großmutterzelle» bezeichnet, ein Neuron, in dem das Bild Ihrer Großmutter gespeichert ist. Suchen Sie nicht danach. Es existiert nur in den Köpfen eingefleischter Anhänger überholter Modulartheorien. Wenn Sie nicht einer von ihnen sind, dann gibt es in *Ihrem* Kopf sicherlich keine «Großmutterzellen»!

Aber ist ein Attraktor nicht in Wirklichkeit ein verkleidetes Modul, ein anderer Name für «Großmutterzelle»? Haben wir lediglich einen Hightech-Begriff aus dem Reich der Computersimulation entwendet, um eine konzeptuelle Mumie aus der Vergangenheit umzubenennen? Die Antwort ist ein nachdrückliches «Nein». Ein Modul ist angeblich immanent. Ein Attraktor ist emergent. Ein Modul soll der Theorie nach funktionell abgekapselt sein. Zahlreiche Attraktoren teilen dieselben neuronalen Komponenten. Ein Modul soll strukturell abgekapselt sein. Ein Attraktor kann sich über zahlreiche corticale Areale erstrecken, was wahrscheinlich öfter der Fall ist als das Gegenteil. Der letztgenannte Punkt lässt sich durch eine häufige Beobachtung illustrieren. Stellen Sie sich vor, Sie versuchen sich bei einer Unterhaltung an irgendeinen Namen zu erinnern. Er liegt Ihnen praktisch auf der Zunge, entwischt Ihnen aber immer wieder – bis die fragliche Person den Raum betritt. In dem Moment, wo Sie ihr Gesicht sehen, fällt Ihnen der Name sofort ein. Die Erinnerung taucht plötzlich auf, obwohl die eintretende Person kein Namensschild trägt – und ihr Name ihr auch nicht ins Gesicht geschrieben steht.

Damit es zu diesem Namenserinnerungsphänomen kommen kann, muss in Ihrem Kopf ein Netzwerk existiert haben, das eine visuelle Komponente mit Informationen über das entsprechende Gesicht wie auch eine auditorische Komponente mit Namensinformation enthält. Obwohl diese beiden Formen von Information in ganz verschiedenen corticalen Arealen verarbeitet werden (Scheitellappen für Gesichtsinformation, Schläfenlappen für Namensinformation), sind sie zu einem einzigen Attraktor verwoben. Und sobald auch nur eine kleine Untereinheit seiner Neuronenkomponenten aktiviert wird, wird der gesamte Attraktor aktiviert.

Das ist in aller Kürze der Mechanismus des generischen Gedächtnisses. Wie mächtig generische Erinnerungen als kognitives Werkzeug sind, ist Thema des nächsten Kapitels.

8. KAPITEL

ERINNERUNGEN, MUSTER UND DIE WEISHEITSMASCHINERIE

Die Tugend geistiger Sparsamkeit

Weise Entscheidungen (oder bescheidener: fachlich kompetente) kommen einem staunenden Beobachter häufig so vor, als falle dem Experten die Lösung eines scheinbar schwierigen, unerwartet auftretenden Problems förmlich in den Schoß, als «kenne» er sie, ohne sich besonders anstrengen zu müssen. Weisheit ist auch die Fähigkeit, Ereignisse vorauszusehen, die für die meisten Menschen völlig unerwartet eintreten. Wir haben bereits festgestellt, dass sich das Phänomen der Weisheit in all seiner Komplexität nicht auf eine hochentwickelte Fähigkeit zur Mustererkennung reduzieren lässt. Aber wir haben auch festgestellt, dass eine derartige Fähigkeit zur Mustererkennung ein sehr wichtiges Element von Weisheit birgt, was besagt, dass ein weiser Mensch eine ungewöhnlich große Zahl von Mustern erkennt, von denen jedes einzelne eine ganze Klasse wichtiger Informationen umfasst. Wie bereits erwähnt, ist diese Fähigkeit das Ergebnis einer großen Zahl von Attraktoren, die im Gehirn des Betreffenden gespeichert sind. Es dauert seine Zeit, bis sich diese mustererkennenden Attraktoren bilden und ansammeln. Die Muster, die uns erlauben, rasche Lösungen für ein breites Spektrum von Problemen zu finden, sind generische Erinnerungen. Das Arsenal dieser generischen Erinnerungen wächst mit der Zeit ständig an.

Ebenso wächst die Fähigkeit, intuitive Entscheidungen zu treffen. Intuition wird oft als Antithese zu einer analytischen Entscheidungsfindung angesehen, als etwas, das seinem Wesen nach nicht-analytisch oder präanalytisch ist. In Wirklichkeit ist Intuition jedoch die Kondensation (Verdichtung) einer weitreichenden früheren analytischen Erfahrung, sie ist komprimierte und kristallisierte Erfahrung. Eigentlich ist eine intuitive Entscheidungsfindung daher eher postanalytisch als prä- oder nichtanalytisch. Sie ist das Produkt analytischer Prozesse, die derart stark verdichtet sind, dass ihre innere Struktur unter Umständen selbst demjenigen rätselhaft bleibt, der davon profitiert. Es war Herbert Simon, der auf die «postanalytische» Natur intuitiver Entscheidungsfindung hinwies.

Die Vorteile derartiger mentaler Kondensationen wurden von der Evolution bereits vor vielen Millionen Jahren «entdeckt» und sind von verschiedenen Spezies über Generationen hinweg genutzt worden. Gewisse Elemente in der Umgebung, beispielsweise eine Schlange, werden durch eine sofortige, automatische, außerordentlich effiziente Reaktion, die keiner bewussten Überlegung bedarf, als Gefahr «erkannt». Man kann sich diesen Mechanismus als eine Art «phyletische» Weisheit vorstellen, ein Begriff, der von Joaquin Fuster geprägt und bereits in einem früheren Kapitel diskutiert wurde.

Wie jeder höchst generische Mechanismus ist stammesgeschichtliche Weisheit ihrem Wesen nach statistisch. Meistens wirkt sie sich zu unserem Vorteil aus, jedoch nicht immer. Und sie operiert mit der beinahe absoluten Macht eines Hardware-Mechanismus, und das ist sie auch. Sitz dieses festverdrahteten automatischen Antwortmechanismus ist die Amygdala (Mandelkern), eine kleine Ansammlung von Nervenzellen auf der Innenseite eines jeden Temporallappens.

Die Macht solcher festverdrahteter Entscheidungsfindungskondensationen erfuhr ich vor vielen Jahren auf einem Trip nach

179

Kenia am eigenen Leibe. Zu den vielen Dingen, die Touristen dort tun, gehörte auch der Besuch einer Krokodilfarm, wo mir ein gerade geschlüpftes Babykrokodil angeboten wurde. Das kleine Geschöpf war kaum so lang wie mein Handteller, dünn und offensichtlich harmlos. Doch als ich meinem Arm ausstreckte, um es zu berühren (eine bewusste Handlung, gesteuert von meinem Neocortex), zog eine unerklärliche Kraft meinen Arm in die entgegengesetzte Richtung (ein automatischer Prozess, gesteuert von der Amygdala).

Ich war völlig konsterniert von diesem neuronalen Tauziehen und hatte das seltsame Gefühl, das innere Wirken meines eigenen Gehirns passiv zu beobachten, statt es zu beherrschen. Zu meinem Erstaunen setzte die Amygdala sich durch, und ich war nicht in der Lage, das Babykrokodil anzufassen. Von einem rationalen Standpunkt aus war die Situation völlig lächerlich, aber der festverdrahtete Mechanismus, eingeschliffen über zahllose Generationen, behielt das letzte Wort. Andere Leute berichten von ähnlichen Reaktionen auf Schlangen, und ich muss zugeben, dass ich jedes Mal eine leichte Gänsehaut bekomme, wenn ich eine große Schlange um die Schultern eines Straßenakrobaten baumeln sehe, eine Szene, wie sie in vielen Großstädten nicht selten ist. Der Gedanke, mich dieser Kreatur zu nähern und sie zu berühren, ist mir nie – nicht einmal im Entferntesten – in den Sinn gekommen.

Genauso, wie die Amygdala neuronale Kondensationen enthält, die die über Millionen Jahre hinweg entwickelte phylogenetische Weisheit verkörpern, enthält der Neocortex neuronale Kondensationen, die die im Lauf des Lebens entwickelte individuelle Weisheit (oder Kompetenz) widerspiegeln. Diese Kondensationen kommen neuronal in Form von Attraktoren daher, die wir im letzten Kapitel besprochen haben. Wie im Fall meines Babykrokodils kann das Filtern von Information über die Welt durch solche kognitiven Schablonen gelegentlich zu Fehlschaltungen führen.[1] Aber im Großen und Ganzen sind sie sehr adaptiv.

Die intuitive Entscheidungsfindung eines Experten umgeht geordnete, logische Schritte gerade deshalb, weil sie ein Kondensat ist, entstanden aus dem exzessiven Gebrauch solcher geordneter, logischer Schritte in der Vergangenheit. Es ist der Luxus geistiger Ökonomie, den eine reichhaltige Erfahrung aus der Vergangenheit verleiht. Der große Physiker Richard Feynman konnte angeblich mehrere dicht mit obskuren mathematischen Formeln bedeckte Seiten überfliegen und dann lässig bemerken: «Scheint in Ordnung zu sein.» Mühelos postanalytisch!

Eine einfache alltägliche Demonstration geistiger Sparsamkeit, die durch zuvor angesammeltes Wissen ermöglicht wird, spiegelt unsere Fähigkeit wider, die Zeitung zu lesen, ohne sie wirklich zu lesen. Ich öffne Ende 2003 eine große Tageszeitung und schaue die Überschriften durch: *Milošević wieder erkrankt ... Schwarzenegger gewinnt ... Bali-Bomber verurteilt ...* Ich muss nicht die ganzen Artikel lesen, um zu wissen, was drinsteht. Mein zuvor

---

1 Der australische Neurowissenschaftler Allan Snyder nimmt an, dass der Preis, den wir dafür bezahlen, dass wir uns so stark auf rasche Mustererkennungsmechanismen stützen, vielleicht höher ist, als wir denken. Um herauszufinden, wie hoch die Kosten dieser Abhängigkeit für unser geistiges Leben sind, hat Snyder eine Studie zu diesem Thema begonnen. Dabei wird ein schwaches magnetisches Signal durch das Gehirn der Versuchsperson geschickt, das die mustererkennenden cerebralen Schaltkreise zeitweilig außer Gefecht setzt (diese Technik wird als transkranielle magnetische Stimulation oder TMS bezeichnet). Snyder behauptet, dass seine Probanden aufgrund dieser Manipulation zeitweilig geistige Fähigkeiten gewinnen, die ihnen zuvor nicht zugänglich waren. Insbesondere verbessert sich ihre Zeichenfähigkeit angeblich deutlich, und Gleiches könnte für viele andere Fähigkeiten gelten. Snyder ist ein toller Wissenschaftler und ein guter Freund. Dennoch lehnte ich seine Einladung ab, als Proband an seiner TMS-Studie teilzunehmen. Und so werden wir nie wissen, um wie viel besser dieses Buch geworden wäre, an dem ich zur Zeit meines Besuchs in Snyders Labor an der University of Sydney gerade arbeitete, wenn ich seinen Vorschlag akzeptiert hätte.

angesammeltes Wissen über aktuelle Ereignisse erlaubt mir, so exakt auf den Inhalt zu schließen, dass ich, würde ich den Text Wort für Wort lesen, nicht viel mehr erfahren würde, als ich bereits weiß. Der Kriegsverbrecherprozess gegen den früheren jugoslawischen Präsidenten Slobodan Milošević ist aufgrund seines angeblich schlechten Gesundheitszustands erneut unterbrochen worden. Der sich vom Bodybuilder zum Politiker gewandelte Kandidat liegt im Rennen um den Gouverneursposten in Kalifornien vorn. Der Muslimfanatiker, der in Bali eine Diskothek in die Luft gesprengt hat, ist verurteilt worden.

All diese Information hätte ich auch ohne mein Vorwissen sammeln können. Doch dann hätte ich die Artikel gründlich lesen müssen. Ich hätte mindestens eine halbe, wenn nicht eine ganze Stunde gebraucht, um diese Information aus dem Text zu gewinnen, und dies hätte meine Aufmerksamkeit, mein Gedächtnis und meine linguistischen Fähigkeiten strapaziert. Doch dank meines Vorwissens verdichtete sich der Prozess zu einem fast augenblicklichen Erkennen und Verstehen, war völlig mühelos und nahm kaum 30 Sekunden in Anspruch. Wenn das kein Beispiel für geistige Sparsamkeit ist! Natürlich ist es von meinem Zeitungsbeispiel bis zur Entscheidungsfindung in schwierigen und komplexen Situationen ein weiter Weg. Aber das Prinzip – zuvor angesammelte Muster dienen als Mechanismus für geistige Ökonomie – funktioniert in zahlreichen, scheinbar sehr unterschiedlichen Situationen grundsätzlich ähnlich.

Die neuronalen Vorteile, die eine solche mentale Ökonomie bietet, sind beträchtlich, und ihr Wert für den Einzelnen steigt mit zunehmendem Alter. Um zu verstehen, warum das so ist, wird oft auf Begriffe wie «geistige Reserven» oder «geistige Ressourcen» zurückgegriffen, und es wird angenommen, dass sie in der Regel mit zunehmendem Alter schwinden. Diese Konzepte haben unter Neurowissenschaftlern, die sich mit der Kognition im Alter beschäftigen, trotz ihrer Unschärfe viel Anklang gefunden. Dies spiegelt sich im Bemühen, gewisse schwer fassbare Eigenschaften des Geistes, die umgangssprachlich als «geistige Energie» oder «geistige Klarheit» bezeichnet werden, in den Griff zu bekommen. Offen gestanden habe ich den Verdacht, dass «geistige Ressourcen» zu den Begriffen gehört, bei denen durch Erfinden eines neuen Namens für ein altes Rätsel die Illusion geschaffen werden soll, wir verstünden, worum es geht. (Davon gibt es in den Naturwissenschaften eine ganze Menge!)

Wir wissen nicht genau, was über die Menge an «geistigen Ressourcen» bei einem bestimmten Individuum entscheidet. Wenn wir einmal spekulieren, könnte es die Sauerstoffmenge sein, welche dem Gehirn via Blutstrom zugeführt wird, die Verknüpfungsdichte der Neuronen, die Geschwindigkeit der elektrischen Signalübertragung längs der Axone, die Konzentration von wichtigen Neurotransmittern in den Synapsen oder eine Kombination von alldem. Was auch immer dahintersteckt, die Menge an «geistigen Ressourcen» variiert von Individuum zu Individuum. Doch die geistige Ökonomie, die durch den Mechanismus der Mustererkennung ermöglicht wird, versetzt einen Menschen in die Lage, mit einem Minimum an Belastung für die geistigen Ressourcen sehr komplexe geistige Aufgaben zu lösen. Gewissermaßen wirkt die geistige Ökonomie, die der Mustererkennung eigen ist, dem Abbau der geistigen Ressourcen entgegen, zu dem es mit zunehmendem Alter wohl bei den meisten Menschen kommt.

Ein träger, untrainierter und «musterloser» Verstand lässt sich manchmal von der scheinbaren Leichtigkeit und Mühelosigkeit «postanalytischer» Entscheidungsfindung blenden und fühlt sich versucht, sie zu kopieren. Eine derartige pathetische Schaustellung ist alles andere als postanalytisch, sondern höchstens Humbug. Die aktuelle pädagogische Mode in den USA, in der Grundschul- und Sekundarschulmathematik exakte Berechnungen durch quantitative «Schätzungen» zu ersetzen, ist ein besonders schlimmes Beispiel für derartigen kognitiven Humbug.

Generische Erinnerungen sind also Werkzeuge zur Mustererkennung. Je intensiver wir ihre Bedeutung für die Kognition untersuchen, desto stärker beeindruckt uns Herbert Simons weitblickende Erkenntnis, dass Mustererkennung das alltäglichste und effizienteste Werkzeug zur Problemlösung ist, über das wir verfügen. Heißt das, dass jedes Muster als Element von Weisheit oder von Kompetenz qualifiziert ist? Wahrscheinlich nicht, es sei denn, wir trivialisieren diese Konzepte in unangemessener Weise. Aber je zahlreicher und generischer diese Muster sind, und je größer das Ausmaß ist, in dem sie eine mühelose und rasche Lösung eines breiten Spektrums wichtiger Probleme erleichtern, desto eher qualifizieren sich solche Muster als Elemente von Weisheit. Je generischer gewisse Muster sind, desto redundanter sind ihre neuronalen Repräsentationen und desto widerstandsfähiger sind sie gegenüber den Auswirkungen von Gehirnabbau und Demenz. Je häufiger derartige Muster im Verlauf einer geistigen Tätigkeit aktiviert werden, desto beständiger zeigen sie sich gegenüber den Auswirkungen eines kognitiven Verfalls. Das Repertoire von Mustern wächst mit zunehmendem Alter. Daher ist Altern der Preis, den wir für das Anhäufen von Weisheitsmustern zahlen müssen.

Wir haben bereits früher die Beziehung von Kompetenz und Weisheit untersucht. Wie bedeutsam ist diese Unterscheidung? Unsere Kultur wird von einem Hang zu klar abgegrenzten Taxonomien, starren Dichotomien und binären Unterscheidungen beherrscht. Aber in der realen Welt sind allmähliche Übergänge häufiger als strenge Grenzen. Ich erinnere mich an die endlosen Diskussionen, die ich als Heranwachsender mit meinem etwa gleichaltrigen und ebenso altklugen Cousin führte. Es ging um die Definition von Größe: Wo beginnt und wo endet sie? Wir beide stimmten überein, dass Beethoven ein großer Komponist war, Rembrandt ein großer Maler und Tolstoi ein großer Schriftsteller. Aber was war mit Béla Bartók, Francisco Goya oder Theodore Dreiser? Waren sie auch groß oder «nur» bedeutend? In der Rückschau erscheint diese Debatte natürlich naiv und grundsätzlich sinnlos. Es existiert keine klare und offensichtliche Grenze zwischen «Größe» und «Bedeutend-Sein»; ebenso wenig gibt es eine verbindliche Grenze zwischen Weisheit und Kompetenz. Es handelt sich hier um eine Frage des Maßes, der Subjektivität und des Werturteils.

«Ein wandelndes Bündel von Gewohnheiten»

Wie bereits erwähnt, stellen sich Weisheit und Kompetenz mit zunehmendem Alter ein. Heißt das, dass wir diese kostbaren Eigenschaften ganz selbstverständlich, quasi automatisch erwerben, so wie graue Haare und Falten? (Das wäre schön, nicht wahr?) Aber Weisheit im Alter ist nicht garantiert oder vorherbestimmt. In einer Sammlung von Interviews, die von dem renommierten australischen Radiojournalisten Peter Thompson veröffentlicht wurde, ist der Untertitel ebenso wichtig wie der Titel: *Wisdom: The Hard Won Gift* (Weisheit: ein hartnäckig erhaschtes Geschenk). Das Geschenk der Weisheit ist eine Belohnung, kein Anspruch. Es muss verdient werden. Und ebenso muss man sich Kompetenz erwerben.

Um zur Sprache des Gehirns zurückzukehren: Weisheit wie auch Kompetenz werden durch Ansammlung von Attraktoren erworben, die in wichtigen Situationen eine Mustererkennung erlauben. Nun, es leuchtet ein, dass einige Menschen ein ganzes Leben lang solche Muster ansammeln und andere … weniger. Jedes menschliche Wesen erwirbt im Lauf seines Lebens eine gewisse Fähigkeit zur Mustererkennung. Aber nicht jedes menschliche Wesen sammelt solche Muster an, wie sie zur Lösung von Problemen nötig sind, die für eine bedeutende Zahl von Menschen wirklich wichtig sind. Allgemein gesprochen werden Menschen, die sich ihr Leben lang erfolgreich mit anstrengenden und schwierigen geistigen Herausforderungen herumgeschlagen haben – mit anderen Worten Menschen, die gescheit sind und den größten Teil ihres Lebens geistig aktiv waren –, mit zusätzlicher geistiger Widerstandskraft gegen die Auswirkungen des Alters belohnt.

Das wurde deutlich, als man die Beziehung zwischen der Fähigkeit zum logischen Denken und Allgemeinwissen (einschließlich Vokabular) untersuchte. Bei Menschen, bei denen das logische Denkvermögen gering entwickelt war, blieben Allgemeinwissen und Vokabular entweder konstant, als sie älter wurden, oder gingen definitiv zurück. Bei Menschen mit hochentwickeltem logischen Denkvermögen wuchsen Allgemeinwissen und Vokabular hingegen mit zunehmendem Alter weiter an – sie nahmen bis zu einem Alter von 80 Jahren ständig zu!

Daher sieht es so aus, als ob das Geschenk einer raschen und mühelosen Mustererkennung Höhepunkt und Belohnung einer lebenslangen Auseinandersetzung mit derartigen geistigen Herausforderungen ist. Bei denjenigen, die sich diese Belohnung verdient haben, zeigt das Geschenk der Weisheit, um Peter Thompsons Wendung zu benutzen, angesichts von Alterungsprozessen und neurologischen Angriffen aller Art auf das Gehirn ein erstaunliches Durchhaltevermögen. Der große amerikanische Psychologe William James hatte recht, als er meinte: «Würden junge Leute realisieren, wie rasch sie zu einem wandelnden Bündel von Gewohnheiten werden, würden sie mehr auf ihr Verhalten achten, während sie sich noch in einer formbaren Phase befinden.»

Diejenigen, bei denen das «Bündel [erworbener] Gewohnheiten» echte Kompetenz enthält, ernten deren Vorzüge weiterhin bis ins hohe Alter. Heutzutage entschließt sich eine zunehmende Zahl älterer Menschen, ihren Beruf weiterhin auszuüben. Das ist eine höchst willkommene und demographisch realistische Ent-

186

wicklung. Aber diese Entwicklung hat auch zu der besorgten Frage geführt, ob ihre beruflichen Leistungen aufgrund ihres fortgeschrittenen Alters nicht abnehmen würden. Diese Befürchtungen erwiesen sich jedoch als grundsätzlich unbegründet: Wie Untersuchungen gezeigt haben, existiert keine Beziehung zwischen Alter und beruflicher Leistung. Diese nimmt mit zunehmendem Alter nicht einfach ab.

Berufliche Kompetenzen spiegeln sich im sogenannten «stillen» oder «impliziten Wissen» (engl. *tacit knowledge*); darunter versteht man die Art von prozeduralem Wissen, die bei der Lösung von Alltagsproblemen am Arbeitsplatz hilft und nicht im Rahmen der formalen Berufsausbildung vermittelt wird. Wie die Forschung gezeigt hat, erleidet implizites Wissen mit zunehmendem Alter keinen merklichen Verfall. Tatsächlich nimmt implizites Wissen weitaus weniger ab als isolierte mentale Fähigkeiten (Gedächtnis, Aufmerksamkeit usw.), die gewöhnlich in formalen neuropsychologischen Tests abgefragt werden. Das heißt, dass ein alternder Profi seinen Job aller Wahrscheinlichkeit nach auch weiterhin ordentlich erledigen wird, selbst wenn seine Gedächtnisspanne und seine Aufmerksamkeit abnehmen.

Deskriptives und präskriptives Wissen

Beim stillen oder impliziten Wissen geht es mehr um Problemlösungsstrategien als um Faktenwissen. Das bringt uns zu einer sehr wichtigen Unterscheidung: zum Unterschied zwischen den deskriptiven und den präskriptiven Aspekten von Weisheit und Kompetenz. Wie bereits erwähnt, kann Wissen deskriptiv wie auch präskriptiv sein. Gleiches gilt für die Mustererkennung und die Attraktoren, die ins Gehirn eingebettet sind.

Deskriptives Wissen ist das Wissen darum, wie die Dinge

sind. Manchmal wird es auch als «veridikales – also wahrheits-getreues oder objektivierbares – Wissen» bezeichnet. Da Dinge in einer von Ihnen unabhängigen Welt existieren, kann man verschiedene Aussagen über Dinge ganz unabhängig von eigenen Wünschen und Vorlieben in die Kategorie «wahr» bzw. «richtig» oder «falsch» einordnen. Die Aussage «fünf plus fünf ist zehn» ist wahr, die Aussage «fünf plus fünf ist zwölf» ist falsch. Und wenn Sie wünschten, es wäre umgekehrt, dann haben Sie Pech gehabt! Deskriptives Wissen ist Wissen um die wahre Natur der Dinge.

Präskriptives Wissen hingegen ist kein Wissen darum, wie Dinge sind, sondern wie sie sein sollten und was wir tun müssen, um sie entsprechend unseren Wünschen und Bedürfnissen zu gestalten. Präskriptives Wissen ist das Wissen darum, was getan werden muss, das Wissen um die gewünschte Handlungsweise. Im Gegensatz zum deskriptiven Wissen ist präskriptives Wissen nicht unabhängig von Ihnen. Ganz im Gegenteil ist es das Wissen um *Ihre* Bedürfnisse und die Handlungsweise, die für *Sie* subjektiv am besten ist. Präskriptives Wissen ist kein Wissen um die objektive, «wahre» Natur der Dinge, sondern um die beste Handlungsweise. Da die Wahl einer solchen Handlungsweise von Individuum zu Individuum variiert, bezeichne ich diese Art von Wissen manchmal auch als subjektbezogenes Wissen.

Wir Menschen verfügen über eine mächtige mentale Maschinerie, die uns erlaubt, deskriptives Wissen zu erwerben und zu speichern, doch diese Maschinerie ist sekundär, unseren Bedürfnissen untergeordnet, präskriptives Wissen zu erwerben und zu speichern. Die Evolutionsdrücke, die unser Gehirn und unseren Körper geformt haben, zielten darauf ab, unser Überleben zu sichern, und nicht unsere Fähigkeit, die ultimative Wahrheit zu erkennen (auch wenn Letzteres Ersterem zugute kommen könnte). Und falls Sie nicht bedürfnislos wie Diogenes in einer Tonne leben – das primäre Ziel der meisten Leute ist es, ihr Los zu verbessern, während die Suche nach der Wahrheit eher ein Mittel zum Zweck als Selbstzweck ist.[2]

Dies im Hinterkopf, kann es nicht überraschen, dass präskriptives Wissen («was soll ich tun?») besonders geschätzt ist, und Gleiches gilt für präskriptive Weisheit und präskriptive Kompetenz. Die Leute wenden sich eher an einen Experten oder einen Weisen, um seinen Rat zu erbitten, was zu tun ist, als dass sie ihn bäten, ihnen die Natur der Dinge zu erklären. Die präskriptive Kraft der Weisheit und die präskriptive Kraft der Kompetenz verdienen eine separate Diskussion.

Zunächst einmal müssen wir verstehen, wo im Gehirn Wissen gebildet und gespeichert wird und wie sich der Unterschied zwischen deskriptivem und präskriptivem Expertentum in der Gehirnmaschinerie des Wissens widerspiegelt. Und zu diesem Zweck müssen wir zwei wichtige Unterscheidungen in der Architektur des Gehirns berücksichtigen: die Unterscheidung zwischen den beiden Hemisphären und die Unterscheidung zwischen dem vorderen und dem hinteren Teil der Großhirnrinde. Deskriptives und präskriptives Wissen basieren beide auf Mustererkennung, und die Muster sind in Attraktoren verkörpert. Da Wissen dort gespeichert ist, wo die Information zuerst verarbeitet wurde (erinnern Sie sich, es gibt kein designiertes, räumlich getrenntes Lagerhaus für Erinnerungen im Gehirn), residieren die Attraktoren, die deskriptives und präskriptives Wissen verkörpern, in jeweils etwas anderen neocorticalen Regionen.

Deskriptives wie auch präskriptives Wissen sind in den phylogenetisch jüngsten Teilen des Neocortex gespeichert, im sogenannten Assoziationscortex. Deskriptives Wissen ist vorwiegend

---

2 Ironischerweise haben sich kognitive Psychologen traditionellerweise vorwiegend darum bemüht, die Maschinerie des deskriptiven Wissens zu verstehen. Erst seit kurzem beginnen die Mechanismen des präskriptiven Wissens das verdiente wissenschaftliche Interesse auf sich zu ziehen.

in dessen hinteren Anteilen, in den Schläfen-, Scheitel- und Hinterhauptslappen, präskriptives Wissen hingegen in den Stirnlappen (Frontallappen) gespeichert. Aktuelle Studien haben zudem gezeigt, dass die beiden cerebralen Hemisphären bei Erwerb und Speicherung von Wissen, bei der Bildung von Attraktoren und für die Maschinerie der Mustererkennung ganz unterschiedliche Rollen spielen.

In den nächsten Kapiteln wollen wir den Gehirnmechanismen von Weisheit und Kompetenz weiter nachspüren; dabei geht es unter anderem darum, wie diese hochgeschätzten Eigenschaften von den beiden Hälften des Gehirns und von den Frontallappen abhängen. In diesem Zusammenhang wird die besondere Rolle der Frontallappen beim Erwerb und bei der Speicherung von präskriptivem Wissen zunehmend deutlicher werden. Wir werden uns zudem mit den Unterschieden und Wechselbeziehungen zwi-

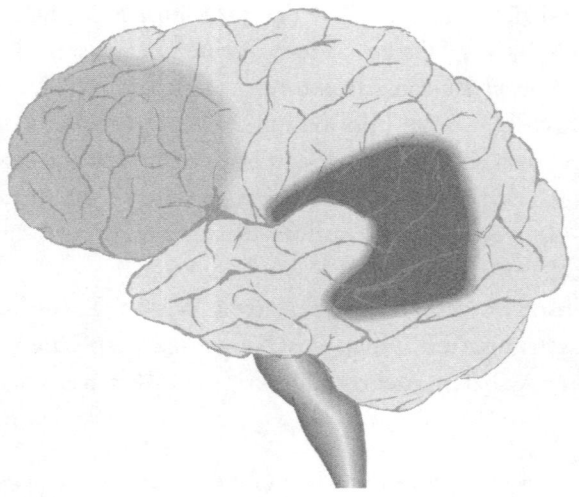

Abbildung 10: Deskriptives Wissen ist vorwiegend in den dunkler schattierten, präskriptives Wissen in den heller schattierten Bereichen gespeichert.

schen den beiden Großhirnhemisphären sowie ihrer Beziehung zu neuen und vertrauten kognitiven Herausforderungen beschäftigen. Das hilft uns, besser zu verstehen, was die Weisheitsmuster von anderen Manifestationen des Geistes unterscheidet, wie sie zustande kommen und was ihnen erlaubt, dem Altersverfall zu widerstehen.

9. KAPITEL

ENTSCHEIDUNGEN WERDEN
«OBEN-VORN» GETROFFEN

Im Inneren der Stirnlappen

Die Stirnlappen (Frontallappen) gehören heute zu den am intensivsten untersuchten Teilen des Gehirns. Ihre Funktionen gelten als Eckpfeiler unserer geistigen Welt, und die Veränderungen, die sie in der Entwicklung und während des Alterungsprozesses durchmachen, stehen im Mittelpunkt zahlreicher wissenschaftlicher Studien.

Inzwischen wissen wir, dass die Reifung der Frontallappen entscheidend für die kognitive Entwicklung eines Individuums ist und ihr Abbau eine ganz entscheidende Rolle bei altersbedingten kognitiven Einbußen spielt. Es hat jedoch sehr lange gedauert, bis sich diese Erkenntnisse durchgesetzt haben, und dafür gibt es einen guten Grund: Es ist leichter zu erklären, was die Frontallappen nicht tun, als was sie denn nun eigentlich tun, und die Neurowissenschaftler haben eine ganze Weile gebraucht, bis sie so weit waren.

Ich erinnere mich noch daran, wie mich meine Mutter zum ersten Mal mit ins Opernhaus meiner Geburtsstadt Riga nahm. Eigentlich sollte ich das Geschehen auf der Bühne anschauen, doch ich war völlig fasziniert von dem kleinen Mann vor dem Orchester. Dieser kleine Mann stand auf dem Podium und bewegte ständig seine Hände, und ich konnte mir um alles in der Welt keinen Reim darauf machen, was er eigentlich zu dem ganzen

Spektakel beitrug, denn er spielte ganz eindeutig kein Instrument. Natürlich war der kleine Mann der Dirigent.

Die Frontallappen oder genauer der präfrontale Cortex sind für das übrige Gehirn das, was der Dirigent für das Orchester ist, und lange Jahre befanden sich Psychologen und Neurologen in derselben Lage wie ich damals als verdutzter kleiner Junge.

Paradoxerweise war die Rolle der Frontallappen bei der Ausformung zentraler Persönlichkeitsmerkmale in der klinischen Praxis seit langem bekannt. Die frontale Lobotomie, die Mitte des 20. Jahrhunderts in Europa und Nordamerika so populär war, zielte darauf ab, die Persönlichkeit zu ändern. Dazu wurden im Rahmen dieses Eingriffs die Verbindungen zwischen den Frontallappen und dem übrigen Gehirn durchtrennt – was bedauerlicherweise in vielen Fällen zu einer völligen Persönlichkeitszerstörung führte. Das wahre wissenschaftliche Verständnis der Stirnlappen-

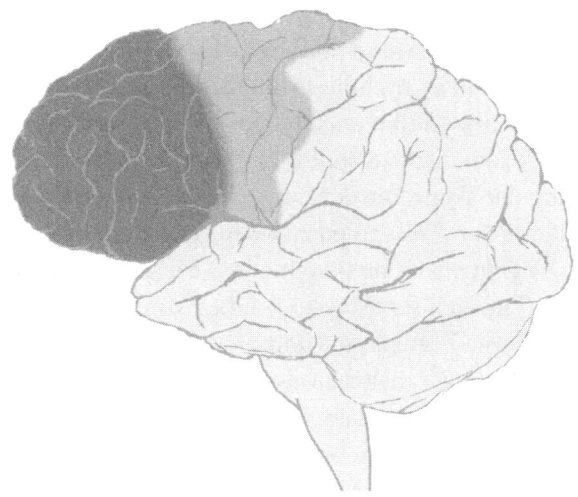

Abbildung 11: Die Frontallappen (helle und dunkle Schattierung) und der präfrontale Cortex (dunkle Schattierung).

funktion hinkte diesen brachialen operativen Eingriffen jedoch weit hinterher.

Eines der größten Hindernisse auf diesem Weg war die Fixierung auf die Mechanismen des deskriptiven Wissens, die die Neuropsychologie und die kognitiven Neurowissenschaften bis in relativ neue Zeit beherrschte. Wie wir noch sehen werden, haben die Frontallappen relativ wenig mit deskriptivem Wissen zu tun, sehr viel hingegen mit präskriptivem Wissen. Ein weiterer Stolperstein war, dass die Neurowissenschaftler weiterhin bestimmte geistige Fertigkeiten untersuchten und bewerteten: Wahrnehmung, Sprache, Bewegungssteuerung und so fort. Die Frontallappen sind jedoch nicht für eine dieser speziellen Fertigkeiten verantwortlich, genauso wenig, wie der Dirigent für irgendein Einzelinstrument verantwortlich ist.

Auch in diesem Fall gilt: Symphonische Musik residiert nicht in irgendeinem bestimmten Instrument. Sie erwächst aus dem gemeinsamen Spiel aller Instrumente, die zusammenwirken. Und es ist der Dirigent, der sie alle «zusammenführt». Ebenso hängt jede komplexe Verhaltensweise von mehr als einer einzigen geistigen Fähigkeit ab, und es sind die Frontallappen, die unsere geistigen Fähigkeiten organisieren und zu einem komplexen Ensemble vereinen. Die Frontallappen sind fürs Planen verantwortlich, für die Kartierung der Wege, die der Organismus nehmen muss, um eine breite Palette von Problemen zu lösen. Wie der Dirigent, der mit seinem Dirigentenstab auf verschiedene Mitglieder des Orchesters weist, während sich die Musik entfaltet, rufen die Frontallappen spezielle geistige Fertigkeiten und Fähigkeiten ab und verknüpfen sie zu komplexen Verhaltensweisen. Diese Führungsposition der Frontallappen wird in Analogie zum leitenden Direktor, der für die Strategie des Unternehmens verantwortlich ist, aber selbst keine bestimmte, eng definierte Aufgabe übernimmt, oft als «exekutive Funktion» bezeichnet. Der Direktor überwacht die Aktivitäten anderer und ist für die Überwachung der Betriebsmittel verantwortlich, die die Firma für die Verfolgung ihrer globalen Ziele benötigt. Und genau das ist es, was die Stirnlappen beim lebenden biologischen Organismus tun.

Aktuelle Studien sprechen dafür, dass die interne Organisation des präfrontalen Cortex eine hierarchische Struktur aufweist, die tatsächlich ein wenig an die hierarchische Struktur einer großen Organisation in der Gesellschaft – Wirtschaftsunternehmen, Militär oder Administration – mit einem Kommandoposten an der Spitze und verschiedenen untergeordneten Abteilungen und Unterabteilungen erinnert. Der vorderste Teil des präfrontalen Cortex ist für übergreifende Entscheidungsfindung zuständig, und die dahintergelegenen Areale des präfrontalen Cortex sind dafür verantwortlich, die immer detaillierteren Teilelemente der anstehenden Aufgabe zu planen und durchzuführen. Das passt sehr gut zum bereits erwähnten Gradientenprinzip der funktionalen corticalen Organisation, das im ganzen Gehirn wirkt.

Je systematischer die Denkprozesse sind, desto stärker sind sie von den Frontallappen abhängig. Jede Art logischer, rationaler Problemlösung erhöht die Aktivität des präfrontalen Cortex – Gleiches gilt für eine steigende Komplexität des Problems, das zur Lösung das Zusammenwirken vieler Teile und das Jonglieren mit zahlreichen mentalen Operationen erfordert. Interessanterweise erfordert induktives logisches Denken mehr präfrontale Ressourcen als deduktives Denken.

Die Frontallappen sind offenbar der Motor von komplexem, zielgerichtetem Handeln und Denken. Das besagt implizit, dass die Pläne und Matrizen für solche Handlungen in den Frontallappen gebildet werden. Gleiches gilt für die Gedankengänge, die den rationalen Analysen verschiedener Probleme zugrunde liegen, für die analytischen Methoden, die wir im Kopf ausprobieren, während wir nach überzeugenden Lösungsansätzen für diese Probleme suchen. An alldem sind die Frontallappen entscheidend beteiligt.

In den vorangegangenen Kapiteln haben wir besprochen, dass die Erinnerungen an gewisse Ereignisse in denjenigen Partien des Gehirns gespeichert werden, die bereits an der Verarbeitung und Analyse dieser Ereignisse beteiligt waren. Da Handlungspläne und rational-analytische Gedankengänge im präfrontalen Cortex entwickelt werden, werden die Erinnerungen an diese Pläne, die Erinnerungen an frühere «exekutive» Lösungen verschiedener Probleme wie auch die mit der Zeit entwickelte allgemeine geistige Gewohnheit zur rationalen Analyse, ebenfalls im präfrontalen Cortex gespeichert. Nach Joaquin Fusters Vorschlag werden wir diese Erinnerungen als «exekutive Erinnerungen» bezeichnen. Diese exekutiven Erinnerungen stehen bereit, wenn sich das Leben wiederholt, wie es zwangsläufig geschieht, wenngleich mit neuen Variationen alter Themen. Zusätzlich zu ihren zahlreichen anderen exekutiven Funktionen dienen die Frontallappen auch als Aufbewahrungsort für solche exekutiven Erinnerungen.

Mit anderen Worten ist präspektives Wissen, die generischen Erinnerungen an effektive Wege im Umgang mit Lebenssituationen und an optimale Handlungsanleitungen für ganze Klassen solcher Situationen, in den Frontallappen enthalten und sammelt sich dort an. Diejenigen, die solche generischen Erinnerungen aufweisen, «wissen», was in schwierigen Situationen, die andere verwirren, «zu tun ist». Statt jeden Akt komplexer exekutiver Entscheidungsfindung «neu zu erfinden», was wahrscheinlich gar nicht machbar wäre, gehen sie damit wie mit Mustererkennung um. In gewissem Sinne enthält der präfrontale Cortex die Repräsentationen zukünftiger Handlungen und zukünftiger analytischer Lösungsansätze, die sich auch auf Situationen anwenden lassen, die noch in der Zukunft liegen. Da Weisheit wie auch Expertise wahrscheinlich aufgrund ihrer präskriptiven Potenz so besonders wertvoll sind, stellen die Frontallappen einen sehr wichtigen Teil der neuronalen Maschinerie dieser beiden Attribute dar.

Traditionellerweise galten gewisse Aspekte des Geistes als

196

Domäne des Gehirns und damit als legitimes Terrain für neurowissenschaftlichen Forschungsdrang, während andere Aspekte als
Domäne der Seele galten, dem Reich von Dichtern und Theolo-
gen, verbotenes Terrain für jeden Neurowissenschaftler, der etwas
auf sich hielt. Bis vor nicht allzu langer Zeit gaben sich die Kognitiven Neurowissenschaften damit zufrieden, sich mit «legitimen»
Gebieten des täglichen Lebens, wie Wahrnehmung, Bewegung
und Gedächtnis, zu beschäftigen. Die schwerer fassbaren und
vermeintlich «einzigartig menschlichen» Attribute des Geistes,
wie Motivation, Urteilsfähigkeit, Empathie, Moral und so fort,
galten für immer und ewig als verbotenes Gelände jenseits der
engen Grenzen der wissenschaftlichen Mainstream-Forschung.
Jeder, der versuchte, sie in die wissenschaftliche Diskussion ein-
zubeziehen, wurde als Quacksalber, Scharlatan oder Schlimmeres
angesehen. Diese besonderen geistigen Attribute wurden allesamt
in einen Topf geworfen und von den Forschern als «Seelenkram»
an die Poeten abgetreten.

Auch kognitive Zweideutigkeiten fielen unter dieses Tabu.
Psychologische Experimente, so verlangte es der Zeitgeist, hatten
völlig deterministisch zu sein. Ich erinnere mich an die Mahnung
eines Professors an uns Studenten, man müsse «wissen, was die
Versuchsperson tut». Das hieß, das Experiment von jeder Spur
von kognitiver Zweideutigkeit zu säubern. Aber die meisten Situationen im wirklichen Leben sind nicht deterministisch – und
kritische Entscheidungsfindung muss in einem undurchsichtigen
Umfeld stattfinden. Jedes experimentelle Design, das eine derartige Uneindeutigkeit nicht in Rechnung zieht, schüttet das
Kind der Erkenntnis mit dem Badewasser der Belanglosigkeit aus.
Leider war dies bis vor kurzem der Stand der Dinge in der Hirnforschung und den Kognitionswissenschaften.

Aber inzwischen sind die jahrzehntelangen Tabus über Bord
geworfen worden, und heute sind die Seiten seriöser wissenschaftlicher Zeitschriften voll von diesen Themen: Erforschung

der Gehirnmechanismen für Willen (Volition), Antrieb, Urteilsvermögen, vorausschauendes Handeln und Entscheidungsfindung in mehrdeutigen Situationen. Selbst solche vermutlich nur beim Menschen vorhandenen Attribute, wie Willen, Intentionalität, ethisches Verhalten, Moral und Empathie, werden heute mit den strengen Methoden der kognitiven Neurowissenschaft und der Experimentellen Psychologie erforscht. Das spiegelt sich im Aufkommen einer neuen Terminologie wider, die noch bis vor kurzem als in sich widersprüchlich und quacksalberhaft galt, wie *Soziale Neurowissenschaft* (die sich mit den Gehirnmechanismen sozialer Interaktionen beschäftigt) und *Behavioral Economics* (etwa: Verhaltensökonomie) (die sich mit der Psychologie von wirtschaftlichen Entscheidungsfindungen beschäftigt). Der Nobelpreis für Wirtschaft 2002 ging an Daniel Kahneman, einen Psychologen, der mit seinem verstorbenen Kollegen Amos Tversky fast sein ganzes Leben damit verbracht hat, die psychologischen (und wie sich herausstellte, oft alles andere als rationalen) Mechanismen der wirtschaftlichen Entscheidungsfindung in einem mehrdeutigen Umfeld zu untersuchen.

All dies ist der beste Beweis dafür, dass ein neuer Trend in den Neurowissenschaften an Fahrt gewinnt. Aber es geht sogar noch weiter. Als ob Behavioral Economics noch nicht kühn genug wäre, wird seit kurzem schon über *Neuroeconomics* gesprochen. Dieser neue Forschungszweig beschäftigt sich mit den cerebralen Mechanismen wirtschaftlicher Entscheidungsfindung und benutzt dazu die allermodernsten Neuroimaging-Verfahren. Ganz im Trend liegt auch Neuromarketing, das die Hirnreaktionen auf Werbung untersucht. Und nicht zuletzt wird funktionelles Neuroimaging eingesetzt, um zu erforschen, wie sich politische Werbespots im Rahmen von Kampagnen zur Präsidentenwahl auf den Zuschauer auswirken. Wenn man sich diese neuen Entwicklungen genauer anschaut, muss man zwangsläufig zu dem Schluss kommen, dass sich das Gewicht in der neurowissenschaftlichen Forschung von der deskriptiven Kognition (was ist wahr?) auf die präskriptive Kognition (was ist das Beste für mich?) verlagert.

Deskriptive (oder veridikale, wahrheitsgetreue) und präskriptive (oder subjektbezogene, handlungsorientierte) Formen der Kognition sind eng miteinander verknüpft und arbeiten unter normalen Umständen zusammen. Dennoch ist der Unterschied zwischen beiden wichtig, und das nicht nur für Psychologen und Neurowissenschaftler. Im Jahr 2002 fällte das höchste amerikanische Gericht, der Supreme Court, eine Entscheidung, die ich für einen Meilenstein der amerikanischen Rechtsprechung halte. Indem sich die Richter gegen die Todesstrafe für geistig Behinderte aussprachen, gaben sie ihrer Meinung Ausdruck, dass ein Individuum über das notwendige deskriptive Erkenntnisvermögen verfügen, es ihm aber gleichzeitig an präskriptivem Erkenntnisvermögen mangeln könne (d.h., dass jemand rhetorisch den Unterschied zwischen Recht und Unrecht kennen kann, aber nicht in der Lage ist, dieses Wissen tatsächlich einzusetzen, um das eigene Verhalten zu steuern).

Traditionellerweise haben sich Neuropsychologen und Kognitive Neurowissenschaftler fast ausschließlich auf die Hirnmechanismen konzentriert, die hinter der deskriptiven, objektivierbaren Kognition stehen. Erst seit kurzem beschäftigen sie sich auch mit dem Verständnis der präskriptiven, handlungsorientierten Kognition.

Bei dieser neuen Art von Forschung liegt der Fokus auf den Frontallappen des Gehirns, denn sie enthalten die neuronale Maschinerie des präskriptiven Wissens. Die Frontallappen, jüngstes Produkt der menschlichen Evolution und ganz vorn im Fahrersitz vor dem übrigen Gehirn platziert, sind auch derjenige Teil des Gehirns gewesen, der sein Geheimnis am eifersüchtigsten gehütet hat. Aber als Kognitionsforscher schließlich begannen, sich mit präskriptiver, subjektbezogener und handlungsorientierter Kognition zu beschäftigen, wurde rasch deutlich, dass der-

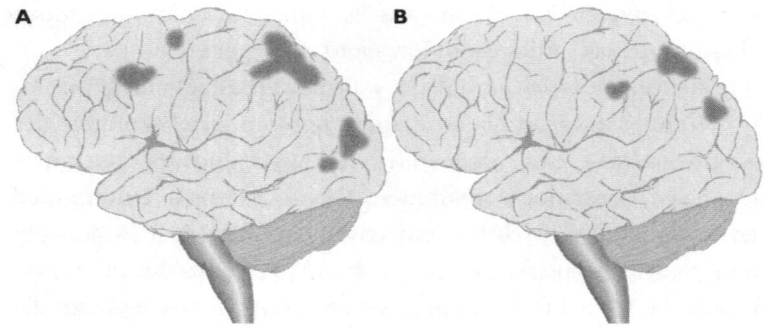

Abbildung 12: **Gehirnaktivierung bei präskriptiven, subjektbezogenen (A) und deskriptiven, objektivierbaren (B) Aufgaben im fMRI.** (A) Geometrische Formen auf der Basis von Präferenz («was gefällt mir besser?») auszuwählen, führt zu einer kombinierten präfrontalen und parietalen Aktivierung. (B) Geometrische Formen auf der Basis von wahrgenommenem Nicht-Passen («was passt objektiv nicht zusammen?») auszuwählen, führt lediglich zu einer parietalen Aktivierung. Mit freundlicher Genehmigung von Vogeley et al. (2003), verändert.

artige Kognitionsformen ganz wesentlich auf den Frontallappen basieren und von ihnen gesteuert werden. Welche Rolle die Frontallappen für das präskriptive Wissen spielen, haben fMRI-Untersuchungen erhellt, die im Labor von Kai Vogeley durchgeführt wurden.

Aschenputtel und das Gehirn

Wenn es so etwas wie eine Schicksalsänderung bei einer Gehirnregion gibt, dann war es sicherlich bei den Frontallappen der Fall, die sich vom Aschenputtel in eines der aktuellsten Themen der Neurowissenschaften verwandelt haben. Noch Mitte des 20. Jahrhunderts glaubten viele Forscher, die Frontallappen seien nichts als zierendes Beiwerk oder dienten höchstens dazu, den Schädel vorm Kollabieren zu bewahren. (Das galt trotz der weitsichtigen Warnungen von John Hughlings Jackson und Alexander Lurija, die die außerordentliche Bedeutung der Frontallappen für die menschliche Kognition vorausahnten.)

Ich erinnere mich noch daran, dass Patricia Goldman-Rakic, eine der wichtigsten Vertreterinnen der Frontallappenforschung, vor vielen Jahren bei einer Vorlesung an der Columbia-Universität die Konturen des Gehirns zeigte. Jeder Lappen enthielt eine gewisse Zahl von Homunkuli, winzigen Strichmännchen, die die Größe des wissenschaftlichen Interesses an dem jeweiligen Lappen demonstrierten. In Goldman-Rakics Wiedergabe enthielt der Frontallappen die geringste Anzahl Homunculi. Er war das Aschenputtel, der vernachlässigte Hirnlappen.

Inzwischen müsste Goldman-Rakics Homunkulus-Karte sicherlich umgezeichnet werden, und dazu hat sie selbst mehr als die meisten anderen beigetragen. Als Neurowissenschaftler die Geheimnisse der präskriptiven Kognition zu enträtseln begannen, wurde rasch deutlich, dass die Frontallappen für fast all deren Aspekte von zentraler Bedeutung waren, omnipräsent und unverzichtbar. So wichtig und allumfassend ist die Rolle der Frontallappen, dass sie häufig als «meta-kognitiv» statt nur als kognitiv bezeichnet wird. Um präzise zu sein, ist nicht der ganze Frontallappen an diesen übergeordneten Aspekten des Geistes beteiligt, sondern vielmehr ein ganz bestimmter Anteil, der präfrontale Cortex.

Der Aufstieg des präfrontalen Cortex in der Evolution erfolgte erst in relativ junger Zeit; er ist nur bei Säugern gut entwickelt, und nur bei höheren Primaten lässt sich ein exponentielles Wachstum feststellen. Das passt zu der außergewöhnlichen Rolle, die der präfrontale Cortex bei den geistigen Eigenschaften spielt, die – zu Recht oder zu Unrecht – oft als rein menschlich angesehen werden und uns unter unseren Säugerverwandten eine Sonderstellung garantieren.

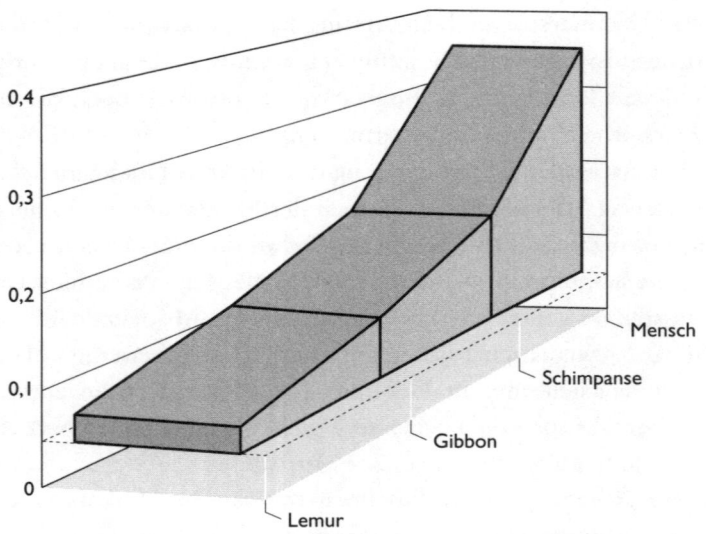

Abbildung 13: **Evolution des frontalen Cortex.** Ausgedrückt als Verhältnis von frontalem Cortex zum Gesamtcortex. Nach Brodmann (1909).

Da das Pendel des neurowissenschaftlichen Interesses nun zur anderen Seite ausschwingt und den Frontallappen zunehmend Aufmerksamkeit gewidmet wird, ist es Mode geworden, den präfrontalen Cortex hinter praktisch allen höheren spirituellen Errungenschaften des Menschen zu sehen und seine Funktion in beinahe mythischen Worten zu beschreiben. Eine so illustre Autorität wie Alexander Lurija bezeichnete den präfrontalen Cortex als «Organ der Zivilisation», und manche meinen, dass die gesamte menschliche Evolution von der Evolution der Frontallappen dominiert wurde. Auch ich bekenne mich schuldig, zu dieser Mythologisierung beigetragen zu haben, indem ich auf dem Schutzumschlag meines früheren Buches eine ironische, leicht blasphemische Abwandlung von Michelangelos *Erschaffung des Adam* verwendet habe, bei der Gott Adam zum Menschen macht, indem er dessen Stirnlappen aufleuchten lässt.

202

Ungeachtet solcher Begeisterung hat die aktuelle Forschung über jeden vernünftigen Zweifel hinaus nachgewiesen, dass der präfrontale Cortex für diejenigen Aspekte der Kognition, die ein Individuum in die Gesellschaft einbinden, wichtig, wenn nicht sogar entscheidend ist. Funktionale Neuroimaging-Studien haben gezeigt, dass die Frontallappen aktiv werden, wenn Probanden moralische oder gesellschaftliche Streitfragen abwägen oder wenn sie aufgefordert werden, «die Gedanken anderer Menschen zu lesen» (sogenannte «Theorie des Geistes»-Studien). Patienten mit Frontallappenschädigungen fehlt häufig jede Fähigkeit, sich in die Haut eines anderen zu versetzen, und sie zeigen sich moralischen Problemen gegenüber meist auffällig desinteressiert. Diesen Patienten fehlt auch die Fähigkeit, ihr eigenes Verhalten und ihre eigene Situation kritisch zu reflektieren. Sie leiden unter einer sonderbaren Form von Anosognosie (Unfähigkeit, eine Krankheit zur Kenntnis zu nehmen), die sich von der Anosognosie unterscheidet, wie sie durch eine rechtshemisphärische Schädigung hervorgerufen wird, aber nicht weniger verheerend ist. Und Studien haben gezeigt, dass Kriminelle, insbesondere gewalttätige Kriminelle, oft einen abnorm kleinen oder physiologisch inaktiven präfrontalen Cortex haben. Bei Menschen mit einer antisozialen Persönlichkeitsstörung ist ein verringertes Volumen an präfrontaler grauer Substanz gefunden worden; Menschen, die unter impulsiver Aggression leiden, zeigen ein ungenügendes Maß an frontaler Aktivität, was gewöhnlich als *Hypofrontalität* bezeichnet wird.

Heißt das, dass Menschen mit einem gewissen «moralischen» oder «sozialen Wissen» geboren werden, das in den Frontallappen wohnt? Hat unsere naive Suche nach einem «Modul für jedes Ding» schließlich in der Entdeckung eines «Moduls für Moral» gegipfelt, das einen «moralischen Instinkt» enthält?

Tatsächlich ist es in Mode gekommen, die Frontallappen als «Sitz der Moral» zu bezeichnen. Gibt es so etwas? Ich bezweifele es. Nach all dem, was wir über die Geschichte der menschlichen Zivilisation wissen, bin ich sehr skeptisch, was die Idee einer angeborenen Moral angeht. Ich möchte eine Position einnehmen, die weder allzu romantisch noch offen nihilistisch ist, und neige zu der Meinung, dass es sich beim Gehirn um ein moralisch agnostisches Element handelt, zumindest im wortwörtlichen Sinne. Für mich klingt die Vorstellung von einem «Moralinstinkt» ebenso phantastisch wie die Vorstellung von einem «Sprachinstinkt», wenn nicht gar noch phantastischer. Ich bin fest davon überzeugt, dass die ethischen Normen, die unser soziales Leben regeln, im Großen und Ganzen kulturelle Konstrukte sind und nicht etwa zur «Hardware» gehören.

Heißt das, dass ich dazu tendiere, dem präfrontalen Cortex jede Rolle bei der moralischen Entwicklung abzusprechen? Ganz im Gegenteil! Ich bin durchaus der Meinung, dass der präfrontale Cortex für die Bildung von ethischen Konzepten von entscheidender Bedeutung ist, aber nur indirekt. Wir wissen, dass der präfrontale Cortex für die «sequenzielle Organisation» von Verhalten, für die Organisation von Verhalten in der Zeit und für das Arrangement der zahlreichen geistigen Operationen, die in jeden komplexen Akt der Kognition eingehen, in zeitlich geordnete und kohärente Sequenzen verantwortlich ist. Das bedeutet höchstwahrscheinlich, dass der präfrontale Cortex die Gehirnmechanismen enthält, die die Beziehung zwischen «vorher» und «nachher» festlegen. Aufgrund seiner Fähigkeit, *temporale Beziehungen* aufzubauen, wird der präfrontale Cortex somit entscheidend wichtig für die nächste Abstraktionsstufe, nämlich für die Bildung der komplexeren *Kausalbeziehungen*, der Beziehungen zwischen Ursache und Wirkung.

Ein wohlentwickelter präfrontaler Cortex ist wahrscheinlich für die Bildung einer ganzen Klasse von Beziehungen vom «wenn-dann»-Typ (wenn A, dann B) nötig. Die Fähigkeit, diese Beziehung als allgemeine Regel zu erfassen, ist beim Menschen vorhanden, fehlt jedoch bei nichtmenschlichen Primaten. Diese Fähigkeit ist der Eckpfeiler einer Reihe komplexer kognitiver Fähigkeiten, die wir zu Recht oder zu Unrecht mit Menschen assoziieren. Sprache ist eine davon, da die «wenn-dann»-Strukturen die Basis komplexer Grammatik bilden, die ihrerseits das Fundament komplexer Sprache bildet. Das betont die häufig übersehene Rolle des präfrontalen Cortex beim Auftreten von Sprache in der Evolution, bei der Sprachentwicklung von Kindern und beim alltäglichen Gebrauch der Sprache.

Die Fähigkeit, «wenn-dann»-Beziehungen zu begreifen, steht jedoch wahrscheinlich auch im Zentrum moralischer Entwicklung. Die Fähigkeit, Ursachen und Folgen miteinander zu verknüpfen, ist notwendig, wenn auch nicht hinreichend, und ist eine Vorbedingung für jede moralische Argumentation und das Erfassen von ethischen Konzepten. Um meine frühere Aussage umzukehren: Auch wenn die Frontallappen nur indirekt zum moralischen Denken beitragen und inhärent moralisch agnostisch sind, liefern sie dennoch den entscheidenden Baustein, den neurobiologischen Eckpfeiler, auf dem die Entwicklung dieser Konzepte ruht.

Bedeutendste Grundlage moralischen Denkens ist die Fähigkeit, sich die Konsequenzen alternativer Handlungsmöglichkeiten vorzustellen – «was würde passieren, wenn ich X statt Y getan hätte» –, und die Fähigkeit des Bedauerns, wenn man zu dem Schluss kommt, dass man von zwei möglichen Entscheidungen die falsche gewählt hat. Die Fähigkeit für ein derartiges «kontrafaktisches Denken» (Nachdenken über das, was nicht der Fall ist) ist nicht nur auf dem Gebiet der Moral wichtig. Ebenso bedeutsam ist sie für eine vernünftige Entscheidungsfindung auf jedem anderen Gebiet, sei es ökonomisch, politisch oder persönlich. Ohne die Vorzüge des kontrafaktischen Denkens wäre jedes «Lernen aus Erfahrung» stark eingeschränkt und auf Versuch und Irrtum reduziert. Inzwischen wissen wir, dass die Fähigkeit zum kontrafaktischen Denken und die Fähigkeit, Bedauern zu empfinden, von den Frontallappen abhängt. Wie eine Gruppe französischer Forscher unter Leitung von Nathalie Camille gezeigt hat, verlieren Patienten, bei denen ein bestimmter Bereich des Frontallappens – der orbitofrontale Cortex – geschädigt ist, diese Fähigkeiten in einem beträchtlichen Maß.

Empathie, die Fähigkeit, sich in andere einzufühlen, und die Fähigkeit zum moralischen Denken gehören nach sämtlichen Definitionen zu den wichtigsten Ingredienzien von Weisheit, gleichauf mit der Fähigkeit zur effizienten Problemlösung. Vielen Definitionen zufolge beinhaltet Weisheit die Fähigkeit, pragmatische «subjektbezogene» und ethische «empathiegetriebene» Überlegungen zusammenzuführen, und das stimmt mit meinem eigenen intuitiven Gefühl vom Wesen der Weisheit überein. Die einzigartige Rolle des präfrontalen Cortex liegt darin, dass er die neuronale Maschinerie liefert, um diese beiden Faktoren in einem einzigen, wohlintegrierten Entscheidungsfindungsprozess zusammenzuführen.

Heutzutage spricht manches für die Annahme, dass die Entwicklung des präfrontalen Cortex eine zentrale Rolle beim Auftauchen vieler (möglicherweise der meisten) Merkmale gespielt hat, mit denen wir unser Menschsein als Spezies definieren. Heißt das, dass diese Merkmale *ausschließlich* menschlich sind? Wie groß auch immer die evolutionäre Diskontinuität zwischen dem menschlichen Gehirn und demjenigen anderer Arten sein mag, tendieren wir oft dazu, diesen Unterschied in unserer romantischen (und egozentrischen) Sicht unserer selbst überzubetonen. Sicherlich ist eine gewisse Zurückhaltung nötig, um bestimmte Merkmale nicht zu anthropomorphisieren, die beim Menschen unter allen Tierarten am stärksten ausgeprägt sein mögen, aber im qualitativen Sinn sicherlich nicht auf uns beschränkt und strenggenommen nicht dichotom sind, d. h. entweder durch ihre absolute Präsenz (beim Menschen) oder durch ihre absolute Absenz (bei allen anderen Arten) charakterisiert sind.

Nehmen wir zum Beispiel «Empathie» und die Fähigkeit, die «Gedanken einer anderen Person zu lesen». Diese bewundernswerten Eigenschaften, in der neurowissenschaftlichen Fachsprache recht schwerfällig als Fähigkeit bezeichnet, eine «Theorie des Geistes» zu entwickeln, sind zweifellos notwendig, um eine jede menschliche Gruppe zusammenzuschweißen. Funktionale Neuroimaging-Studien haben gezeigt, dass diese hochstehenden geistigen Merkmale von den Frontallappen abhängig sind. Wir schreiben diese geistigen Gaben stolz uns selbst, dem Menschen, *Homo sapiens sapiens* zu, und sind abgeneigt, sie auch anderen Arten zuzubilligen. Angesichts überzeugender Belege gestehen wir widerwillig ein, dass bestimmte nichtmenschliche Primaten, vor allem die großen Menschenaffen, Rudimente dieser Fähigkeiten besitzen. Dabei fällt mir ein berühmtes Foto ein, wo ein junger Schimpanse herbeieilt, um seinen Pfleger zu trösten, der vorgibt, betrübt zu sein.

Aber was ist mit meinem Bullmastiff Brit? In seiner Welpenzeit liebte er es wie jeder Welpe, in mein Schlafzimmer zu schleichen, eine Socke zu packen, aus dem Zimmer zu flitzen und sich auf der Wohnzimmercouch niederzulassen, um sie zu zerkauen. Wie jeder Welpenbesitzer jagte ich ihm nach und nahm ihm die Socke wieder ab. Aber nach einer Weile änderte sich Brits Verhalten. Er durchwühlte das Schlafzimmer noch immer auf der Suche nach meinen Socken, aber statt mit ihnen auf seine Lieblingscouch zu flüchten, begann er, sie mir direkt auszuhändigen, wo auch immer in der Wohnung ich mich gerade befand.

Ich habe Brit dieses Verhalten nie beigebracht. Und doch muss er in seinem Hundeverstand angenommen haben, dass ich die Socken wohl dringend bräuchte, wenn ich sie ihm immer wieder wegnahm, und in seinem guten Hundeherzen wollte er mir gefällig sein und brachte sie mir direkt. Nach einer jeden Definition des gesunden Menschenverstandes hatte Brit im Ansatz so etwas wie eine «Theorie des Geistes» entwickelt.

Und was noch gravierender ist – etwas, das ich rein zufällig entdeckte: Wenn ich vorgebe, traurig zu sein, indem ich mein Gesicht in den Händen vergrabe und so tue, als schluchzte ich, reagiert Brit alarmiert, unterbricht, was er gerade tut, rennt zu mir und leckt mein Gesicht. Er reagiert nicht so, wenn ich andere Gefühle vortäusche, vorgebe, herzlich zu lachen oder ärgerlich zu schreien. Er ist offenbar sehr selektiv bei der Unterscheidung meiner emotionalen Zustände, obwohl wir nicht einmal der gleichen Art angehören (aber zugegebenermaßen dicke Freunde sind). Hunde rangieren, was ihre Frontallappenentwicklung angeht, keineswegs irgendwo in der Nähe des Gipfels, dennoch haben sie zweifellos Frontallappen, und diese sind vermutlich hoch genug entwickelt, dass Brit eine rudimentäre (vielleicht auch gar nicht so rudimentäre) Fähigkeit zeigt, meine «Geisteszustände zu lesen» und Empathie – Mitgefühl – auszudrücken.

Und wenn ich in eine angeregte Unterhaltung mit einem Mitmenschen vertieft bin, ein Buch lese oder an meinem Computer arbeite, beginnt Brit nach einer Weile, mich sanft, aber hartnäckig anzustupsen. Offenbar tut er das nicht, weil er irgendetwas Bestimmtes bräuchte, sondern weil er möchte, dass ich meine Aufmerksamkeit *ihm* zuwende. Ich bin versucht, darin einen Beleg für ein rudimentäres Selbstbewusstsein zu sehen, ein weiteres Hauptattribut eines entwickelten geistigen Lebens, das vermutlich ebenfalls von den Frontallappen abhängt.

Ungeachtet all meiner Zuneigung zu Brit glaube ich nicht, dass er ein «Superhund» ist und einzigartige geistige Eigenschaften besitzt, die anderen Hunden und anderen Säugern fehlen. Wenn ich ein anderes Tier als Haustier hätte, ein Rudeltier vergleichbarer Evolutionshöhe, das ich wie Brit von früher Kindheit an aufgezogen hätte, dann würde ich, davon bin ich überzeugt, ganz ähnliche Beobachtungen machen. Daher ist es vielleicht falsch zu denken, dass irgendeines dieser Attribute einer hochentwickelten Kognition – Empathie oder die Theorie des Geistes – wie ein

Deus ex Machina plötzlich im Endstadium der Evolution auftauchte. Wahrscheinlicher ist es, dass sie sich langsam und allmählich im Verlauf der Säugerevolution entwickelten und dieser Prozess begann, als die Frontallappen erstmals auf der Bühne der Evolution erschienen.

Wie es sich für einen Dirigenten oder einen Direktor geziemt, sind die Frontallappen außerordentlich gut mit anderen Hirnregionen verknüpft. Oder um die Bedeutung dieser Verbindungen zu betonen, denken Sie an einen Marionettenspieler (die Frontallappen), dessen Fähigkeit, die Marionetten (andere Teile des Gehirns) zu kontrollieren, von der Stärke der Fäden abhängt, ohne die der Marionettenspieler völlig hilflos ist. Wie bereits erwähnt, reifen diese Fäden, die Bahnen, die die Frontallappen mit dem übrigen Gehirn verbinden, außerordentlich langsam heran; sie erreichen ihren vollen Operationszustand erst irgendwann zwischen 18 und 30 Jahren. Das stellte sich heraus, als man den Zeitverlauf der Myelinisierung dieser Bahnen untersuchte – Myelin ist die weiße, fetthaltige Substanz, die die Nervenbahnen isoliert und dadurch Geschwindigkeit und Zuverlässigkeit der Signalübertragung längs dieser Bahnen deutlich erhöht.

Eine andere Möglichkeit, die Frontallappenreifung und ihren evolutionären Verlauf zu erforschen, besteht darin, die Entwicklung der sogenannten Spindelzellen zu studieren. Spindelzellen übermitteln Information über sehr weite Regionen des Gehirns; man findet sie vor allem im orbitofrontalen Cortex. Diese Zellen beginnen bereits in den ersten Lebensmonaten aufzutauchen, doch ihre Zahl steigt im zweiten und dritten Lebensjahr drastisch an. Diese Spindelzellen sind besonders interessant, weil sie beim Menschen sehr zahlreich sind, bei den großen Menschenaffen in geringerer Zahl vorkommen und bei anderen Arten völlig fehlen. Das bringt einen in Versuchung, Spindelzellen mit Bewusstsein, Willen und anderen hochentwickelten Attributen des menschlichen Geistes zu verknüpfen.

Lassen Sie uns nun einen Schritt zurückgehen und nochmals über die soziale Bedeutung dieses Zeitfensters von 18 bis 30 Jahren nachdenken. Wie bereits früher besprochen, ist 18 ein sehr interessantes Alter und wird in den meisten westlichen Gesellschaften als das Alter der sozialen Reife angesehen, als Übergang vom Jugend- zum Erwachsenenalter. Dreißig (wiederum plus minus ein paar Jahre) ist ebenfalls ein sehr interessantes Alter. In diesem Alter können Personen in verschiedenen westlichen Gesellschaften in hohe Ämter gewählt werden. Daher sieht es so aus, als hätten zahlreiche moderne Gesellschaften ganz ohne expliziten neurowissenschaftlichen Rat «entdeckt», dass der Zeitraum zwischen 18 und 30 Jahren derjenige ist, in dem sich kritische Aspekte sozialer Reife schließlich zu einem Ganzen zusammenfügen. Wie ich bereits argumentiert habe, ist die Koinzidenz zwischen dem zeitlichen Ablauf sozialer und biologischer Reifung der Frontallappen wohl kaum Zufall. Heutzutage glauben viele Wissenschaftler (darunter auch ich), dass ausgereifte und voll funktionsfähige Frontallappen die Voraussetzung für soziale Reife sind.

Das heißt natürlich nicht, dass exekutive Funktionen ganz plötzlich und abrupt in einem bestimmten Alter auftauchen und dass es von einem zum anderen Moment von einem völligen Fehlen zu einer ausgereiften Präsenz kommt. Wie die meisten biologischen und kognitiven Attribute entwickeln sie sich allmählich; daher lautet die richtige Frage in jedem Stadium der kognitiven Entwicklung nicht «vorhanden» oder «nicht vorhanden», sondern «in welchem Maße».

Dasselbe gilt für individuelle Unterschiede. Wie jede andere Eigenschaft unseres geistigen Lebens unterscheiden sich die exekutiven Funktionen, das Können des Dirigenten, das von den Frontallappen abhängt, von Mensch zu Mensch. Die Neuropsychologie individueller Unterschiede steckt noch in ihren Kinderschuhen, aber die Vorstellung ist allgemein akzeptiert, dass völlig normale, aufrechte Bürger sich in ihrem musikalischen Talent, ihrem literarischen Talent, ihrem sportlichen Talent und in allen anderen Talenten unterscheiden. Auch wenn wir im Alltag häufig sagen, dieser oder jene «hat's» und andere «haben's nicht», geht es gewöhnlich nicht um ein «vorhanden» oder «nicht vorhanden», sondern um ein «in welchem Maße».

Wie jeder andere Aspekt unseres materiellen Selbst – unsere Körpergröße, unser Gewicht, unsere Augen- und Haarfarbe, unsere Lungenkapazität und unser typischer Blutdruck – unterscheiden sich auch unsere Gehirne. «Wie viel» von einem bestimmten Talent jemand hat, hängt in starkem Maße von den individuellen Unterschieden ab, die unsere Gehirne kennzeichnen.

Diese allgemeine Prämisse gilt auch für die exekutiven Funktionen. Der momentan populäre Begriff *emotionale Intelligenz* fängt etwas von dem ein, was die Frontallappen kontrollieren, aber nicht alles. Im selben Maße, wie wir das Konzept der «exekutiven Funktionen» hilfreich finden (und das tun wir), ist das Konzept der «exekutiven Intelligenz» wahrscheinlich ebenfalls nützlich. Die verschiedenen Beiträge der Frontallappen zur Kognition, wie Planung, Vorausschau, Fähigkeit zur Impulskontrolle, Empathie sowie eine «Theorie des Geistes» bilden in der Regel ein zusammenhängendes Paket. Sie treten gemeinsam auf: Bei einem beliebigen, neurologisch gesunden Individuum sind sie im Allgemeinen alle hoch entwickelt, alle mäßig entwickelt oder alle schlecht entwickelt. Der Begriff *exekutive Intelligenz* umfasst all diese Funktionen der Frontallappen und spiegelt ihre Kohäsion wider. Und diese exekutive Intelligenz zeigt vermutlich dasselbe Maß an individueller Variation wie alle anderen Aspekte des geistigen Lebens.

Jede komplexe reale Lebenssituation erfordert den Einsatz der von den Frontallappen kontrollierten exekutiven Funktionen – im Kontext einer bestimmten Einzelaufgabe wahrscheinlich nicht aller, aber einer signifikanten Untergruppe. Um besser zu verstehen, wie die Frontallappen das Verhalten im wirklichen Leben steuern, stellen Sie sich einen Mann im fortgeschrittenen Alter vor, der ein Buch zu schreiben versucht. Er ist kein professioneller Schriftsteller, und die Sprache, in der er schreibt, ist nicht seine Muttersprache. Das macht den Vorgang bewusster, als es sonst wohl der Fall wäre, und um dieses offensichtliche Handicap auszugleichen, stützt sich unser Autor stark auf seine Frontallappen.

Schreibstile differieren. Ich habe von mehreren Autoren gehört, dass sie nicht wissen, was sie zu Papier bringen werden, bis sie den Stift tatsächlich aufs Papier setzen (oder die Finger auf die Tastatur). Bei diesem Ansatz sind Denken und Schreiben in einem einzigen, flüssigen Prozess ineinander verwoben. Unser imaginärer Autor geht jedoch völlig anders zu Werke. Er plant, bevor er handelt. Jeden Tag verbringt er eine nicht unbeträchtliche Zeitspanne damit, mit seinem sehr großen, aber sehr freundlichen Hund anscheinend müßig im Central Park seine Runden zu drehen. Aber er ist nicht müßig. Er überlegt sich den Entwurf seines Buches und der verschiedenen Kapitel, lange bevor er ein einziges Wort niederschreibt. Zunächst entwirft er einen allgemeinen Plan, nach dem er später vorgehen will, und setzt dabei seine Frontallappen ein. Da die Fähigkeit, vor der eigentlichen Handlung einen Handlungsplan zu entwerfen, mit dem präfrontalen Cortex verknüpft ist, müsste dieser eigentlich auf Hochtouren laufen, während er von Strawberry Fields nach Bethesda Fountain schlendert. Diese Art des Schreibens führt zu einem sehr seltsamen Entstehungsprozess, der stärker an Bildhauen als an normales Schreiben erinnert. Zuerst entwickelt unser Autor in seinem Kopf einen allgemeinen Entwurf, schreibt anschließend einen Rohentwurf der Kapitel und bringt erst dann jedes Kapitel in eine relativ endgültige Form. Der Prozess ist nicht linear, von Kapitel 1 zu Kapitel 2, Kapitel 3 und so weiter. Vielmehr ist der Prozess *hierarchisch*: von einem sehr allgemeinen Entwurf über eine Sammlung von Kapitelentwürfen zu den fertigen Kapiteln. Man könnte sagen, dass der Prozess eher architektonisch als literarisch ist. Die Fähigkeit, sich durch Top-down-Entfaltung eines Planes mit mehreren Gedankensträngen gleichzeitig zu beschäftigen, wird ebenfalls von den Frontallappen kontrolliert.

Seinem Wesen nach ist das entstehende Buch ein Mix verschiedener Fachgebiete, darunter Biologie, Psychologie und Geschichte. Das heißt, dass der Autor für jeden Abschnitt des Buches einen bestimmten Teil seines gespeicherten Wissens abrufen muss, das er in seinem mehr als 50-jährigen Leben angesammelt hat. Während dies relativ mühelos und automatisch geschieht, wird der Prozess der geistigen Selektion von den Frontallappen gesteuert, die dadurch ziemlich auf Trab gehalten werden. Der Autor will auf jeden Fall, dass der zukünftige Leser das Buch zu Ende liest, was unter anderem bedeutet, dass es nicht zu lang werden sollte. Das strapaziert den Selektionsprozess weiter. Unser Autor kann nicht all sein relevantes Wissen in das Buch packen und muss auf irgendeine Weise Prioritäten setzen. Dazu setzt er eine Art inneren Redakteur ein, der darüber entscheidet, welche Information ins Buch gelangen sollte und welche als «weniger wichtig» vor der Tür bleibt. Noch mehr Stress für die Frontallappen, denn sie sind dieser interne Redakteur.

Während sich unser Autor von Kapitel zu Kapitel vorarbeitet, verlagert sich der Schwerpunkt von Biologie über Psychologie zu Geschichte, anschließend wieder zurück zur Biologie und so weiter. Dass der Autor relativ nahtlos von einem Gebiet zum anderen umschalten kann, auch das verdankt er seinen Frontallappen, denn der präfrontale Cortex ist für geistige Flexibilität verantwortlich.

Wie die meisten Schriftsteller möchte unser Autor etwas Neues, etwas Originelles sagen, etwas, das noch nicht gesagt oder geschrieben worden ist. Er versucht, neuen Inhalt zu schaffen. Aber nur sehr wenig ist völlig neu. In den meisten Fällen hängt neuer Inhalt auf irgendeine Weise mit altem Wissen zusammen. Wie wird neuer Inhalt geschaffen? Er wird dadurch geschaffen, dass man Puzzleteilchen alten Wissens in neuer Weise zusammenfügt. Die Elemente sind alt, doch ihre Konfiguration ist neu, ohne Präzedenzfall in der Vergangenheit, und korrespondiert daher nicht exakt mit irgendeiner der zuvor gebildeten mentalen Repräsentationen im Kopf des Autors. Eine neue mentale Repräsentation aus Elementen alter Repräsentationen zusammenzustellen, ist etwas ganz anderes, als lediglich alte Repräsentationen abzurufen, wie es beispielsweise der Fall wäre, wenn man etablierte Fakten in einem Reviewartikel oder einer Enzyklopädie auflistete. Wiederum greift der präfrontale Cortex ein, denn er «arbeitet mit geistigen Repräsentationen», rearrangiert und rekonfiguriert sie entsprechend den neuen Anforderungen.

Jeder Schriftsteller wünscht sich, dass der Leser Spaß hat an seinem Buch, es interessant und informativ findet, und unser imaginärer Autor bildet da keine Ausnahme. Um das zu erreichen, muss er sich in die Gedankenwelt des Lesers versetzen und in seinem eigenen Kopf eine mentale Repräsentation dieser Gedankenwelt aufbauen. Wenn ein Autor einen Absatz streicht, weil er «langweilig» ist oder das Gesagte mit einer Anekdote aufpeppt, weil sie «lustig» ist, macht er diese Annahmen vom Standpunkt des Lesers aus. Er versucht, die Gedanken seines mutmaßlichen Lesers zu erraten. Wie wir bereits wissen, verdanken wir diese Fähigkeit den Frontallappen.

Schließlich ist das Manuskript fertig – sozusagen, wenigstens. Zum Glück für unseren Autor hat er einen exzellenten Lektor, der das Manuskript kritisch, aber wohlwollend gegenliest. Dieser externe redaktionelle Input wird ebenfalls von den Frontallappen gesteuert – in diesem Fall denjenigen des Lektors.

Die Frontallappen und das alternde Gehirn

Es ist vielleicht eine gute Sache, dass der Redakteur 20 Jahre jünger ist als unser imaginärer Autor, denn leider sind die Frontallappen, wie wir bereits wissen, anfälliger für die Auswirkungen des Alters als die meisten anderen Partien des Gehirns. Aber die Anfälligkeit der Frontallappen für Abbauprozesse heißt nicht automatisch, dass auch die präskriptive Weisheit oder das präskriptive Expertentum mit zunehmendem Alter abnimmt. Und es heißt auch nicht, dass die Frontallappen bei jedermann in gleicher Weise abbauen. Joaquin Fuster ist der Ansicht, dass der präfrontale Cortex die generischen Repräsentationen von Handlungsschemata enthält, die sich auf ein ganzes Spektrum von Situationen und Problemen anwenden lassen. Er bezeichnet sie als *semantisches exekutives Gedächtnis* und als *Gedächtnis für Konzepte und Handlungen*. Da sich diese Gedächtnisse in ihrer Allgemeingültigkeit unterscheiden können, sind sie hierarchisch organisiert. Wie andere generische Erinnerungen auch sind exekutive generische Erinnerungen relativ unempfindlich gegenüber den Auswirkungen von Hirnschäden. Das versetzt einen alternden Direktor in die Lage, sein Unternehmen trotz eines gewissen kognitiven Rückgangs in der Fähigkeit, sich mit Neuem auseinanderzusetzen, weiterhin effizient zu leiten. (Denken Sie an Winston Churchill, dessen Aufmerksamkeit zu wandern begann, dessen herausragende strategische Auffassungsgabe aber unbeeinträchtigt blieb.)

Diejenigen, die über «exekutive Intelligenz» verfügen, genießen einen beträchtlichen Vorteil, wenn es darum geht, optimale Strategien in wirklich neuen Situationen zu finden. Infolgedessen werden diese Menschen im Lauf ihres Lebens wahrscheinlich eine umfangreiche «neuronale Bibliothek» von «generischen exekutiven Erinnerungen», Erinnerungen an erfolgreiche Lösungen schwieriger Probleme in der Vergangenheit, anhäufen, und zwar in

Form von Attraktoren, die gänzlich oder teilweise in den Frontallappen residieren. Ihre neuronale Bibliothek wird umfangreicher sein als die der meisten anderen Leute. Aus diesem Grund finden sie eher als andere effiziente «exekutive» Lösungen für scheinbar neue, schwierige Probleme, denn sie erkennen anhand rascher exekutiver Mustererkennung deren Ähnlichkeit mit alten, bereits gelösten Problemen. Wenn auch nicht identisch, sind «emotionale Intelligenz» und «exekutive Intelligenz» doch eng miteinander verknüpft. In dem Maße, in dem emotionale Intelligenz ebenfalls einen bestimmten Sitz im Gehirn hat, sind es die Frontallappen. Und die exekutiven Erinnerungen, die in den Frontallappen gespeichert sind, werden von der emotionalen Intelligenz beraten.

Wie jeder andere Aspekt des Alterns ist die Geschwindigkeit, mit der die Frontallappen altern, individuell unterschiedlich. Funktionierende langlebige Frontallappen sind wahrscheinlich ein wichtiger Schlüssel zu einem gesunden Geist im hohen Alter. Diejenigen, bei denen die Frontallappen arbeits- und funktionsfähig bleiben, haben die beste Chance, bis ins hohe Alter bei klarem Verstand zu bleiben. Es konnte gezeigt werden, dass ältere Menschen, die geistig topfit sind, über physiologisch besonders aktive Frontallappen verfügen.

Selbst wenn die Frontallappen mit zunehmendem Alter abgebaut werden, betrifft dies wahrscheinlich überwiegend die Fähigkeit, «exekutive» Lösungen für wirklich neuartige Probleme zu finden. Aber was neuartig und was altvertraut ist, variiert ebenfalls von Mensch zu Mensch. Da die meisten neuen Situationen bis zu einem gewissen Grad an frühere Erfahrungen erinnern, bleiben Menschen, die eine umfangreiche neuronale Bibliothek von guteingeschliffenen exekutiven generischen Erinnerungen angesammelt haben, trotz dieses Abbaus wahrscheinlich effiziente Problemlöser, zumindest eine Weile lang.

In den folgenden Kapiteln werden wir darüber sprechen, wie geistige Aktivität und geistiges Training das betroffene Nervengewebe stärken können. Das gilt auch für die Frontallappen. Daher werden Menschen, die ihr Leben lang komplexe exekutive Entscheidungen getroffen haben, die neuronale Integrität ihrer Frontallappen eher bis ins hohe Alter erhalten als passive «Gefolgsleute», die ihre exekutiven Funktionen in jüngeren Jahren relativ wenig trainiert haben.

Wenn man exekutive Talente und exekutive Intelligenz aus der Domäne der platonischen Seele nimmt und sie in die Domäne des biologischen Gehirns versetzt, hat dies wichtige Folgen. Vor einiger Zeit wurde ich in einem Interview mit der *Harvard Business Review* gefragt, ob sich exekutives Talent entwickeln lasse und auf welche Weise. Diese Frage, die ganz offensichtlich für Unternehmensführer von besonderem Interesse ist, ist auch für die allgemeine Öffentlichkeit interessant. Ganz gleich, womit wir unseren Lebensunterhalt verdienen, müssen wir alle unser Leben lang mehr oder minder häufig «exekutive» Entscheidungen treffen.

Meine Antwort war zurückhaltend. Vielleicht lässt sich exekutives Talent entwickeln, und es ist wichtig herauszufinden, wie das möglich ist. Aber ebenso wichtig ist es, dieses Talent zu erkennen, wenn es bei manchen Menschen natürlicherweise vorhanden ist. Und gleichermaßen wichtig ist es zu erkennen, wenn es anderen Menschen natürlicherweise fehlt. Wie jedes andere in der Biologie wurzelnde Merkmal des Geistes wird die Gabe des exekutiven Talents nicht jedem in gleichem Maße zuteil. Statt stillschweigend davon auszugehen, dass sich exekutive Fähigkeiten bei jedermann mit gleichem Erfolg entwickeln lassen, sollten Unternehmensführer das tun, was Sporttrainer, Choreographen und Musiklehrer schon so lange tun, und Schülern ihre Geheimnisse weitergeben: nach natürlichen Talenten Ausschau halten und ihre Energie auf diejenigen konzentrieren, die eine natürliche Begabung für das jeweilige Gebiet mitbringen, statt sie an alle und jeden zu verschwenden. Diese Leute wissen, dass eine kluge Selektion wichtiger ist als alles andere.

Das führt natürlich zur nächsten Frage: Wie sucht man nach einem exekutiven Talent? Wieder ist es leichter zu sagen, wie man *nicht* danach suchen sollte. Beispielsweise nicht mit IQ-Tests. Es hat sich gezeigt, dass die erfolgreichsten Spitzenkräfte in Unternehmen gewöhnlich nicht über einen außerordentlich hohen IQ verfügen. Ihre IQs sind beachtlich, im Bereich «hoher Durchschnitt» bis «überdurchschnittlich». Aber sie sprengen keineswegs die Skala, nicht einmal annähernd. Ebenso haben Patienten mit schweren Frontallappenschädigungen (aufgrund eines Schlaganfalls, eines Hirntraumas oder gewisser neurologischer Erkrankungen) häufig einen normalen IQ, obwohl sie nicht mehr in der Lage sind, sich sinnvoll zu verhalten.

Der Leser dieses Kapitels, der bis zu dieser Seite vorgedrungen ist, ist wahrscheinlich bereits von der Komplexität exekutiver Funktionen genügend beeindruckt. Angesichts ihrer facettenreichen Natur ist es vermutlich weder möglich noch praktikabel, sie mit einem einzigen Maßstab zu messen. Unter Umständen benötigt man zahlreiche Maße, um Merkmale wie Planungsfähigkeit, Konzentrationsfähigkeit, geistige Flexibilität, Empathie, die Fähigkeit, mit Neuem umzugehen, und die Fähigkeit, sich in die Gedankenwelt eines anderen hineinzuversetzen, getrennt zu untersuchen.

Die Fähigkeit, sich in die Gedankenwelt eines anderen hineinzuversetzen, ist besonders interessant. Auch wenn mein Hund Brit, wie bereits besprochen, in gewissem Maße darüber verfügt, muss jemand, der mit zahlreichen Leuten interagiert und deren Aktivitäten lenkt, mit einer besonders großen Dosis dieser Gabe ausgestattet sein. Die Fähigkeit, sich in den Kopf anderer Menschen zu versetzen, ist in altruistischen, kooperativen und kontroversen Situationen gleichermaßen wichtig. Ob es darum geht, ein guter Freund oder ein erfolgreicher Konkurrent zu sein – in beiden Fällen müssen Sie in der Lage sein, einen gewissen Einblick in die Gedankenwelt eines anderen zu gewinnen. Menschen, die ein langes erfolgreiches Leben geführt haben, kennen gewöhnlich beide Formen dieser Wechselbeziehungen zur Genüge.

So oder so beginnt die Fähigkeit, sich in den Geist anderer Menschen zu versetzen, mit dem Interesse an der Gedankenwelt anderer Menschen. Die Wichtigkeit dieser Aussage lässt sich kaum überschätzen. Ich bin fest davon überzeugt, dass ein Interesse an anderen Gedankenwelten zu den wichtigsten Voraussetzungen exekutiver Intelligenz gehört.

Ich behaupte nicht, ich kennte irgendeine besonders elegante Weise, dieses geistige Merkmal – Neugier auf die Gedankenwelt anderer Menschen – zu messen. Aber ich bin fest davon überzeugt, dass sich diese Eigenschaft sehr gut für naturalistische Beobachtungen eignet. Wie verhält sich jemand in Gesellschaft anderer Menschen? Verfällt er stets in selbstverliebte Monologe, oder stellt er zumindest gelegentlich Fragen? Wie ich die Dinge sehe, enthält Letzteres das Versprechen exekutiver Intelligenz, Ersteres brandmarkt jemanden hingegen als hoffnungslosen exekutiven Blindgänger, ganz gleich, wie wichtig er sich macht.

Nach meiner Erfahrung neigen diejenigen Menschen, die mir besonders einfühlsam und gescheit erscheinen, eher dazu, ein Maximum an Information aus ihrem Gegenüber zu ziehen, statt ihre Gesprächspartner mit der Zurschaustellung ihres eigenen Wissens oder ihres Scharfsinns zu beeindrucken. Doch wir alle sind schon einmal in Situationen gewesen, in denen solch hemmungslose Selbstdarstellung bis an die Grenze zur Komik zelebriert wurde. Ich habe miterlebt, wie ignorante Leute ihre Weltsicht in Gegenwart erfahrener Diplomaten ausbreiteten oder ihre Ansicht über Musik in Gegenwart renommierter Musiker erläuterten. Und ich habe meinen Teil an Leuten erlebt, die sich nach einer fünftägigen Rucksacktour durch Russland als Experten fühlten und im Brustton der Überzeugung über das Schicksal des Landes schwadronierten. Was für eine Zeitverschwendung für alle Beteiligten! Aber wie diagnostisch erhellend!

10. KAPITEL

NEUES, ROUTINE UND DIE BEIDEN SEITEN DES GEHIRNS

Das Rätsel der Dualität

Das Rätsel der Frontallappen ist ein Beispiel dafür, wie gut das Gehirn seine Geheimnisse wahren kann. Aber kein Rätsel der Gehirnorganisation hat über die Jahre in der wissenschaftlichen Literatur wie in der Presse so viel Aufmerksamkeit auf sich gezogen wie das Rätsel der Gehirndualität. Warum besteht das Gehirn aus zwei Hälften, der rechten und der linken Großhirnhemisphäre, und worin unterscheiden sie sich? Diese Frage ist für unser Thema und für das Verständnis der geistigen Merkmale, um die es in diesem Buch geht, von zentraler Bedeutung.

Genie und Weisheit, Talent und Kompetenz sind Zwillingsgaben, gleichermaßen hochgeschätzt, aber dennoch sehr verschieden. Wie wir bereits wissen, sind diese Gaben jedoch keine siamesischen Zwillinge, und eine kann ohne die andere auftreten. Und wie wir ebenfalls wissen, korrespondiert der Gipfel ihres Auftretens mit unterschiedlichen Altersstufen: Genie und Talent zeigen sich gewöhnlich in der Jugend, Weisheit und Kompetenz in fortgeschrittenerem Alter.

Welche Gehirnmaschinerie steht hinter diesen beiden Gabentypen, die so eng miteinander verbunden und doch so verschieden sind? Wie unterscheiden sie sich, und wie sind sie im Gehirn verknüpft? Endlich sind wir so weit, uns dieser Frage zuzuwenden.

Wie bereits erwähnt, basieren Kompetenz und ihre höchste

Form, Weisheit, auf der Verfügbarkeit von Mustern, die sowohl deskriptive als auch präskriptive Information enthalten. Diese Muster versetzen uns in die Lage, scheinbar einzigartige, schwierige Probleme als Varianten von bereits bekannten und gelösten Problemen zu erkennen.

Aber was geschieht, wenn Sie sich einer Situation gegenübersehen, die wirklich nicht – nicht einmal entfernt – zu irgendeinem der Muster passt, die Sie in Ihrem Kopf gespeichert haben? Wie wir bereits aus früheren Diskussionen wissen, ist Musterbildung ein komplizierter und langwieriger Prozess, der sich nicht in binären «ja/nein»-Begriffen fassen lässt. Das heißt, ein Muster kann unter Umständen nur teilweise ausgebildet sein und entsprechend auch nur teilweise genutzt werden. Wir werden uns später noch eingehender mit derartigen Feinheiten beschäftigen, doch lassen Sie uns für den Augenblick um der Klarheit willen von einer vereinfachten Situation ausgehen. Wenn eine Person auf ein Problem stößt, nehmen wir an, dass sie in ihrem kognitiven Repertoire ein relevantes Muster findet oder nicht. Oder um Stephen Grossbergs Terminologie zu gebrauchen, dass es zu einer *adaptiven Resonanz* mit einem der zuvor gebildeten Attraktoren kommt oder nicht. Nun müssen wir zwei Kategorien von Situationen berücksichtigen: vertraute und neuartige. Wie geht das Gehirn mit diesen beiden Situationstypen um?

Hier kommen die Großhirnhemisphären und ihre Dualität ins Spiel. Dualität ist eine der fundamentalsten und universellsten Eigenschaften des Gehirns. Sie durchzieht all seine Ebenen, vom Hirnstamm bis zum Neocortex. Für jede Struktur, jeden Kern und jede Bahn gibt es einen Zwilling. Früher hat man angenommen, dass sich diese Dualität durch eine perfekte Symmetrie auszeichnet. Heute wissen wir, dass die Symmetrie des Gehirns nur eine grobe und partielle ist. Es stimmt schon, dass das Gehirn eher symmetrisch als asymmetrisch ist; die beiden Hälften des Gehirns lassen sich besser als zwei Variationen desselben Grundthemas verstehen denn als zwei völlig verschiedene Themen. Es stimmt auch, dass die beiden Hälften des Gehirns nicht unabhängig voneinander arbeiten. Sie sind auf jeder Ebene cortical wie auch subcortical durch dicke Nervenbündel verbunden. Auf corticaler Ebene bilden die Bahnen, die die beiden Hemisphären verbinden, eine auffällige, große Struktur, den Balken *(Corpus callosum)* sowie zwei weitere Bahnen, die *Comissura anterior* und die *Comissura posterior*. Diese und andere Bahnen stellen sicher, dass beide Hemisphären ständig «im Gespräch» sind beziehungsweise Myriaden von Signalen parallel ausgetauscht werden.

Letztlich arbeitet das Gehirn daher als wohlintegriertes Ganzes und nicht als zwei unverbundene Teile. Aber wie sich herausgestellt hat, ist diese Einheit eine Einheit der Kontraste. Wie wir noch sehen werden, führen die subtilen strukturellen und biochemischen Unterschiede der beiden Hemisphären des Gehirns zu profunden funktionellen Unterschieden zwischen beiden.

Zu den wenigen Teilen des Gehirns, die dem Dualitätsimperativ entgehen, gehören zwei endokrine Drüsen, Epiphyse (Zirbeldrüse) und Hypophyse, zwei kleine Ansammlungen von Kernen tief in der Mitte des Gehirns. Diese «Singularität» der Epiphyse war es, die den großen Philosophen des 17. Jahrhunderts, René Descartes, veranlasste, die Zirbeldrüse zu dem Ort zu erklären, an dem sich Leib und Seele treffen; so hoffte er das Dilemma des Leib-Seele- bzw. Körper-Geist-Dualismus zu lösen, das er selbst geschaffen hatte. Heute wissen wir, dass die Epiphyse eine weitaus bescheidenere, wenn auch keineswegs unwichtige Rolle spielt; sie produziert Melatonin und trägt zur Regulierung des Schlafwach-Rhythmus bei. Eine andere nichtduale Struktur, die Hypophyse, kontrolliert die Sekretion und Ausschüttung zahlreicher Hormone.

Wenige Themen haben mehr Aufmerksamkeit erregt und zu mehr bizarren Diskussionen geführt als die Dualität des menschlichen Gehirns. Warum brauchen wir zwei Gehirnhälften? Warum ist zwei besser als eins? Im Lauf der Jahre sind zahlreiche Theorien und Hypothesen aufgestellt worden, um diese Fragen zu beantworten, doch jedes Mal tauchten konträre Befunde auf, die sie in Frage stellten oder oft auch völlig widerlegten.

Sprache und Gehirn:
Die Wurzeln des Missverständnisses

Bei der Suche nach dem Schlüssel zum Verständnis der Gehirndualität sind die Forscher in der Vergangenheit von mehreren stillschweigenden Annahmen ausgegangen. Die erste Annahme war, dass sich die Unterschiede auf den Cortex, die sogenannten Großhirnhemisphären, beschränken. Die zweite Annahme war, dass diese Unterschiede nur die Gehirnfunktion betreffen und Struktur wie auch Biochemie der beiden Hirnhälften identisch sind. Die dritte Annahme war, dass die Unterschiede zwischen beiden Seiten des Gehirns nur beim Menschen existieren und beide Seiten bei allen anderen Arten strukturell, biochemisch und funktionell symmetrisch sind.

Wie sich herausstellte, haben diese drei Annahmen das Bild eher verdunkelt als erhellt, und alle haben sich letztlich als falsch erwiesen. Dies wiederum hat die Revision eines der am tiefsten verwurzelten Grundsätze der Neuropsychologie und der Kognitiven Neurowissenschaften erzwungen: dass der Unterschied zwischen beiden Seiten des Gehirns auf der Unterscheidung von sprachlichen und nichtsprachlichen Funktionen beruht.

Um an die Wurzeln dieses Missverständnisses zu gelangen, müssen wir uns einige Grundtatsachen über Sprache und die beiden Seiten des Gehirns ins Gedächtnis rufen. Seit Jahren ist bekannt, dass die linke Hemisphäre eine größere Rolle bei der Sprache spielt als die rechte; daher der Begriff *sprachdominante Hemisphäre*. Belege, die diese Position stützten, gab es in Hülle und Fülle. Bei erwachsenen Patienten zerstören Schlaganfälle, traumatische Hirnverletzungen oder Hirnschäden anderer Art die Sprachfähigkeit und führen zu einem Leiden, das als «Aphasie» bezeichnet wird – aber nur, wenn die linke Hemisphäre betroffen ist, nicht, wenn es die rechte Hemisphäre trifft. (Wie wir noch sehen werden, ist die Lage bei Kindern keineswegs so eindeutig, ein Umstand mit weitreichenden Folgen, deren Bedeutung den Theoretikern der Hemisphärenspezialisierung lange entgangen ist.)

Eine elektrische Stimulation des linken Temporallappens während eines neurochirurgischen Eingriffs kann eigenartige verbale Halluzinationen hervorrufen: Der Patient hört Stimmen, die klar und deutlich Wörter oder sogar ganze Sätze sagen. Akustische Halluzinationen, wie sie bei Schizophrenie so häufig sind, kommen gewöhnlich ebenfalls in Form von gutverständlichen Äußerungen daher und nicht etwa als undeutliche Laute. Das spiegelt wahrscheinlich die Tatsache wider, dass die linke Hemisphäre bei der Schizophrenie stärker betroffen ist als die rechte. Ein Epilepsieherd, der im linken Schläfenlappen (Temporallappen) liegt, ruft unter Umständen ähnliche Stimmhalluzinationen hervor (aus diesem Grund wird eine Temporallappenepilepsie manchmal fälschlicherweise als Schizophrenie diagnostiziert). Dyslexie, eine Störung der Sprachentwicklung bei Kindern, ist unter Linkshändern häufiger als unter Rechtshändern, was möglicherweise eine frühkindliche Schädigung der linken Hemisphäre und eine darauffolgende Verlagerung der Händigkeit widerspiegelt (ein Phänomen, das oft mit dem unfreundlichen Ausdruck *pathologische* Linkshändigkeit – im Gegensatz zu der *natürlichen*, genetisch bedingten Linkshändigkeit – belegt wird).

Während Aphasie (Sprachstörung) von einer linkshemisphärischen Fehlfunktion verursacht wird, geht der seltsame Krankheitszustand der *Hyperphasie* – papageienhaftes, krankhaft-unkontrolliertes Sprechen, wie es häufig beim Williams-Syndrom beobachtet wird – mit einer überdurchschnittlich großen linken Hemisphäre einher. All dies deutet auf die linke Hemisphäre als «Sitz» der Sprache hin. Wiederum beschränken sich die Belege jedoch weitgehend auf erwachsene Patienten, verzerren so das Gesamtbild der hemisphärischen Spezialisierung und maskieren einige sehr wichtige Aspekte, die dabei eine Rolle spielen.

Andererseits nahm man an, dass eine Schädigung der rechten Hemisphäre geistige Prozesse beeinträchtigt, die sprachunabhängig sind und beispielsweise zu einer Störung beim Erkennen von Gesichtern («Prosopagnosie») und Melodien («Amusie») führt.

Diese und andere ähnliche Befunde haben die herrschenden Annahmen über die fundamentale Natur der funktionellen Unterschiede zwischen den beiden Hirnhälften entscheidend beeinflusst. Wegen der überragenden Rolle, die Sprache in der menschlichen Gesellschaft spielt, wurde der Begriff *sprachdominante Hemisphäre* bald zu *dominante Hemisphäre* verkürzt und suggerierte damit eine größere Bedeutung der linken Hirnhälfte. Im Gegenzug wurde die rechte Hemisphäre häufig als *subdominante Hemisphäre* bezeichnet, was eine geringere Bedeutung und eine vermutete größere Entbehrlichkeit implizierte. Selbst heute noch gehen Neurochirurgen sehr vorsichtig vor, wenn sie einen Eingriff an der linken Hemisphäre vornehmen, sind aber oft deutlich ungenierter, wenn es um die rechte Hemisphäre geht.

Beachten Sie, dass der wichtige Gegensatz, der den grundlegenden Unterschied zwischen den beiden Hemisphären charakterisierten sollte, nicht zwischen akustischer und visueller Information gemacht wurde, sondern zwischen den auf – gesprochener und geschriebener – Sprache basierenden Prozessen und nonverbalen Prozessen.[1]

_____

1 Noch immer wird häufig übersehen, dass gesprochene und geschriebene Sprache grundsätzlich dieselben Wurzeln haben und weitgehend von denselben Hirnstrukturen vermittelt werden. Das führt im Bereich der Pädagogik

Aber selbst diese allzu starke Vereinfachung wurde, wie wir noch sehen werden, noch weiter auf einen markanten Spruch reduziert, sozusagen eine Übervereinfachung der Übervereinfachung. Allmählich entwickelte sich die Vorstellung, die linke Hemisphäre sei grundsätzlich die Sprachhemisphäre und die rechte Hemisphäre die visuell-räumliche Hemisphäre. Diese Vorstellung wird noch immer von vielen Wissenschaftlern, die sich mit dem Gehirn beschäftigen, und wohl auch den meisten Klinikern, Psychologen und Ärzten geteilt, die Hirnstörungen behandeln, denn gewöhnlich dauert es Jahre, bis aktuelles Wissen bis in die Kliniken durchsickert. Aber diese Vorstellung ist offensichtlich falsch. Neue wissenschaftliche Belege stellen sie in Frage und zwingen uns, die Dualität des Gehirns völlig neu zu interpretieren.

Lassen Sie mich erklären, warum das so ist, ohne zu sehr in technische Details zu gehen. Wenn es darum geht, die Hemisphärenunterschiede zu verstehen, ist klares und logisches Denken oft eine bessere Richtschnur als obskures technisches Wissen. Die Logik sagt uns, dass jede Unterscheidung, die auf der Gegenüberstellung von Sprache und nichtverbalen geistigen Prozessen basiert, nur für Geschöpfe Bedeutung hat, die über die Gabe zu sprechen verfügen. Wir Menschen sind die einzige Art, die sprechen kann, zumindest in der engen Definition von Sprache. Daher sind wir auch die einzige Art, für die die Unterscheidung zwischen Sprache und nonverbalen Funktionen überhaupt irgendeine Bedeutung hat. Wie sich herausgestellt hat, schafft diese zwingende Schlussfolgerung ein riesiges theoretisches und empirisches Problem, das für die Theorie von der sprachlichen bzw.

und der Lernstörungen zu Missverständnissen aller Art. Besonders häufig wird die Tatsache ignoriert, dass die meisten Dyslexien (Lesestörungen) eine Sekundärfolge von Dysphasien (Störungen der gesprochenen Sprache) sind. Das wiederum führt zu falschen Diagnosen und ungeeignetem Förderunterricht.

visuell-räumlichen Spezialisierung der Hemisphären praktisch einem Todesstoß gleichkam.

Tatsächlich gingen die Experten lange Jahre davon aus, nur beim Menschen gebe es funktionelle Unterschiede zwischen den beiden Teilen des Gehirns. Diese Annahme war logisch und machte Sinn, zumindest oberflächlich betrachtet. Aber eine andere Annahme, die gleichermaßen viele Jahre lang unangefochten blieb, machte nicht einmal oberflächlich betrachtet Sinn, und sie wurde denn auch von einer Reihe Wissenschaftler als unbefriedigend angesehen. Dieser Annahme zufolge waren die beiden Hirnhemisphären beim Menschen strukturell und biochemisch Spiegelbilder voneinander. Und dies ist ganz offensichtlich nicht plausibel, denn Funktionsunterschiede zwischen den beiden Hemisphären müssen irgendeine materielle Basis haben. Die allgemein akzeptierte Annahme einer perfekten strukturellen Symmetrie war unvorstellbar und widersprach dem gesunden Menschenverstand, weil sie implizierte, dass aus zwei identischen Strukturen zwei völlig verschiedene Funktionspakete erwachsen würden.

Getrieben von einem Gefühl der Unruhe machten sich eine Reihe von Top-Neurowissenschaftlern auf die Suche nach den strukturellen Unterschieden, die die funktionellen Unterschiede zwischen den beiden Hemisphären erklären könnten; möglich wurde dies durch das Aufkommen leistungsfähiger Neuroimaging-Technologien. Da es damals vor allem darum ging, die Verbindung zwischen Sprache und der linken Hemisphäre zu erklären, standen die «Sprachareale» des Gehirns im Mittelpunkt der Untersuchungen. Ein großer Teil dieser frühen Arbeiten konzentrierte sich auf hochauflösende Messungen der corticalen Sprachareale und wurde von Norman Geschwind (den man wohl als den Vater der nordamerikanischen Verhaltensneurologie bezeichnen kann) und seinen Kollegen durchgeführt.

Es dauerte nicht lange, bis man auf die ersten strukturellen Unterschiede zwischen den beiden Hemisphären stieß. Zwei

Hirnareale sind für die Sprache besonders wichtig, das *Planum temporale*, das für die Unterscheidung von Sprachlauten zuständig ist, und das *Operculum frontale*, das entscheidend für die Sprachartikulation ist. Beide waren, so stellte sich heraus, bei Rechtshändern in der linken Hemisphäre größer als in der rechten. Was hätte eine bessere Erklärung für die Überlegenheit der linken Hemisphäre in Bezug auf Sprache sein können?

Aber sehr bald entdeckte man, dass diese Strukturen auch bei den großen Menschenaffen (Gorillas, Schimpansen, Bonobos und Orang-Utans), die keine «Sprache» haben, auf der linken Seite größer waren als auf der rechten Seite (trotz der berühmten Gorilladame Koko, die in den 1980er Jahren von Wissenschaftlern darauf trainiert wurde, eine simple Gebärdensprache zu verwenden). Und was noch wichtiger ist: Die Paläoanthropologie hat anhand von Schädelausgüssen, die Abdrücke der inneren Oberfläche des Schädels liefern, nachgewiesen, dass bereits *Australopithecus* ein asymmetrisches Gehirn hatte. Im weiteren Verlauf der Suche fanden sich zahlreiche weitere anatomische und biochemische Unterschiede zwischen den beiden Hemisphären. Und keiner dieser Unterschiede beschränkte sich nur auf den Menschen. Statt uns eine Sonderstellung einzuräumen, vereinen sie uns mit anderen Tierarten zu einer einzigen Familie. Den größten Teil aller hemisphärischen Unterschiede teilen wir mit anderen Primaten, einige von ihnen sogar mit so «niedrigen» Säugerarten wie Ratten und Mäuse.

Die Unterschiede zwischen den beiden Seiten des Gehirns zeigten sich beim menschlichen wie beim nichtmenschlichen Gehirn auf allen Ebenen der Beobachtung, von der Vogelschau auf das Gehirn («makroskopische Neuroanatomie») bis hinab zum molekularen Niveau. Auf der Ebene der makroskopischen Anatomie gehören zu diesen Unterschieden eine stärker nach vorn gerichtete Vorwölbung der rechten Hemisphäre und eine stärker nach hinten gerichtete Vorwölbung der linken Hemisphäre, nach dem Harvard-Neuroanatomen, der sie entdeckte, als Yakovlev-Drehung *(Yakovlevian torque)* bezeichnet, und Unterschiede in der Größe des Planum temporale und des Operculum frontale (beide sind in der linken Hemisphäre größer). Auf der Ebene der Hirnverschaltung entdeckte man Unterschiede zwischen der Dicke des Cortex in den beiden Hemisphären (links dicker als rechts, zumindest bei Männern). Auf der Ebene der Mikroverschaltung (wissenschaftlich spricht man von «Cytoarchitektur») fand man Unterschiede bei der Zahl der sogenannten Spindelzellen, die im rechten Frontallappen viel zahlreicher sind als im linken. Auf der Ebene der biochemischen Bahnen ergaben sich Unterschiede bei der Verteilung von Dopamin und Noradrenalin (Norepinephrin), die zu den wichtigsten chemischen Neurotransmittern bzw. Neuromodulatoren gehören und eine zentrale Rolle bei der Signalübertragung im Gehirn spielen: Dopaminbahnen projizieren etwas häufiger in die linke Hemisphäre, noradrenerge Bahnen etwas häufiger in die rechte Hemisphäre. Und schließlich fand man auf molekularem Niveau im Hippocampus Rechts-links-Asymmetrien bei der Verteilung von NMDA-Rezeptoren. Die NMDA-Rezeptoren spielen eine wichtige Rolle für Lernen und Gedächtnis, denn sie erlauben eine Kommunikation zwischen Neuronen, die von Glutamat vermittelt wird, einem der häufigsten Neurotransmitter im Gehirn. Wie wir bereits wissen, sind die Hippocampi Gehirnstrukturen, die für das Gedächtnis besonders wichtig sind. *Und ohne Ausnahme teilen wir all diese hemisphärischen Unterschiede mit anderen Säugerarten.*

Statt wie erhofft zu einer Quelle der Erklärung zu werden, wurden diese Untersuchungen daher bald zu einer Quelle der Verwirrung. Um das vorher gebrauchte Argument umzukehren: Wenn man überzeugt ist, dass unterschiedliche Funktionen unterschiedliche Strukturen verlangen, dann implizieren unterschiedliche Strukturen unterschiedliche Funktionen. Aber bei einem Schimpansen oder einem Gorilla, geschweige denn bei einer

Ratte oder einer Maus, lässt sich ein Unterschied in der Funktion nicht als Unterschied zwischen Sprachlichem und Nichtsprachlichem erklären. Sosehr wir die Geisteskräfte unserer Mitsäuger auch respektieren und sosehr wir uns ihrer vielfältigen und teilweise komplexen Kommunikationsmethoden bewusst sind (Wolfsgeheul und Walgesänge, um nur zwei zu nennen), sie sind *allesamt* nichtverbal!

Natürlich werden sich eingefleischte Romantiker, die eisern an der Vorstellung einer Tiersprache festhalten, von meiner Argumentation nicht überzeugen lassen. Sie werden sie vielleicht sogar umkehren und daraus den Schluss ziehen, die Existenz von hemisphärischen Unterschieden bei anderen Arten spreche doch gerade für die Existenz einer Tiersprache. Wenn das der Fall ist, dann sollten sie sich allerdings darauf vorbereiten, diese Argumentation sehr weit zu führen. Wie aktuelle Untersuchungen von Alberto Pascual und seinen Kollegen gezeigt haben, findet man auch an anderer Stelle im Tierreich Gehirnasymmetrien – bei einer bestimmten Gruppe von Taufliegen! Diese Asymmetrien verleihen ihnen einen messbaren Vorteil gegenüber den weniger glücklichen Taufliegen mit symmetrischem Gehirn. Während sich zeigte, dass beide Taufliegengruppen Kurzzeiterinnerungen bilden konnten, konnten nur Taufliegen mit asymmetrischem Gehirn auch Langzeiterinnerungen bilden. Daher sieht es so aus, als sei Gehirnasymmetrie ein sehr grundlegendes und phylogenetisch altes Merkmal, das dem Auftreten von Sprache um Abermillionen vorausging … es sei denn, Sie glauben an eine Taufliegensprache!

Es wurde immer deutlicher, dass wir einen neuen konzeptuellen Rahmen, eine Paradigmenverlagerung bei unserem Denken über die Dualität des Gehirns brauchten. Und so kam die Suche nach einem neuen Paradigma, erzwungen durch die Flut neuer Befunde, endlich in Gang. Die dominante Rolle der linken Hemisphäre für die Sprache war unumstritten, angezweifelt wurde aber die zentrale Rolle dieser Tatsache bei der Erklärung der Hemisphärenunterschiede. Es sah immer mehr so aus, als seien die unterschiedlichen Rollen, die beide Hemisphären für die Sprache spielen, nichts als ein spezieller, abgeleiteter Fall eines fundamentaleren, aber noch zu entdeckenden Unterschieds – eines Unterschieds, der bei Mensch und Tier zu beobachten sein sollte und bei beiden Sinn machen müsste. *Worin bestand dieser Unterschied?*

Wie so oft der Fall, wenn die strenge Wissenschaft nicht mehr weiterweiß, füllen vage Metaphern die Leere. Im Zusammenhang mit der Dualität des Gehirns wurde eine ganze Reihe solcher Metaphern in Umlauf gebracht und von den Medien begierig aufgegriffen. Die linke Hemisphäre sei «sequenziell», die rechte «simultan», hieß es zum Beispiel. Oder die linke Hemisphäre sei «analytisch», die rechte «holistisch». Das Problem mit diesen Metaphern war nur, dass sie eben nichts weiter waren als Metaphern. Werkzeuge der Poesie und nicht der Wissenschaft. Es war praktisch unmöglich, sie durch klare Experimente zu testen oder sie, um Karl Poppers berühmten Begriff aufzugreifen, zu *falsifizieren*. Aber in der Wissenschaft können Aussagen, die sich nicht einmal prinzipiell widerlegen lassen und so schwammig sind, dass sie selbst das Delphische Orakel in den Schatten stellen, auch nicht als wahr akzeptiert werden. Daher erregten diese pauschalen Metaphern in den Medien mehr Aufsehen, als dass sie ernsthaft wissenschaftlich diskutiert worden wären. Die Suche musste weitergehen.

Ein neues Paradigma: Das Neue und das Vertraute

Mein eigenes Interesse an der Gehirndualität gipfelte schließlich in einer Theorie, die sich stark von den Theorien unterschied, die damals den Mainstream der neuropsychologischen Forschung beherrschten. Meiner Ansicht nach musste man einen dynamischen

Zugang wählen und sich statt der statischen Konstanten die *Prozesse* im Gehirn anschauen, um zu verstehen, wie sich die beiden Hemisphären unterscheiden. Unser geistiges Leben ist immer im Fluss, und der operative Begriff dafür ist *Lernen*. Mit Lernen meine ich viel mehr als das, was im Klassenraum geschieht; ich meine den Prozess, die Welt um uns herum – und auch die Welt in uns – in all ihren farbigen und facettenreichen Manifestationen zu meistern. Das passiert gewöhnlich nicht auf einen Schlag wie eine wunderbare göttliche Offenbarung, ein plötzliches Umschalten von völliger Ignoranz zu allumfassendem Wissen. Gewöhnlich ist das ein Prozess.

Ich stellte die These auf, dass die beiden Hemisphären bei diesem universellen Prozess unterschiedliche, aber einander ergänzende (komplementäre) Rollen spielen und sich beide hinsichtlich ihrer Beziehung zu Neuem und Vertrautem unterscheiden. Die rechte Hemisphäre ist die Hemisphäre für Neues, die wagemutige Hemisphäre, die Entdeckerin des Unbekannten und des Unkartierten. Die linke Hemisphäre ist das Depot für komprimiertes Wissen, für stabile Mustererkennungsinstrumente, die dem Organismus ermöglichen, effizient mit vertrauten Situationen und geistigen Routinevorgängen umzugehen.

Diese Idee – Neues versus Vertrautes – kam mir schon vor vielen Jahren, Ende der 1960er, als ich ein junger Neuropsychologiestudent war und mit Alexander Lurija am Burdenko-Institut für Neurochirurgie in Moskau arbeitete. Dort fiel mir auf, dass die Auswirkungen einer linkshemisphärischen Schädigung bei Kindern weit weniger gravierend waren als bei Erwachsenen, die Folgen einer rechtshemisphärischen Schädigung hingegen viel schwerwiegender als bei Erwachsenen. Falls diese Beobachtungen wirklich zutrafen, hatten sie weitreichende Folgen. Sie sprachen dafür, dass es im Lauf der kognitiven Entwicklung und möglicherweise sogar das ganze Leben hindurch zu einem breiten Wissenstransfer von der rechten in die linke Hemisphäre kommt.

Diese Beobachtungen waren damals jedoch lediglich eine Sammlung von anekdotischen klinischen Eindrücken – ein recht wackeliges Fundament für eine große Theorie. Offensichtlich bedurfte es mehr systematischer Befunde, um sie zu stützen oder zu widerlegen. Wie so oft in der Wissenschaft wird eine provokante Beobachtung zum Ausgangspunkt für ein systematisches Untersuchungsprogramm. Aber all dies musste ein paar Jahre warten, während ich meine Flucht aus der Sowjetunion plante und durchführte und in meiner neuen Heimat New York Fuß fasste.

Was die rechte Hemisphäre besser geeignet macht, mit Neuem umzugehen, und die linke Hemisphäre, mentale Routinevorgänge zu speichern, muss offensichtlich mit den subtilen Unterschieden in ihrer Verschaltung zusammenhängen. Aufgrund der neuen Befunde, die um diese Zeit gerade einzulaufen begannen, kam ich zu dem Schluss, dass es zwischen der Verschaltung der beiden Hirnhemisphären zwei derartige subtile, aber weitreichende Unterschiede gibt.

Der erste Unterschied bezieht sich auf den Anteil unterschiedlicher Cortextypen an der Gesamtoberfläche der jeweiligen Hemisphären. In der rechten Hemisphäre nimmt der *heteromodale Assoziationscortex* offenbar mehr Fläche ein, in der linken Hemisphäre hingegen der *modalitätsspezifische Assoziationscortex*. Beide Cortextypen beschäftigen sich mit komplexer Informationsverarbeitung, aber auf unterschiedliche Weise. Der modalitätsspezifische Cortex beschränkt sich auf die Verarbeitung von Information, die über ein bestimmtes sensorisches System – visuell, akustisch oder taktil – eintrifft, und für jedes dieser sensorischen Systeme existiert im Cortex ein separates Areal. Der modalitätsspezifische Cortex zerlegt die Welt um uns herum in separate Repräsentationen. Stellen Sie sich als Analogie ein Objekt in einem dreidimensionalen Raum vor, das auf die x-, y- und z-Koordinaten projiziert und drei partielle Repräsentationen generiert: Das ist es, was der modalitätsspezifische Cortex mit der einlaufenden

Information tut. Der heteromodale Cortex ist hingegen für die Integration der Information zuständig, die durch unterschiedliche sensorische Kanäle eintrifft – dafür, das synthetische Bild der multimedialen Welt um uns herum wieder zusammenzusetzen.

Der zweite Unterschied betrifft die Art und Weise, wie verschiedene corticale Regionen in den beiden Hemisphären verbunden sind. In der linken Hemisphäre überwiegen offenbar lokale Verbindungen zwischen benachbarten corticalen Regionen. In der rechten Hemisphäre überwiegen hingegen anscheinend weiter reichende Verbindungen zwischen entfernter gelegenen corticalen Regionen. Die Konnektivität der linken Hemisphäre erinnert an eine Taxiflotte: Man benutzt sie, um vom einen Ende der Stadt ans andere zu kommen, aber nicht, um vom einen Ende des Kontinents zum anderen zu gelangen. Die Konnektivität der rechten Hemisphäre lässt hingegen an eine Flugzeugflotte denken; man benutzt sie, um von einem Ende des Kontinents zum anderen zu gelangen. Im Kontext dieser Idee sind die Spindelzellen besonders interessant. Wie Sie vielleicht noch aus dem vorangegangenen Kapitel erinnern, vermitteln diese Zellen Information über sehr weite Strecken zu entfernten Hirnregionen. Und getreu der Idee der hemisphärischen Konnektivität, die ich in diesem Kapitel entwickelt habe, sind Spindelzellen in der rechten Hemisphäre bei weitem häufiger als in der linken – das gilt für alle bisher untersuchten Tierarten.

In ihrer «kanonischen» Form passt die Neues-versus-Vertrautes-Theorie der Hemisphärendualität eindeutig vornehmlich auf die Rechtshänder unter uns. Der größte Teil der Forschung über Hemisphärenspezialisierung wurde mit rechtshändigen Versuchspersonen durchgeführt, daher kann über die Dynamik der hemisphärischen Wechselbeziehungen bei Linkshändern bisher nur spekuliert werden. Bei Linkshändern und bei beidhändigen Individuen ist die hemisphärische Spezialisierung weniger stark ausgeprägt, und die beiden Hemisphären sind sich funktionell ähnlicher als bei Rechtshändern. Interessanterweise sind sie sich auch strukturell ähnlicher; die Yakovlev-Drehung ist bei ihnen reduziert oder fehlt völlig. Bei rund 60 bis 70 Prozent aller Linkshänder entspricht das Profil der hemisphärischen Spezialisierung in etwa dem von Rechtshändern. Es ist vernünftig anzunehmen, dass die rechte Hemisphäre für Neues, die linke Hemisphäre hingegen für kognitive Routinen zuständig ist und die Von-rechts-nach-links-Verlagerung bei diesen Individuen stattfindet. Bei rund 30 bis 40 Prozent der Linkshänder entspricht das Profil der hemisphärischen Spezialisierung grob der Umkehrung dessen, was man bei Rechtshändern findet. Die Vermutung ist vielleicht nicht zu weit hergeholt, dass bei diesen Menschen die linke Hemisphäre für Neues und die rechte Hemisphäre für Routineangelegenheiten zuständig ist und dass die hemisphärische Verlagerung von links nach rechts statt von rechts nach links erfolgt. Doch auch wenn die exakte Direktionalität der hemisphärischen Dynamik in ihrem Zeitverlauf je nach Händigkeit variieren kann, bleibt die allgemeine Prämisse, dass eine Hemisphäre für Neues und die andere für Routineaufgaben zuständig ist, davon unberührt.

Die Auswirkungen der Neues-versus-Vertrautes-Hypothese waren weitreichend, und sie bedeuteten eine radikale Abkehr von dem Bild, das man sich zuvor von den Rollen der beiden Hemisphären gemacht hat. Statt jeder Hemisphäre ein festgelegtes Rollenrepertoire zuzuordnen, sagte die Neues-versus-Vertrautes-Hypothese eine ständige Veränderung der Wechselbeziehungen zwischen den beiden Gehirnhälften voraus. Was heute neu ist, ist morgen, in einer Woche oder einem Jahr, vertraut. Es werden geeignete Muster ausgebildet, und das Problem, das heute nur mit Mühen und unter großer geistiger Anstrengung gelöst werden kann, wird zu gegebener Zeit durch eine fast augenblickliche Mustererkennung gelöst werden. Die Neues-versus-Vertrautes-Hypothese stellt auch eine weitere unausgesprochene Prämisse der traditionellen Neuropsychologie in Frage: dass die funktionelle Organisation aller menschlichen Gehirne exakt die gleiche ist. Aber was für den einen neu ist, ist für den anderen altbekannt. Daher impliziert die Neues-versus-Vertrautes-Hypothese, was unsere Gehirnfunktion angeht, ein höheres Maß an individuellen Unterschieden als je gedacht.

Meine Hypothese konnte falsch sein, und anfangs vertraute ich ihr auch nur halbherzig, denn ich hatte den Verdacht, sie sei vielleicht eher elegant als wahr. Aber sie erfüllte sicherlich Poppers Falsifizierbarkeitskriterium (Falsifizierung ist das *sine qua non* jeder seriösen Wissenschaft), was sie von vielen anderen Theorien zur Hemisphärenspezialisierung unterschied, die damals verkündet wurden. Die falsifizierbare Vorhersage, die sich aus meiner Theorie ergab, war direkt und eindeutig. Wenn sie sich nicht bewahrheitete, würde die ganze Theorie wie ein Kartenhaus zusammenstürzen. Jeder Prozess einer neuen Musterbildung – ob deskriptiv (ein neues Konzept erlernen) oder präskriptiv (lernen, wie man eine neue Klasse von Problemen löst) – musste zuerst die rechte Hemisphäre beschäftigen und dann erst die linke. Es musste zu einer allmählichen Verlagerung des «geistigen Gravitationszentrums» kommen, und die Richtung dieser Verlagerung musste höchst vorhersagbar, regelmäßig und gerichtet sein: von rechts nach links.

Ein anderer attraktiver Zug meiner Hypothese – und ein sehr wichtiger angesichts der plötzlichen Flut von Befunden, die zeigten, dass nichtmenschliche Gehirne ebenfalls asymmetrisch sind – war, dass die Unterscheidung zwischen Neuem und Vertrautem nicht nur für den Menschen von Bedeutung ist, sondern für alle Geschöpfe, die lernfähig sind. Auch Tiere bilden Muster, die ihnen erlauben, sich mit Hilfe von Mustererkennungsmechanismen in ihrer Welt zurechtzufinden. Mein Bullmastiff Brit reagiert auf einen vertrauten Befehl («sitz», «komm», «hinlegen» und «nein») eines jeden meiner Mitarbeiter, trotz der Tatsache, dass er diese Befehle von mir und mit meiner Stimme gelernt hat. Und er weiß,

236

dass er bestimmte Plätze (wie Küche oder Bad) nicht betreten darf, ganz gleich, in welcher Wohnung oder welchem Büro.

Brit hat darüber hinaus eine unheimliche Fähigkeit entwickelt, Pförtner zu erkennen, weil in Midtown-Manhattan, wo wir leben, viele Pförtner Kekse für die Hunde der Nachbarschaft in der Tasche haben. Daher stoppt Brit inzwischen bei jedem Pförtner, selbst wenn er den betreffenden Pförtner und Hauseingang noch nie zuvor gesehen hat. Er hockt sich vor den guten Mann hin, schaut ihn erwartungsvoll an und weigert sich, sich von der Stelle zu rühren – er wartet auf seinen Keks. Brit reserviert dieses Verhalten für Pförtner und nur für Pförtner. Ich habe keine Ahnung, wie er Pförtner vom Rest der Menschheit unterscheidet, aber er tut es, und das ist ein hervorragendes Beispiel für eine nichttriviale, selbsterlernte Mustererkennung bei einem Vertreter einer nichtmenschlichen Art.

Meine Beispiele für derartige erlernte Mustererkennung drehen sich um Hunde, weil Hunde die Säugerart sind, mit der ich mein Leben lang eine intensive Beziehung hatte. Ähnliche Beispiele lassen sich jedoch sicherlich bei zahlreichen anderen Arten finden, denn die Unterscheidung zwischen Neuem und Vertrautem ist für sie ebenfalls wichtig. Daher kann die Neues-versus-Vertrautes-Hypothese zumindest im Prinzip als Basis dienen, das Rätsel der Gehirndualität in der Säugerevolution zu lösen. So abseitig es klingen mag – im Rahmen unserer Suche, unsere eigene Menschlichkeit zu verstehen, gehört das Rätsel, wie sich die Dualität des Gehirns in einen evolutionären Kontext einfügen lässt, zu den fundamentalsten und hartnäckigsten Herausforderungen der Kognitiven Neurowissenschaften. Offenbar hat uns die Neues-versus-Vertrautes-Hypothese der Lösung des Rätsels näher gebracht, als es eine auf der Sprachlich/Nichtsprachlich-Unterscheidung beruhende hemisphärische Theorie je hätte hoffen können.

11. KAPITEL

GEHIRNDUALITÄT IN AKTION

Alle Muster nach links, bitte

Die Neues-versus-Vertrautes-Hypothese hörte nicht auf, mir im Kopf herumzuspuken. Auf der einen Seite war ich fasziniert von dieser Idee, auf der anderen Seite war mir ob ihrer Kühnheit ein wenig bange. Ich fühlte, dass ich einen *reality check* brauchte, und fand ihn in der Person eines älteren Kollegen und guten Freundes, des Neuropsychologen Louis Costa. Gemeinsam formulierten wir mehrere Tests der Hypothese. Wir wollten sicherstellen, dass sie dem Falsifikationsprinzip nach Popper standhalten konnte.

Nichts ist beschwingender in der Wissenschaft, als wohldurchdachte, aber riskante Vorhersagen zu machen, die mit den herrschenden Grundsätzen im Clinch liegen, und zu erleben, dass sie sich bestätigen – sich intellektuell weit vorzuwagen und mit heiler Haut davonzukommen. Man hofft und bangt, während man sich gleichzeitig vornimmt, nicht zu fest an die eigene Idee zu glauben, weil die Enttäuschung zu groß wäre, wenn sie sich als falsch herausstellt. Öffentliche Anerkennung und Auszeichnung freuen jeden Wissenschaftler, aber nichts ist – zumindest für mich – mit der stillen, sehr privaten Freude vergleichbar, die eigenen intellektuellen Kräfte zu testen und den Test zu bestehen.

Unsere frühen Schlussfolgerungen basierten auf zwei Ansätzen. Die erste Linie der Beweisführung bestand darin, die Auswirkungen von linksseitigen und rechtsseitigen Hirnschädigungen auf die geistigen Funktionen von Patienten zu vergleichen. Die zweite Linie der Beweisführung bestand darin, mit gesunden Versuchspersonen zu arbeiten und dabei die experimentellen Versuchsanordnungen zu benutzen, die damals verfügbar waren: ein Lichtkasten, ein sogenanntes Tachistoskop für visuelle Prozesse und einen Satz Kopfhörer für auditorische Prozesse. Diese Geräte waren in den 1960er, 1970er und 1980er Jahren außerordentlich nützlich, aber gleichzeitig grob und unpräzise. In der Rückschau bezeichne ich sie manchmal als «paläolithisch»; sie gehören eher in die Prähistorie der Kognitiven Neurowissenschaften als in ihre wahre Geschichte.

Zu unserer Überraschung und Freude hielten unsere Voraussagen den Tests stand. Noch nicht zufrieden, entwickelten wir ständig neue Tests, um die Hypothese zu prüfen, und sie hielt weiterhin stand. Da Wissenschaft heute immer mehr zu einer Gruppenunternehmung wird und allzu oft fast geschäftsmäßig wie am Hightech-Fließband betrieben wird, kommt ihre Essenz, die pure Freude am klaren Denken, diese einzigartige Art von Befriedigung, die man in einsamem geistigem Streben findet, häufig zu kurz. Aber dies war ein solcher Augenblick, einer der Höhepunkte meiner Karriere. Wir fühlten uns schließlich zuversichtlich genug, unsere Theorie 1981 zu publizieren; sie erschien unter dem etwas umständlichen Titel «Hemisphere Difference in the Acquisition and Use of Descriptive Systems» (etwa: Hemisphärendifferenz beim Erwerb und Gebrauch deskriptiver Systeme).

Die Von-rechts-nach-links-Verlagerung der geistigen Kontrolle entpuppte sich immer mehr als universelles Phänomen, das das Wesen eines jeden Lernprozesses auf einer jeden Zeitskala, von Stunden bis Jahren, erfasste. Ein Individuum, das sich einer wirklich neuartigen Situation oder einem wirklich neuen Problem gegenübersieht, packt es vorwiegend mit der rechten Hemisphäre an. Aber sobald das Problem erst einmal vertraut ist und beherrscht wird, wird die dominante Rolle der linken Hemisphäre

239

deutlich. Es sah so aus, als ob die entsprechenden Muster, die die Essenz des Problems (oder vielmehr der ganzen Klasse ähnlicher Probleme bzw. Situationen) einfingen, einmal gebildet, in der linken Hälfte gespeichert wurden.

Die sich herauskristallisierenden Befunde forderten sogar die sakrosanktesten Dogmen der Neuropsychologie heraus: Es spielte offenbar keine Rolle, ob Sprache an der Aufgabe beteiligt war oder nicht. Wichtig war lediglich, ob die Aufgabe neu oder vertraut war. Eine verbale, aber ungewöhnliche Aufgabe (wie herauszufinden, welche Buchstaben des Alphabets in einem Wort vorkommen, oder Verben mit den passenden Substantiven zusammenzubringen) beschäftigte die rechte Hemisphäre mehr als die linke, obwohl doch jede Aufgabe, bei der Sprache eine Rolle spielt, nach den alten Dogmen die linke Hemisphäre aktivieren sollte. Doch wenn die ungewöhnlichen Aufgaben vertrauter wurden, brachte sich die linke Hemisphäre zunehmend mehr ein. Im Gegensatz dazu aktivierte eine verbale Aufgabe, die stärker unserem Sprachgebrauch im Alltag ähnelte, die linke Hemisphäre von Anfang an.

Ebenso aktivierte eine visuell-räumliche Aufgabe (wie das Erkennen vertrauter Gesichter) vorwiegend die linke Hemisphäre – obwohl nach den alten Grundsätzen jede visuell-räumliche Aufgabe, einschließlich Gesichtererkennen, vorwiegend die rechte Hemisphäre aktivieren sollte. Die Aufgabe, Fotos mit unbekannten Gesichtern zu vergleichen, aktiviert hingegen vorwiegend die rechte Hemisphäre. Und so weiter.

In neuerer Zeit wurden leistungsfähige funktionelle Neuroimaging-Techniken verfügbar, die die Hirnforschung revolutionierten. Plötzlich tauchten in der traditionellen, auf Papier und Bleistift basierenden Neuropsychologie so exotische Kürzel wie PET, fMRI und SPECT auf, und der Methodenkatalog erweiterte sich um raffinierte Formen der Elektroencephalographie (wie MEG oder die Registrierung der «Gammafrequenz», die mit komplexen Entscheidungsfindungen einhergeht). All diese Techniken beruhen auf unterschiedlichen physikalischen Prinzipien, doch sie alle erlauben uns einen direkten Einblick in die Aktivität eines lebendigen, arbeitenden Gehirns. Die Information, die sich mit Hilfe dieser Techniken gewinnen lässt, ist «makroskopisch», eher ein Blick auf das arbeitende Gehirn aus der Vogelperspektive als ein cerebrales Vergrößerungsglas. Sie sagt uns nichts über die Aktivität eines einzelnen Neurons oder eines individuellen neuronalen Schaltkreises. Aber trotz ihrer Grenzen sagen uns diese Techniken, welche Konstellation von Hirnarealen und welche Strukturen unter welchen Bedingungen aktiv sind.

Die neuen funktionellen Neuroimaging-Techniken ermöglichen uns einen viel direkteren und präziseren Einblick in die Hirndynamik und die Veränderungen der Hirnaktivität in Abhängigkeit von der Zeit als frühere Methoden. In den letzten Jahren hat sich eine Fülle neuer Information angesammelt, die die Rolle der beiden Hemisphären beim Lernen weiter erhellt. Die neuen Techniken stützen die These, dass der «Transfer des kognitiven Gravitationszentrums» von der rechten Seite des Gehirns zur linken Seite des Gehirns eine universelle Regel ist. Diese Regel hat sich inzwischen für ein breites Spektrum kognitiver Aufgaben, von verbal bis visuell-räumlich, und über zahlreiche Zeitskalen, von Stunden bis Jahrzehnten, bestätigt.

Dieser Transfer konnte im Rahmen eines einzigen Laborexperiments demonstriert werden, das nur wenige Stunden dauerte: Dabei wurden die Probanden aufgefordert, zuvor unbekannte Aufgaben ganz unterschiedlicher Art zu lernen. Ausnahmslos und unabhängig von der Art der Aufnahme war die rechte Hemisphäre bei naiven Individuen im Frühstadium des Erwerbs einer kognitiven Fähigkeit dominant, doch mit zunehmender Geschicklichkeit übernahm die linke Hemisphäre die Kontrolle. Das wurde in einer Gammafrequenz-EEG-Studie von japanischen Wissenschaftlern illustriert, die – angeregt von unserer Arbeit über sub-

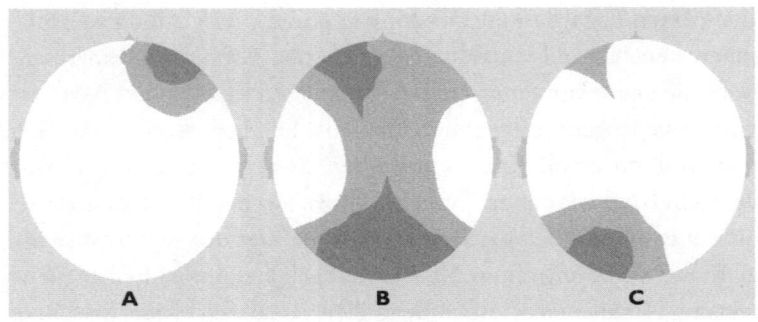

Abbildung 14: **Verlagerung der corticalen Gamma-EEG-Aktivierung mit zunehmender Routinebildung.** Je dunkler die Schattierung, desto höher das Aktivierungsniveau. A. Erster Kontakt mit der Aufgabe – die rechte Hemisphäre ist überwiegend aktiv. B. Halbzeit des Experiments – beide Hemisphären sind im hinteren Bereich aktiv, die Frontallappen sind jedoch überwiegend links aktiv. C. Gegen Ende des Experiments – die linke Hemisphäre ist überwiegend aktiv. Mit freundlicher Genehmigung von Kamiya et al. (2002), verändert.

jektbezogene Entscheidungsfindung – eine zweideutige neuartige Aufgabe benutzten.

Der Transfer von rechts nach links ließ sich auch für verschiedene professionelle Alltagsfertigkeiten demonstrieren, die man erst nach jahrelanger Übung beherrscht. Novizen, die diese Aufgaben erstmals durchführten, zeigten eine deutliche rechtshemisphärische Aktivierung, geübte Profis zeigten bei derselben Aufgabe hingegen eine linkshemisphärische Aktivierung. Musik ist ein gutes Beispiel. Werden musikalisch ungeübte Menschen (wie es die meisten von uns sind) aufgefordert, Melodien zu erkennen, war vorwiegend die rechte Hemisphäre aktiv. Bei Berufsmusikern war es genau umgekehrt; sie zeigten eine höhere Aktivität in der linken Hemisphäre.

Selbst die Lateralisierung der Sprache, der heilige Gral der traditionellen Neuropsychologie, war nicht das, für was man sie gehalten hatte. Es stimmte nicht, dass Sprache von Anfang an

242

ein Monopol der linken Hemisphäre ist. Wie sich herausstellte, spielte die rechte Hemisphäre bei kleinen Kindern eine wichtige Rolle beim Spracherwerb. Das ergaben Untersuchungen an normalen Kindern, die mit verschiedenen experimentellen Methoden durchgeführt wurden. Besonders überzeugende Befunde lieferten Auswirkungen von Hirnschäden auf die Sprachentwicklung von Kindern. Wie schon meine früheren Beobachtungen in Russland gezeigt hatten, beeinträchtigt eine Schädigung der rechten Hemisphäre bei Kindern die spätere Sprachentwicklung signifikant. Bei Erwachsenen hingegen beeinflusst eine Schädigung der rechten Hemisphäre das Sprachvermögen gewöhnlich nicht negativ, wohl aber eine Schädigung der linken Hemisphäre. Wenn die verbale Aufgabe sehr neu oder ungewöhnlich ist, wird jedoch auch bei Erwachsenen die rechte Hemisphäre aktiviert. Mark Jung-Beeman und seine Kollegen demonstrierten dies in einem eleganten Experiment, bei dem sie Probleme wie die folgenden einsetzten: Welches Einzelwort ergibt in Kombination mit *Holz*, *Tasche* und *Pferd* ein neues zusammengesetztes Hauptwort? (Lösung: Apfel: *Holzapfel*, *Apfeltasche* und *Pferdeapfel*). Wenn die Lösung dieser Probleme ein «Aha-Erlebnis» erforderte, registrierten die Forscher im fMRI und im EEG eine rechtshemisphärische Aktivität.

Spracherwerb als Musterlernen beginnt in einem sehr frühen Stadium mit dem Erlernen der eigenen Muttersprache: *phonologisches Lernen*. Meine Muttersprache ist Russisch, und ganz gleich, wie gut mein Englisch ist (immerhin gut genug, um mein drittes Buch in meiner «Adoptivsprache» zu schreiben), unterscheiden sich meine Sprachprozesse und die ihnen zugrunde liegenden Hirnabläufe ein wenig von denjenigen eines Muttersprachlers.

Die USA sind noch immer ein Land von Einwanderern. Während viele Einwanderer die Sprache ihrer neuen Heimat niemals über das Notwendigste hinaus lernen, gibt es andere, die ein erstaunlich hohes linguistisches Niveau erreichen und sich in ihrer angenommenen Sprache so virtuos ausdrücken, dass sie zu gefragten Rednern und Schriftstellern werden. Man denke nur an Vladimir Nabokov und Joseph Conrad. Oder in jüngerer Zeit an Henry Kissinger, Elie Wiesel und George Soros, um nur einige Namen zu nennen. Sie alle können sich vorzüglich in Englisch ausdrücken, in einem bestimmten Stadium ihres Lebens wahrscheinlich sogar besser als in ihrer jeweiligen Muttersprache. Doch ihre Beherrschung des Englischen ist anders als bei einem Muttersprachler. Nicht schlechter, in vielen Fällen vielleicht sogar besser, aber eben anders. Und diese Unterschiede gehen viel tiefer als ihr hörbarer mittel- oder osteuropäischer Akzent, der bei Leuten, die jenseits ihrer Teenagerjahre erstmals mit einer zweiten Sprache in Kontakt kommen, gewöhnlich nicht mehr verschwindet.[1]

Einige dieser Unterschiede liegen auf der Hand, sind aufgrund des gesunden Menschenverstandes vorhersagbar und bieten daher keine Überraschung. Gewöhnlich erlernt man bestimmte Aspekte des Lexikons in unterschiedlichem Alter. Wenn Sie daher jenseits eines gewissen Alters zum ersten Mal mit Ihrer neuen Sprache in Kontakt kommen, wird Ihr Gespür für gewisse Aspekte Ihres Vokabulars für den Rest Ihres Lebens schwach ausgeprägt bleiben. Das Paradox dabei ist, dass diese Regel umso eher gilt, je simpler die Wörter sind. Ein in seiner Zweitsprache sehr bewanderter Mensch kann vielleicht eloquent über die ausgefallensten Themen aus Wissenschaft, Philosophie oder Politik diskutieren, ist bei den Namen simpler Haushaltsgeräte, Pflanzen oder Tiere aber von beinahe komischer Unsicherheit. Ich selbst finde mich

---

1 Einen der stärksten Akzente, die ich jemals erlebt habe, hatte Roman Jakobson (1896–1982), ein jüdisch-russischer Emigrant und überaus redegewandter Mehrsprachler. Das ist ebenso amüsant wie auch unpassend, da er als Harvardprofessor einer der prominentesten amerikanischen Linguisten wurde und bis heute berühmt ist für seine Studien über die phonologische Struktur von Sprache.

immer wieder in solch lächerlichen, aber linguistisch demütigenden Situationen wieder.

Ein schwerer fassbarer, aber generell tiefgreifenderer Unterschied zwischen einem Muttersprachler und einem sehr geübten Nichtmuttersprachler betrifft die Aufmerksamkeit, die Beziehung zwischen *Hören* und *Zuhören*. Ganz gleich, wie gut mein Englisch klingen mag und wie gut ich die Information begreife, die mir in Englisch übermittelt wird, wird mich Englischsprechen und -verstehen immer mehr Mühe kosten als einen kulturell und intellektuell ebenbürtigen Muttersprachler. Es fordert meine Aufmerksamkeit in einem viel größeren Maße. Das gilt selbst dann, wenn sich die *wahrgenommene* Qualität meines Englisch nicht von derjenigen eines Muttersprachlers unterscheidet, was sehr oft der Fall ist, wenn man den Akzent außer Acht lässt. Um es einfach zu sagen: Im Englischen muss ich zuhören, um zu hören, im Russischen kann ich hören, ohne zuzuhören. Jede Interaktion in einer fremden Sprache erfordert zeitlebens zusätzliche mentale Ressourcen, ist anstrengender. Das könnte einer der Gründe dafür sein, dass Zweisprachler bei kognitivem Abbau und früher Demenz häufig die Beherrschung ihrer zweiten Sprache zuerst verlieren und zu ihrer Muttersprache zurückkehren, auch wenn sie jahrzehntelang vorwiegend die Zweitsprache gesprochen haben, wie es auch bei Stalin der Fall war.

Verarbeitet das Gehirn Muttersprache und Nichtmuttersprache anders? Neue Befunde zeigen, dass dies tatsächlich der Fall ist. Jahrelang, wenn nicht gar jahrzehntelang gingen Wissenschaftler von der Annahme aus, die Gehirnmechanismen für Sprache seien einheitlich und modular und Sprache residiere bei jedermann in denselben Teilen des Gehirns – mehreren bekannten Regionen der linken Hemisphäre. Aber dank einer Fülle bahnbrechender neuer Erkenntnisse und Befunde, die die Kognitiven Neurowissenschaften revolutioniert haben, wissen wir inzwischen, dass die Gehirnmaschinerie der Sprache alles andere als statisch ist. Verschiedene Stufen und verschiedene Grade der Sprachentwicklung basieren auf Konstellationen verschiedener Gehirnregionen. Wie wir bereits wissen, spielt die rechte Hemisphäre in den Frühstadien der Sprachentwicklung von Kindern eine unerwartet aktive Rolle. Mit zunehmendem Alter geht die Bedeutung der rechten Hemisphäre für die Sprache allmählich zurück und ist im erwachsenen Gehirn relativ begrenzt. Das haben mehrere Studien gezeigt, in denen normale Kinder unterschiedlichen Alters verglichen und die Auswirkungen hemisphärischer Schädigungen in verschiedenen Altersstufen untersucht wurden. Ein derartiges Muster der Gehirndynamik bei der Entwicklung der Muttersprache steht in Einklang mit dem allgemeinen Prinzip der Gehirnorganisation: Die rechte Hemisphäre ist zuständig für den Umgang mit neuer Information, die linke Hemisphäre für die Handhabung von wohletablierten kognitiven Fähigkeiten.

Die Gehirndynamik einer Zweit- oder Drittsprache ist noch komplexer als diejenige der Erstsprache. Eine zweite Sprache ist *per definitionem* neu. Sie ist jedoch nicht völlig neu, weil verschiedene Sprachen eine Menge Gemeinsamkeiten aufweisen und der Erwerb einer Zweit- oder Drittsprache auf der bereits gut etablierten Erstsprache aufbaut. Aktuelle Untersuchungen an bilingualen Probanden mit Hilfe funktioneller Neuroimaging-Techniken haben gezeigt, dass die Gehirnareale, die beim Erlernen der Erst- und der Zweitsprache aktiviert werden, nicht identisch sind, wenn es auch beträchtliche Überschneidungen gibt. Die Gehirndynamik der Erstsprache bei einem bilingualen Erwachsenen ist im Großen und Ganzen auf die linke Hemisphäre beschränkt. An der Gehirndynamik der Zweitsprache ist hingegen gewöhnlich sowohl die linke als auch die rechte Hemisphäre beteiligt. Der größte Teil dieser Befunde stammt aus funktionellen Neuroimaging-Studien an neurologisch gesunden, zweisprachigen Probanden. (Es gibt jedoch auch anekdotische Berichte über bilinguale Individuen, die nach einem rechtshemisphärischen Schlaganfall zu ihrer Erstsprache zurückkehrten, nachdem sie sich zuvor jahrzehntelang in der Zweitsprache verständigt hatten.)

Solange Sprache ein relativ neuartiges kognitives Werkzeug ist (wie im Fall der Erstsprache eines Kindes und der Zweitsprache eines Erwachsenen), spielt offenbar die rechte Hemisphäre eine entscheidende Rolle beim Spracherwerb. Aber sobald die Sprache fest etabliert ist («sitzt»), wird sie allmählich von der linken Hemisphäre monopolisiert. Wie bereits erwähnt, ist Sprache ein System generischer Muster, und diese Muster werden nach ihrer Bildung in der linken Hemisphäre gespeichert.

Mustertypen

Und Gleiches gilt für andere generische Muster. Mit allem gebührenden Respekt für Sprache und ihre besondere Bedeutung für die menschliche Kognition ist unsere geistige Welt voller anderer, nichtverbaler Mustererkennungsprozesse, die von generischen Erinnerungen geleitet werden, welche relativ unabhängig von Sprache sind. Wie wir bereits gesehen haben, sind wir selbst in den alltäglichsten Situationen völlig auf unsere Fähigkeit angewiesen, Einzelstücke auf der Stelle als Vertreter vertrauter Kategorien zu erkennen, selbst wenn wir diese speziellen Stücke noch nie zuvor gesehen haben. Aber wenn Sie diese Objekte noch nie zuvor gesehen haben, woher wissen Sie dann, um was es sich handelt? Da kommt Ihnen die Mustererkennung zu Hilfe! Jede dieser Repräsentationen ist nichts anderes als ein hirneigenes neuronales Netzwerk mit Attraktoreigenschaften (wir haben bereits früher über Attraktoren gesprochen): Es wird durch eine ganze Klasse von sensorischen Inputs aktiviert, die mit einer ganzen Klasse von ähnlichen Dingen korrespondieren. Wir bedienen uns dieser Fähigkeit praktisch in jedem Augenblick unseres Lebens. Wenn Sie ein neues Automodell sehen, wissen Sie auf der Stelle, dass es sich um ein Auto und nicht um einen Baum handelt. Wenn Sie durch die Gänge eines Kaufhauses schlendern, muss Ihnen niemand sagen, welches Objekt ein Hemd und welches ein Paar Schuhe ist, und so weiter und so fort. Ohne diese Fähigkeit würden wir uns in einem Wald fremder, verwirrender Objekte verirren und müssten die Bedeutung eines jeden Objekts von Grund auf neu lernen.

Gewisse Hirnschäden zerstören diese kostbare Fähigkeit und führen zu einem krankhaften Zustand, den man als «assoziative Agnosie» bezeichnet. Besonders relevant für unsere Diskussion ist, dass eine assoziative Agnosie durch eine Schädigung der linken Hemisphäre oder beider Hemisphären hervorgerufen werden kann, aber nicht durch eine Schädigung der rechten Hemisphäre allein. Daher ist die linke Hemisphäre der Sitz generischer Muster aller Art, sowohl jener, die mit Sprache in Beziehung stehen, als auch jener, die nicht sprachbezogen sind. Wenn Sie Rechtshänder sind, dann bedeutet das, dass das neuronale Netzwerk, welches das Konzept von «Stuhl» in Ihrem Kopf repräsentiert, vorwiegend im Hinterhaupts-, Schläfen- und Scheitellappen Ihrer linken Hemisphäre residiert.

Nicht alle generischen Muster sind deskriptiv. Einige sind präskriptiv, und diese generischen Muster sind ebenfalls in der linken Hemisphäre gespeichert. Wir haben dies im vorangegangenen Kapitel diskutiert, aber lassen Sie mich das Thema etwas erweitern. Wir wissen nicht nur, was verschiedene Objekte sind, sondern wir wissen auch, wie wir mit ihnen umgehen. Wir wissen, wie wir einen Löffel, einen Stift oder einen Kamm halten. Die Handhaltungen sind bei all diesen Gegenständen völlig verschieden, aber wir verwechseln sie nicht. Wir wissen, wie man ein Paar Schnürsenkel und einen Krawattenknoten bindet, wie man einen Knopf durch ein Knopfloch führt, wie man einen Hammer und eine Schere handhabt. Die Bewegungen, die dazu erforderlich sind, sind genauso unterschiedlich, aber wir verwechseln sie ebenfalls nicht.

Und wie beim Beispiel mit dem Art-déco-Stuhl müssen wir diese motorischen Fähigkeiten nicht für jedes individuelle Objekt einzeln erlernen. Wenn man einmal weiß, wie man mit einer Schere umgeht, kann man mit jeder Schere umgehen; wenn man einmal weiß, wie man eine Krawatte bindet, kann man alle Krawatten binden, ganz gleich, wie lang oder breit sie sind. Das ist der Grund, warum motorische Fertigkeiten ebenfalls generisch sind. Gewisse Hirnschädigungen können diese Fertigkeiten beeinträchtigen, was zu einer sogenannten *ideationalen Apraxie* führt. Und wiederum kann eine ideationale Apraxie von einer Schädigung der linken Hemisphäre oder beider Hemisphären, aber nicht von einer Schädigung der rechten Hemisphäre allein hervorgerufen werden. Daher werden die präskriptiven generischen Muster ebenfalls in der linken Hemisphäre gespeichert, ob sie sprachbezogen sind oder nicht.

Kurz zusammengefasst, ist die linke Hemisphäre für die meisten Prozesse zuständig, die auf Mustererkennung basieren, ob sprachbezogen oder nicht. Eine Schädigung der linken Hemisphäre zerstört diese Fähigkeiten und führt zu Sprachproblemen (Aphasien) wie auch zu Defiziten bei der nichtverbalen Mustererkennung und beim Mustergebrauch (Agnosien und Apraxien).

Die rechte Hemisphäre spielt hingegen eine besonders wichtige Rolle in den frühen Lebensstadien, solange der Vorrat der gebrauchsfertigen Muster noch begrenzt ist. Dies ist von Entwicklungsneuropsychologen inzwischen bestätigt worden. Lange Jahre ging man stillschweigend davon aus, dass alle Lernstörungen und Störungen der frühen kognitiven Entwicklung von einer Fehlfunktion der linken Hemisphäre herrühren. Aber in den letzten Jahren ist ein ganzes Bündel von Störungen und Problemen beschrieben worden, die von einer frühen Dysfunktion der *rechten* Hemisphäre herrühren: die sogenannten nonverbalen Lernstörungen, das Asperger-Syndrom und andere. Vor allem der kanadische Neuropsychologe Byron Rourke hat viel zu unserem Verständnis der rechtshemisphärischen Dysfunktion bei verschiedenen Entwicklungsstörungen beigetragen.

Einige der Symptome, die von rechtshemisphärischen Fehlfunktionen herrühren, lassen sich nur anhand neuropsychologischer Tests nachweisen. Andere Symptome sind hingegen selbst für den uneingeweihten Beobachter auf den ersten Blick sichtbar, und sie sprechen Bände über die Funktion der rechten Hemisphäre, denn sie zeigen, welche Probleme bei einer Schädigung der rechten Hemisphäre auftreten können. Menschen, deren rechte Hemisphäre geschädigt ist, meiden in der Regel neue Situationen. Sie klammern sich an Routinen und reagieren auf jede Abweichung von wohleingefahrenen Alltagsabläufen mit starker Angst und Ablehnung.

Diese Symptome einer rechtshemisphärischen Fehlfunktion können recht dramatisch sein, und sie betreffen vor allem das Sozialverhalten. Einige Menschen können gut mit ihren Mitmenschen umgehen, andere verhalten sich in Gesellschaft eher linkisch und schüchtern. Nicht selten kommt gesellschaftlich unbeholfenes Verhalten bei gutausgebildeten Leuten vor: Wissenschaftlern, Ingenieuren und Software-Designern – den sprichwörtlichen Computerfreaks. In kleinen Dosen kann eine derartige Schüchternheit sogar liebenswert sein, aber wenn sie einen gewissen Schweregrad erreicht, wirkt sie sich sehr störend auf die Sozialkontakte des Betreffenden aus. Heute wissen wir, dass eine derartige krankhafte Schüchternheit (Sozialphobie) oft von einer Schädigung der rechten Hemisphäre herrührt.

Wieso? Das liegt wohl daran, dass sich Situationen einer gewissen Art nicht so recht dafür eignen, in eine endliche Zahl von Mustern gepresst zu werden. Um effektiv mit solchen Situationen umzugehen, muss das Individuum ständig improvisieren und sich auf sein «Situationsgefühl» statt auf eine narrensichere Mustererkennung verlassen. Das heißt, dass Entscheidungen einer gewissen Art für immer der rechten Hemisphäre vorbehalten bleiben.

Urteilsvermögen in sozialen Situationen und die Fähigkeit zu zwischenmenschlichen Beziehungen fallen offenbar in diese Kategorie. Soziale Situationen sind einfach zu vielfältig und zu unterschiedlich, zu fließend und zu nuanciert, als dass sie sich durch eine endliche Zahl von Matrizen codieren ließen.

Was ein im sozialen Umgang gewandtes Individuum von einem eher schüchternen, linkischen Typ unterscheidet, ist weniger das Wissen um soziale Normen als die Fähigkeit, sie souverän anzuwenden, ohne dabei steif oder gezwungen zu wirken. Wir alle kennen Menschen, die sich in gesellschaftlichen Situationen streng an die Regeln halten und gerade deshalb so gekünstelt, fast wie Karikaturen, wirken. Sie versuchen verzweifelt, sich einzufügen, treten aber ständig in gesellschaftliche Fettnäpfchen und werden von ihresgleichen als soziale Außenseiter, wenn nicht gar als Outcasts angesehen. Bei Patienten mit einer rechtshemisphärischen Fehlfunktion sind diese Charakterzüge häufig recht stark ausgeprägt, und zwar nicht nur bei Kindern, sondern auch bei Erwachsenen.

Während unseres Heranwachsens sammeln wir verschiedene Muster an, die uns in die Lage versetzen, mit neuen Situationen so umzugehen, als seien sie altvertraut. Diese gebrauchsfertigen Muster werden, sobald sie einmal gebildet sind, vorwiegend in der linken Hemisphäre gespeichert, und während deren Repertoire wächst, verlässt sich das Individuum immer mehr auf seine linke Hirnhälfte. Der Ort (Locus) der kognitiven Kontrolle, das «Gravitationszentrum», verlagert sich allmählich von der rechten in die linke Hemisphäre. Das ist offensichtlich ein Prozess und kein abrupter Sprung, und der Ablauf dieses Prozesses variiert für verschiedene kognitive Fähigkeiten. Daher reden wir, um präzise zu sein, nicht über einen einzelnen Prozess, eine einzige, große Verlagerung von rechts nach links, sondern vielmehr über eine Myriade solcher Prozesse, die sich mit unterschiedlichen Zeitskalen und unterschiedlichen Geschwindigkeiten parallel entfalten.

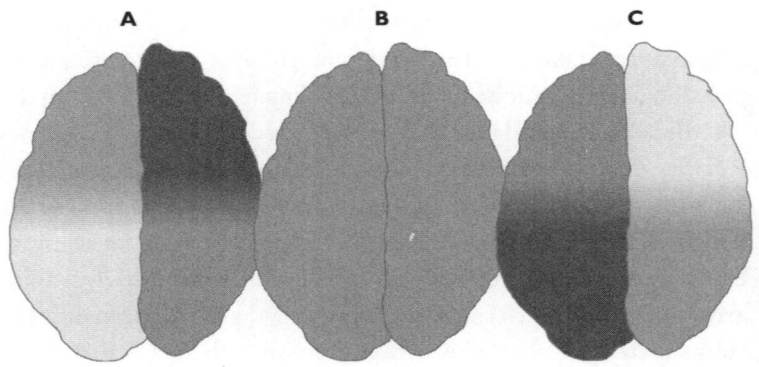

Abbildung 15: **Die Rollen der beiden Hemisphären beim kognitiven Lernen.** Je dunkler die Schattierung, desto stärker ist das Maß der Beteiligung. A. Die rechte Hemisphäre ist dominant, wenn Sie einer neuen geistigen Herausforderung gegenüberstehen. B. In einem intermediären Lernstadium sind beide Hemisphären am Lernprozess beteiligt. C. Die linke Hemisphäre ist für den «kognitiven Autopiloten» zuständig, der wohlentwickelte geistige Fertigkeiten ausübt. In einem gewissen Maße nimmt bei wohletablierten geistigen Fertigkeiten auch die Bedeutung des präfrontalen Cortex (oben in den Abbildungen) ab.

Aber sie alle repräsentieren ein einziges fundamentales Problem. Die Rechts/Links-Verschiebung des Locus der kognitiven Kontrolle ist ein grundlegendes Phänomen höherer geistiger Prozesse, genauso, wie ein Reflex ein grundlegendes Element auf einer elementareren Ebene des Lernens ist.

Eine lebenslange Verlagerung

Betrachten wir die ganze Angelegenheit nun aus einer lebenslangen Perspektive. In den meisten Studien zur Veränderung der Hirnfunktion in der Entwicklung geht es implizit um die Frage: «Wie unterscheiden sich Kinder von Erwachsenen?» In neuerer

Zeit, in der das Interesse an der Altersforschung wächst, ist die Frage jedoch erweitert worden und lautet nun: «Wie unterscheiden sich jüngere von älteren Erwachsenen?»

Im Verlauf der letzten zehn Jahre wurde diese Frage im Rahmen mehrerer funktioneller Neuroimaging-Studien (fMRI, PET) gestellt. Dabei wurden die Muster der Gehirnaktivität bei Erwachsenen unterschiedlichen Alters miteinander verglichen. Die Befunde zeigten im Lauf des Lebens eine fortlaufende Progression der Rechts/Links-Verlagerung des «Gravitationszentrums». Bei jüngeren Erwachsenen ist im rechten präfrontalen Cortex ein deutlich höheres Maß an Aktivierung präsent als im linken. Bei älteren Erwachsenen hingegen zeigt der linke präfrontale Cortex eine höhere Aktivität. Wiederum hängt der Effekt offenbar nicht davon ab, ob die Aufgabe verbal (wie Worterkennung) oder visuell-räumlich (wie Gesichtserkennung) ist. Die Verlagerung des kognitiven Schwerkraftzentrums von rechts nach links ist offenbar ein lebenslanges Phänomen, das sich von der Kindheit über das mittlere bis ins fortgeschrittene Alter erstreckt. Diese Vorstellung, die von zwei meiner Freunde, Jason Brown und Joseph Jaffe, formuliert wurde, findet zunehmend empirische Unterstützung.

Die Verlagerung des Zentrums der kognitiven Kontrolle von rechts nach links stellt daher offenbar ein fundamentales Phänomen auf der Reise unseres Geistes dar, und zwar nicht nur bei unserer Passage vom Kind zum Erwachsenen, sondern unser ganzes Leben hindurch. Anders als früher gemeinhin angenommen, *ist die rechte Hemisphäre in frühen Lebensstadien die dominante Hemisphäre.* Aber mit zunehmendem Alter verliert sie allmählich Terrain an die linke Hemisphäre, während diese eine zunehmend größere «Bibliothek» von wirksamen Mustererkennungsinstrumenten in Form neuronaler Attraktoren aufbaut. Die rechte Hemisphäre ist in unserer Jugend, der Zeit der Wagnisse und Abenteuer, des Navigierens in unbekannten Gewässern, von entscheidender Bedeutung. Die linke Hemisphäre dominiert in reiferen Jahren, in der Zeit der Weisheit, in der man neue Dinge im Licht erworbener Erfahrungen sieht.

Wie können wir die Unterschiede in der Wissensrepräsentation der beiden Hemisphären verstehen, die deren unterschiedliche Rollen in verschiedenen Stadien des Lernens erklären? Während ich dieses Buch schreibe, stehen diese Unterschiede im Mittelpunkt intensiver Forschung, bei der neben funktionellen Neuroimaging-Techniken auch rechnerische Methoden eingesetzt werden. Aber fürs Erste könnte für stärker wissenschaftlich interessierte Leser dieses Buches folgende Analogie hilfreich sein. Bei dieser Analogie geht es um deskriptive Statistik, die einfachste Weise, einen großen Datensatz darzustellen, bevor eine aufwendige Analyse («mathematische» oder «inferenzielle Statistik») durchgeführt wird. In der deskriptiven Statistik kann derselbe Satz von Daten auf zwei verschiedene Weisen dargestellt werden: als gruppierte Daten und als Wolke individueller Datenpunkte. Die erste Darstellungsweise basiert auf einem Durchschnittswert, der die Essenz der Gesamtheit aller zuvor gemachten Erfahrungen einschließt, bei dem jedoch die Details, das Spezifische, verloren gehen. Die zweite Darstellungsweise basiert auf einer Bibliothek spezifischer Erfahrungen, denen jedoch die Fähigkeit abgeht, die wesentlichen Allgemeingültigkeiten zu extrahieren.

Gruppierte Daten werden durch Mittelwerte und Standardabweichungen repräsentiert. Individuelle Datenpunkte werden hingegen durch Punktwolken dargestellt. Wenn neue Information eintrifft, werden die beiden jeweiligen Darstellungen auf zwei ganz verschiedene Weise aktualisiert. Die gruppierten Daten müssen jedes Mal, wenn eine neue Information eintrifft, neu berechnet werden, was zu einem neuen Mittelwert und einer neuen Standardabweichung führt. Das Punktdiagramm lässt sich hingegen einfach dadurch aktualisieren, dass man einzelne neue Datenpunkte hinzufügt.

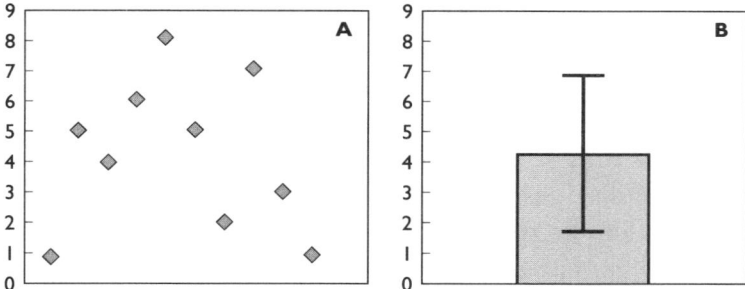

Abbildung 16: **Wie Wissen in den beiden Hemisphären repräsentiert ist.** A. Punktdiagramm (jeder Datenpunkt stellt die spezifischen Eigenschaften einer engdefinierten Klasse von Situationen dar) – so wird Wissen in der linken Hemisphäre repräsentiert. B. Mittelwert und Standardabweichung (eine sehr grobe Mittlung über sämtliche Situationen) – so wird Wissen in der rechten Hemisphäre repräsentiert. Diese Abbildung ist allerdings eher als heuristische Metapher denn als eine konkrete Beschreibung zu verstehen.

Stellen Sie sich vor, dass die rechte Hemisphäre das angesammelte Wissen des Organismus durch eine Art corticalen Mittelwert repräsentiert, als «großer Mittelwert» aller vorangegangenen Erfahrungen, bei dem die Details allerdings verlorengehen. Stellen Sie sich die linke Hemisphäre hingegen als eine Art corticales Punktdiagramm vor, als eine Bibliothek relativ spezifischer Repräsentationen, von denen jede mit einer relativ eng definierten Klasse ähnlicher Situationen korrespondiert.

Nehmen wir nun an, dass der Organismus auf eine neue intellektuelle Herausforderung trifft. Wenn diese kognitive Herausforderung mit mindestens einer der in der linken Hemisphäre gespeicherten spezifischen Repräsentationen (Attraktoren) in Resonanz gerät, wird sie als vertraut erkannt und entsprechend früheren Erfahrungen gehandhabt, die für diese Art von Situation spezifisch sind. Bleibt aber jede Resonanz aus, wird die vorliegende Situation als wirklich neu erkannt. Da sie nicht mit irgendwelchem situationsspezifischen Wissen korrespondiert, das der Person zur Verfügung steht, bleibt nur die Möglichkeit, mit der rechtshemisphärisch gespeicherten, «gemittelten» Standardinformation an die Situation heranzugehen.

Nehmen wir beispielsweise an, in Ihrer Küche tauchte ein Gefäß mit einer geleeartigen Substanz auf. Wenn Ihre linke Gehirnhälfte die Substanz als Fruchtmarmelade identifiziert, entschließen Sie sich vielleicht, davon zu kosten. Erkennt Ihre linke Gehirnhälfte, dass es sich um Flüssigseife handelt, geben Sie den Inhalt des Gefäßes vielleicht in den Geschirrspüler. Aber wenn es Ihnen nicht gelingt, die Substanz als irgendetwas Vertrautes zu identifizieren, mit anderen Worten, wenn Sie keine Ahnung haben, worum es sich handeln könnte, wäre die Standardmaßnahme, die in der rechten Hemisphäre gespeichert ist, sie vorsichtig zu behandeln und womöglich wegzuschütten.

Während wir älter werden, sammeln wir also generische Erinnerungen an, die uns erlauben, zur Problemlösung zunehmend Abkürzungen einzuschlagen und die anstrengende geistige Arbeit zu umgehen, die nötig ist, um neue mentale Probleme zu knacken und die Lösung in Muster zu kondensieren. Unsere «Musterbibliothek» wächst unser ganzes Leben lang. Diese Muster werden in der linken Hemisphäre gespeichert. Infolgedessen stützen wir uns mit fortschreitendem Alter immer mehr auf unsere linke Hemisphäre und immer weniger auf unsere rechte Hemisphäre. Während wir mentale Muster anhäufen, verlagert sich das Verhältnis der hemisphärischen Nutzung unaufhaltsam von rechts nach links. Diese Verlagerung wiederum hat tiefgreifende Konsequenzen für das Gehirn und die Widerstandskraft der beiden Gehirnhälften gegenüber den Auswirkungen des Alterns. Wir werden in Kapitel 13 noch darauf zurückkommen.

Aber inzwischen ist es an der Zeit, die Beziehung zwischen dem Neuem, den beiden Hemisphären und den Frontallappen, zu untersuchen. Die rechte Hemisphäre ist nicht der einzige Teil des Gehirns, der wichtig ist für den Umgang mit kognitiv Neuem.

Aus den vorangegangenen Kapiteln wissen wir, dass die Frontallappen in dieser Hinsicht ebenfalls eine entscheidende Rolle spielen. Funktionelle Neuroimaging-Studien haben gezeigt, dass die Frontallappen dann besonders aktiv sind, wenn sich der Organismus neuen Herausforderungen gegenübersieht. Wenn die Aufgabe vertraut wird und wir sie mühelos und quasi automatisch erledigen, geht die Bedeutung der Frontallappen zurück.

Nicht überraschend hängt Kreativität ebenfalls von der Frontallappenfunktion ab. Ingegerd Carlsson und ihre Kollegen untersuchten die regionale Hirndurchblutung (*regional cerebral blood flow*, kurz rCBF) bei Menschen mit geringer und mit hoher Kreativität (diese Kreativität wurde mit einem spezifischen psychologischen Test gemessen). Bei der hochkreativen Gruppe war die Durchblutung der Frontallappen in Ruhe größer als bei der weniger kreativen Gruppe. Als es dann darum ging, eine kognitive Aufgabe zu lösen, zeigte die hochkreative Gruppe eine bilaterale frontale Aktivierung, die wenig kreative Gruppe hingegen nur eine linksfrontale Aktivierung. Daher sieht es so aus, als ob bei hochkreativen Individuen beide Frontallappen an der Problemlösung beteiligt sind, bei weniger kreativen Menschen hingegen nur der linke präfrontale Cortex. Eine ähnliche Studie spricht dafür, dass kreative Menschen angesichts einer Aufgabe, die Einfallsreichtum verlangt, mit einer erhöhten rechtshemisphärischen Aktivität reagieren. Diese rechtsseitige Aktivierung ist im Frontallappen besonders ausgeprägt. Weniger kreative Menschen bleiben hingegen vorwiegend auf die linke Hemisphäre angewiesen, während die rechte Hemisphäre relativ inaktiv bleibt.

Da der Transfer des «Gravitationszentrums» von der rechten in die linke Hemisphäre offenbar ein universelles Phänomen ist, das sich zeitlebens abspielt, ist die folgende Frage legitim: Heißt das, dass diese Verlagerung bei allen Menschen automatisch wie ein Uhrwerk abläuft, oder bleibt ein gewisser Spielraum für individuelle Unterschiede? Angesichts dessen, was wir bereits über das Gehirn und die Kognition gelernt haben, darf man Letzteres erwarten.

Bei einigen Menschen ist Kreativität in der Tat eine lebenslange Gabe, die den Angriffen des Alterungsprozesses widersteht. Ist das Gehirn solcher Menschen anders verdrahtet, und wenn ja, in welcher Weise? Stellen Sie sich folgendes Gedankenexperiment vor. Nehmen wir an, wir verfügten über einen psychologischen Test, der uns erlaubt, Weisheit zu messen. Nehmen wir weiterhin an, wir könnten mit Hilfe dieses Tests weise von nicht so weisen Menschen unterscheiden. Und nehmen wir schließlich an, wir stellten unsere Probanden vor ein Problem, dessen Lösung Weisheit verlangt. Was wäre wohl der Unterschied zwischen dem Gehirnaktivierungsmuster der weisen und der nicht so weisen Probanden? Ich glaube, dass sich als Kennzeichen der Weisheit eine besonders starke Aktivierung linker präfrontaler Regionen herauskristallisieren würde. Und diejenigen unter uns, die mit zunehmendem Alter weiser werden und gleichzeitig die Gabe der Kreativität bewahren, sollten sich durch eine besonders starke Aktivierung linker *und* rechter präfrontaler Regionen auszeichnen.

Dadurch, dass wir das Arbeiten der beiden Großhirnhemisphären besser verstehen, kommen wir der Lösung des Rätsels um einige der geheimnisvollsten Aspekte der Kognition einen Schritt näher. Aber Kognition operiert nicht allein, in einem leidenschaftslosen, emotional neutralen Vakuum. Ganz im Gegenteil sind Kognition und Emotion eng miteinander verflochten, und diese Einheit schließt auch die beiden Großhirnhemisphären ein. Das ist das Thema des nächsten Kapitels.

12. KAPITEL

MAGELLAN AUF PROZAC

Yin und Yang im Gehirn

In den letzten paar Jahrzehnten ist mehr als ein Tabu in der
Hirnforschung gefallen, und wie die Frontallappen gehören die
Gehirnmechanismen der Emotionen zu den früher verbotenen
Territorien, die erst seit kurzem strenger wissenschaftlicher For-
schung offenstehen. Emotionen galten traditionellerweise als der
«weiche Bauch» der Psychologie, ein gefühliges Terrain unter der
Würde eines ernsthaften Neurowissenschaftlers. Diese Haltung
erinnerte ein wenig an die Geschichte vom Fuchs, dem die sauren
Trauben zu hoch hingen; bis vor wenigen Jahrzehnten wussten
Neurowissenschaftler nicht einmal, wo sie mit der Erforschung
der Neurobiologie von Emotionen überhaupt beginnen sollten.

Das änderte sich mit den Arbeiten von Joseph LeDoux, Richard Davidson, Antonio Damasio und anderen, die dieses Thema
schließlich mit streng wissenschaftlichen Methoden angingen. Le-
Doux entschlüsselte die Rolle der Amygdala für unsere Gefühle.
Die Amygdala (Mandelkern) ist eine phylogenetisch alte subcorticale Struktur, Teil des «limbischen Gehirns»[1], was dafür spricht,

---

1 Die Begriffe *limbisches Gehirn* und *limbisches System*, die Mitte des 20.
Jahrhunderts eingeführt wurden, sind ein wenig anachronistisch und ihre neuroanatomischen Definitionen unpräzise. Sie unterstellen eine funktionelle Einheit zwischen bestimmten Hirnstrukturen, wie orbitofrontalem Cortex, Gyrus
cinguli, Amygdala sowie Hippocampus, und den Verbindungen zwischen

dass sich die Mechanismen, die den Gefühlen zugrunde liegen, bereits in einem relativ frühen Stadium der Evolution herauszubilden begannen. Auf der anderen Seite ging man lange Jahre stillschweigend davon aus, dass der jüngste Teil des Gehirns, der Neocortex, für leidenschaftslose, rationale Überlegungen zuständig ist. Das implizierte eine saubere Dichotomie unserer inneren Welt: die innere Welt der Emotion, beherrscht von den «heißen» subcorticalen limbischen Strukturen, und die innere Welt des rationalen, logischen Denkens, gelenkt vom «kühlen» Neocortex.

Diese Dichotomie war zu künstlich, um wahr zu sein, und das war sie auch nicht. An emotionalen Erfahrungen und am Ausdruck von Gefühlen ist eindeutig auch der Neocortex beteiligt. Außerdem ist die corticale Repräsentation von Emotionen «gesplittet»: Die linke Hemisphäre spielt eine Rolle bei positiven, die rechte Hemisphäre bei negativen Emotionen. Die hemispärische Arbeitsteilung beim Umgang mit Emotionen gehört zu den spannendsten Entdeckungen der Neuropsychologie in den letzten Jahrzehnten, und sie ist Thema dieses Kapitels.

Erste Hinweise auf eine hemisphärische Arbeitsteilung bei Gefühlen lieferten Beobachtungen an Patienten mit Hirnschädigungen. Klinikern war schon lange bekannt, dass eine Schädigung der linken Hemisphäre häufig zu Depressionen führt. Eine Schädigung der rechten Hemisphäre ruft hingegen nicht selten manische Zustände oder eine hohle Euphorie hervor (oder zumindest einen Zustand der Nonchalance, der klinisch als *belle indifférence* [«schöne Gleichgültigkeit»] bezeichnet wird). Beide Effekte, die der rechtsseitigen wie die der linksseitigen Läsionen, waren besonders auffällig, wenn man die Reaktionen der Patienten auf

diesen Strukturen. Manchmal werden auch bestimmte thalamische und hypothalamische Kerne einbezogen. In jüngerer Zeit ist diese funktionelle Einheit durch neue Befunde in Frage gestellt worden. Dennoch wird der Begriff *limbisches System* aus Traditionsgründen weiterhin verwendet.

verschiedene emotionale Reize mit den Reaktionen gesunder Menschen verglich.

In der Vergangenheit galten die lateralisierten Effekte, die Hirnschäden auf die Gefühlswelt der Patienten ausüben, allgemein als Nebeneffekte; man nahm an, sie folgten daraus, dass sich die Patienten ihres Defizits in ungleichem Maße bewusst sind. Wie wir bereits wissen, beeinträchtigt eine Schädigung der linken Hemisphäre bei Erwachsenen die Sprache. Da Sprachvermögen eine so wichtige und allumfassende Fähigkeit ist, kann ein solcher Verlust dem Patienten nicht verborgen bleiben und wird zur Quelle tiefer Traurigkeit. Die Funktionen der rechten Hemisphäre sind hingegen elastischer und der Selbstwahrnehmung weniger zugänglich. Die Patienten sind sich des Verlustes dieser Funktionen in der Regel weniger bewusst und daher weniger von ihrem Verlust betroffen. Der Eindruck von Nonchalance, den diese Patienten vermitteln, wenn sie doch allen Grund gehabt hätten, deprimiert zu sein, könnte als Euphorie missverstanden werden, so die Argumentation.

Tatsächlich legen Patienten mit einer rechtshemisphärischen Schädigung oft eine erstaunliche Nicht-Wahrnehmung des Defizits an den Tag, ein Phänomen, das man als *Anosognosie* bezeichnet. Die glückliche Aura des Gleichmuts, die diese Patienten ausstrahlen, steht in krassem Gegensatz zur traurigen Realität der katastrophalen Hirnschäden, unter denen viele von ihnen leiden.

Anosognosie nimmt oft die Form eines «linken Halbseitenneglects» oder «Hemineglects» an, zu dem es kommt, wenn das Gehirn Information, die von der linken Seite der Außenwelt einläuft, nicht richtig registriert und verarbeitet. Das ist möglich, weil die sensorischen Bahnen, die Informationen über die Außenwelt ans Gehirn weiterleiten, meistens über Kreuz verlaufen: Information über die linke Seite der Welt wird in die rechte Hemisphäre geschickt, Information über die rechte Seite in die linke Hemisphäre. Wenn eine Läsion die linke Seite des Gehirns betrifft, erkennt der Patient das daraus folgende Handicap gewöhnlich recht schnell und lernt, es zu kompensieren. Betrifft die Läsion jedoch die rechte Seite des Gehirns, wird sich der Patient der Folgen oft nicht bewusst und kompensiert sie nicht, und der linke Hemineglect verfestigt sich und wird praktisch unbehandelbar.

Anosognosie nimmt manchmal wirklich surreale Formen an, denn das Unvermögen, ein innen liegendes Problem zu erkennen, kann zu phantastischen Folgerungen über die Außenwelt führen – Sie erinnern sich an den bereits erwähnten Patienten im Pflegeheim, der sein Steak auf dem Cafeteriatablett nicht finden konnte und eine Verschwörung der Schwestern dafür verantwortlich machte. Aber Halbseitenneglect und Halbseiten-Unaufmerksamkeit beschränken sich nicht auf Sehempfindungen. Taktile Empfindungen können ebenfalls betroffen sein, was zum sogenannten Alien-Hand-Syndrom (*alien* = engl. für *fremd*) führt. Ein Schlaganfallpatient, der unter diesem Syndrom leidet, leugnet seine linke Körperhälfte und behauptet, sie gehöre zu jemand anderem. Und er erfindet *ad libitum* bizarre Geschichten, was die «fremde» Hand da neben ihm macht, sorgt sich aber nicht im mindesten um seinen eigenen neurologischen Zustand.

Ein Patient mit Aphasie (Sprachstörungen), hervorgerufen von einem linkshemisphärischen Schlaganfall, ist sich hingegen seines Handicaps oft durchaus bewusst und leidet sehr darunter, ängstigt sich und ist in Tränen aufgelöst. Das hat zunächst zu der Annahme geführt, dass die Depression dieser Patienten eine Reaktion auf ihren kognitiven Verlust ist.

Aber weitere Forschungen haben gezeigt, dass hinter der Verbindung zwischen Hemisphären und Affekt mehr steckt als Unterschiede in der Wahrnehmung von Defiziten. Eine Hemisphäre ist eine räumliche Struktur, und bestimmte Symptome mit einer Schädigung irgendwo in der Hemisphäre zu verknüpfen reicht nicht aus. Es ist wichtig zu wissen, *wo genau in der Hemisphäre* der Schaden sitzt. Als man sich intensiver mit dieser Frage beschäftigte, stellte sich heraus, dass eine Schädigung des linken Frontallappens mit besonders hoher Wahrscheinlichkeit zu Depressionen führt – eher als eine Schädigung irgendwo anders in der linken Hemisphäre.

Aber das ist paradox. Wie wir bereits wissen, ruft eine Frontallappenverletzung auch eine Anosognosie hervor. Ein Patient mit einer bedeutenden Schädigung der linken Frontalareale ist sich seines Defizits einfach nicht genügend bewusst, um sich davon stören zu lassen. Daher führt die Verknüpfung von Depressionen und dem Wahrnehmen eines Defizits, das durch eine linksfrontale Läsion hervorgerufen worden ist, zu einer höchst unplausiblen Aussage. Auf der anderen Seite ruft eine Schädigung rechtsfrontaler Regionen häufig eine mehr als blasierte Nonchalance hervor, die sich nicht einfach durch eine Nichtwahrnehmung des Defizits wegerklären lässt. Solche Läsionen haben auch oft eine Manie oder eine echte Euphorie zur Folge.

Überdies stellte man fest, dass eine Schädigung der einen oder der anderen Hemisphäre zu emotionalen Verhaltensweisen führt, die so extrem sind, dass sie sich nicht durch den Grad erklären lassen, in dem sich der Patient seines Defizits bewusst ist. Patienten mit linkshemisphärischen Läsionen hören manchmal gar nicht mehr auf zu weinen (krankhaftes Weinen), während Patienten mit rechtshemisphärischen Läsionen manchmal gar nicht mehr aufhören zu lachen (krankhaftes Lachen). Daher musste die Seite der hemisphärischen Schädigung mit diesen Affektveränderungen in Beziehung stehen.

Der nächste Schritt bestand darin, die Beziehung zwischen emotionalen Zuständen und den beiden Seiten des Gehirns bei gesunden Menschen zu untersuchen. Das geschah zunächst im Rahmen von EEG-Studien, die in den 1970er und 1980er Jahren die Hauptstütze dieser Forschungen waren. Das Aufkommen von funktionellen Neuroimaging-Techniken (wie PET und fMRI) in den darauffolgenden Jahren erlaubte einen noch direkteren Einblick in die Beziehung zwischen Affekt und den beiden Hemisphären. Pionierarbeit leisteten dabei Richard Davidson und seine Kollegen.

Die Befunde waren höchst interessant. Wenn gesunden Probanden Filmclips oder andere Bilder vorgeführt wurden, die erfreuliche Information enthielten, erhöhte sich die Aktivität in der linken Hemisphäre, insbesondere im linken präfrontalen Cortex. Wurden den Probanden hingegen unerfreuliche oder traurige Bilder gezeigt, erhöhte sich die Aktivität in der rechten Hemisphäre, wiederum vorwiegend im rechten präfrontalen Cortex. Eine ähnliche Situation ergab sich bei einem Videospiel mit finanziellen Folgen. Wenn die Versuchspersonen vor einem finanziellen Gewinn standen, wurde eine relativ stärkere Aktivierung des linken Frontallappens registriert. Liefen die Versuchspersonen hingegen Gefahr, Geld zu verlieren, war der rechte Frontallappen stärker aktiv. Als die Gehirnmechanismen verschiedener mentaler Erfahrungen untersucht wurden, fand man ähnliche Effekte. Meditation, die zum Eintauchen in eine beruhigende introspektive Gemütsverfassung führt, aktivierte den linken präfrontalen Cortex und senkte die Aktivität des rechten präfrontalen Cortex. Bei meditierenden Nonnen wurde in linken frontalen Regionen eine Zunahme der Aktivität beobachtet, in verschiedenen Regionen der rechten Hemisphäre hingegen eine Abnahme der Aktivität.

Zusammengenommen sprechen die Studien an hirngeschädigten Patienten und die Neuroimaging-Studien an gesunden Versuchspersonen eindeutig dafür, dass die beiden Hemisphären beim Erleben und Ausdrücken von Gefühlen mehr oder minder direkt entgegengesetzte Rollen spielen. Die linke Hemisphäre vermittelt positive Emotionen, die rechte Hemisphäre negative Emotionen: wahrhaft Yin und Yang im Gehirn.[2]

---

2 Persönliches emotionales Erleben und Äußern von Gefühlen sollte nicht mit der Fähigkeit verwechselt werden, emotionale Äußerungen bei anderen

Der nächste Schritt bestand darin, die individuellen Unterschiede im emotionalen Stil zu erforschen. Wie Davidson und seine Kollegen entdeckten, existieren tatsächlich unterschiedliche emotionale Stile, die mit der Prädominanz von linkshemisphärischer oder rechtshemisphärischer Aktivierung korrespondieren. Einige Menschen neigen zu einer positiven, heiteren Lebenseinstellung, andere sind anfällig für Depressionen. Wie sich herausgestellt hat, unterscheiden sich die Profile ihrer Gehirnaktivität in stabiler, konsistenter Weise und kennzeichnen sich durch unterschiedliche elektrophysiologische Merkmale. Die linken Frontalareale sind bei den unbekümmerten Typen in der Regel aktiver; bei den brütenden Typen, die zu Depressionen neigen, sind die rechten Frontalareale hingegen aktiver. Wenn die Aktivierung der linken Frontalareale aus irgendeinem Grund beeinträchtigt ist, resultiert ein Gefühl der Traurigkeit und Niedergeschlagenheit. Ähnlich ist die Aktivierung der rechten Frontalareale mit ausgeprägt negativen Emotionen, wie Abscheu, Ekel oder Furcht, verbunden. Selbst so hochkomplexe Emotionen wie schmerzliche negative Gefühlsreaktionen (z. B. Enttäuschungen) auf sozialen Ausschluss sind lateralisiert und aktivieren den rechten frontalen Cortex. Das wurde von Naomi Eisenberger und ihren Kollegen in einem raffinierten fMRI-Experiment gezeigt, bei dem einige der Probanden, die ein virtuelles Ballspiel spielten, vom Spiel ausgeschlossen wurden.

Die Unterschiede im emotionalen Stil und ihre Beziehung zu den beiden Hemisphären sind wahrscheinlich angeboren; sie treten zumindest bereits sehr früh im Leben auf: Bei fröhlichen zehnmonatigen Kindern fand man eine besonders starke links-

---

Menschen zu erkennen und zu unterscheiden. Letztere Fähigkeit hängt offenbar größtenteils von der rechten Hemisphäre ab, und zwar sowohl, was negative, als auch, was positive Emotionen angeht. Das liegt wahrscheinlich daran, dass sich diese Art von Informationsverarbeitung nicht gut zu einer Verarbeitung via Mustererkennung eignet.

frontale Aktivität, bei gleichaltrigen Heulsusen war hingegen die rechtshemisphärische Aktivität besonders ausgeprägt.

Die hemisphärische Arbeitsteilung bei der Steuerung unserer Gefühlswelt ist nicht auf den Neocortex beschränkt. Sie betrifft auch die Amygdala. Bei gesunden Individuen reagiert die linke Amygdala stärker auf positive als auf negative Stimuli. Im Gegensatz dazu zeigen sehr ängstliche Menschen, wenn sie bange und neutrale Gesichter betrachten, häufig eine überhöhte Aktivität in der rechten Amygdala, und depressive Menschen zeigen eine reduzierte Aktivität in der linken Amygdala. Diese Befunde führten zu dem Schluss, dass es zwei zusammenhängende «emotionale Schaltkreise» gibt, an denen in beiden Fällen Frontallappen und Amygdala in der einen oder anderen Hemisphäre beteiligt sind. Tatsächlich konnte gezeigt werden, dass die fronto-amygdaloide Verschaltung bei vielen Entscheidungsprozessen im Zusammenhang mit Belohnungen eine Rolle spielt, selbst bei der Auswahl der attraktivsten Gerichte auf der Speisekarte.

Bei bestimmten psychiatrischen Erkrankungen unterscheiden sich Patienten nicht nur in ihren cerebralen Aktivitätsmustern, sondern auch in der Größe ihrer Hirnstrukturen von Gesunden. Patienten, die unter einer generalisierten Angststörung leiden, haben oft eine besonders große rechte Amygdala. Auf der anderen Seite verloren Patienten, die sich einem operativen Eingriff unterziehen mussten, bei dem die rechte Amygdala entfernt wurde, um medikamentös nicht zu behandelnde Krampfanfälle zu bekämpfen (sogenannte anterotemporale Lobektomie), die Fähigkeit, ängstliche oder furchtsame Gesichtsausdrücke richtig einzuschätzen.

Andere Hirnstrukturen sind ebenfalls an der Steuerung von Emotionen beteiligt. Dazu gehören der Gyrus cinguli (ein Streifen phylogenetisch alten Cortexgewebes, der parallel zum Balken [Corpus callosum] verläuft, ein dickes Nervenbündel, welches die beiden Hemisphären verbindet) sowie gewisse Teile des Thalamus (einer subcorticalen Sammlung von Kernen [Nuclei], die in verschiedene corticale Regionen projizieren). Über die funktionelle Lateralisierung dieser Strukturen ist wenig bekannt, doch sehr wahrscheinlich folgen sie der Arbeitsteilung zwischen der linken und der rechten Großhirnhälfte.

Offenbar arbeiten präfrontaler Cortex, Amygdala, Gyrus cinguli und möglicherweise noch andere Strukturen zusammen, um emotionales Erleben und emotionalen Ausdruck zu vermitteln; sie umfassen vermutlich zwei separate, parallele Systeme der Affektkontrolle. Auf der linken Seite des Gehirns vermittelt eines dieser Systeme positive Emotionen, während das andere System auf der rechten Seite negative Emotionen vermittelt. Natürlich sind die meisten Erfahrungen im wirklichen Leben komplex. Sie sind eher bittersüß als nur bitter oder nur süß, wie Yin und Yang oder das schwarz-weiße Symbol des klassischen balinesischen Designs. Daher arbeiten die beiden fronto-amygdaloiden Schleifen in den meisten realen Lebenssituationen zusammen, doch ihr Beitrag zum emotionalen Gleichgewicht differiert.

Konvergenz der Themen

So mancher Leser dieses Buches hat wahrscheinlich schon bemerkt, dass die Forschung auf der Suche nach einem besseren Verständnis der Hemisphärenspezialisierung mehrere parallele Wege eingeschlagen hat, ohne dass es dabei zu viel Kommunikation oder Konvergenz gekommen wäre. Der erste Ansatz beschäftigte sich vorwiegend mit Kognition; er ging der Idee nach, die linke Hemisphäre sei die Sprachhemisphäre und die rechte Hemisphäre die visuell-räumliche Hemisphäre. Das war viele Jahre lang das Hauptthema der Neuropsychologie. Der zweite, etwas jüngere Ansatz beschäftigte sich überwiegend mit Emotionen und untersuchte die Beziehung zwischen den beiden Hirnhemisphären und den positiven wie auch negativen Affekten.

Diese beiden Stränge der Neuropsychologie sind niemals richtig miteinander verknüpft worden. Sie existierten in gegenseitiger Isolation, betrieben von jeweils anderen Forscherteams, diskutiert auf jeweils anderen wissenschaftlichen Kongressen und veröffentlicht in jeweils anderen wissenschaftlichen Zeitschriften. So verwunderlich das erscheinen mag, ist es doch nicht völlig überraschend. Es lässt sich weder logisch noch empirisch argumentieren, dass zwischen Sprache und positivem Affekt bzw. zwischen visuell-räumlichen Funktionen und negativem Affekt eine intrinsische Beziehung besteht. Sprache ist ein emotional neutrales oder besser ein emotional äquipotenziales Instrument. Sie kann in gleichem Maße positive wie auch negative Emotionen codieren und ausdrücken. Und visuelles Vorstellungsvermögen *(visual imagery)* eignet sich ebenso gut oder schlecht dazu, positive wie negative Emotionen wiederzugeben.

In der wissenschaftlichen Fachsprache sind die Unterscheidung sprachlich/visuell-räumlich und die Unterscheidung positive/negative Emotion *orthogonal*, das heißt, nicht aufeinander zurückzuführen. Was bedeutet das? Dass ihre parallele Zugehörigkeit zu den beiden Hemisphären nichts als ein Zufall ist? Die Wissenschaft ist stets mit dem ästhetischen Imperativ der Sparsamkeit gut gefahren, der Fähigkeit, eine Fülle von Beobachtungen auf eine geringstmögliche Zahl von Grundprinzipien zurückzuführen. Der Imperativ der Sparsamkeit ist im wissenschaftlichen Diskurs so allgemein akzeptiert, dass ästhetische und erklärende Überlegungen oft in fast austauschbarer Weise miteinander verwoben sind. Eine sparsame Theorie hat einen hohen Erklärungswert; sie ist glaubhafter und überzeugender und wird eher akzeptiert. Eine Theorie, der es an Sparsamkeit mangelt, ist hingegen automatisch suspekt, was ihr Erklärungspotenzial angeht. In einer überzeugenden wissenschaftlichen Theorie müssen verschiedene Themen zusammenlaufen (konvergieren).

Nach diesem Standard hätte die Koexistenz von zwei oder

mehr orthogonalen, scheinbar zufälligen Prinzipien der Hemisphärenspezialisierung unbefriedigend und sehr beunruhigend für Neuropsychologen und Kognitive Neurowissenschaftler sein sollen. War das auch so? Nicht unbedingt. Das ganze Gebiet ist inzwischen in so viele Einzeldisziplinen zerstückelt, dass sich viele Forscher nur um die intellektuelle Ordnung innerhalb ihrer eigenen, relativ kleinen Nische sorgen und nicht über den Tellerrand hinausschauen. Aber mich störte es. Das Bedürfnis nach einer sparsamen Theorie, die die ungleichen Stränge der Hirnforschung zusammenführt, ist und bleibt mein persönlicher intellektueller Imperativ.

Die Neues-versus-Vertrautes-Theorie der hemisphärischen Spezialisierung, die wir in den vorangegangenen Kapiteln diskutiert haben, liefert die so benötigte Sparsamkeit, denn sie verbindet die kognitiven und emotionalen Aspekte der Hemisphärenspezialisierung in einer Weise, wie es frühere Theorien nicht konnten. Das ist so, weil zwischen kognitiven Routinen und positivem Affekt wie auch zwischen Neuem und negativem Affekt ein inneres Verbindungsglied existiert. Und so funktioniert das Ganze.

Die linke Hemisphäre ist die Hemisphäre der kognitiven Routinen. Wie wir bereits festgestellt haben, ist das Gehirn höchst wählerisch, wenn es darum geht, Information im Langzeitgedächtnis zu speichern. Im normalen Gehirn wird nur solches Wissen zur Routine und in den Langzeitspeicher in der linken Hemisphäre übertragen, das sich über einen gewissen Zeitraum als nützlich erwiesen hat. Wertlose Information (wie das, was Sie vor zwanzig Jahren zum Lunch hatten) schafft es nicht, in die Sammlung von Mustererkennungsroutinen aufgenommen zu werden, die in der linken Hemisphäre zu Hause sind. Daher besteht der Inhalt des linkshemisphärischen Speichers ganz überwiegend aus «nützlicher» Information, die dank ihres Gebrauchswertes für den Organismus von Vorteil ist.

Die rechte Hemisphäre beschäftigt sich hingegen mit Neuartigem. Sie wird aktiv, wenn das kognitive Repertoire, das dem Organismus bereits zur Verfügung steht, das anstehende Problem nicht lösen kann und eine *de novo*-Erkundung vonnöten ist. Eine Aktivierung der rechten Hemisphäre wird von einem Missverhältnis zwischen den Fähigkeiten eines Organismus und seinen Bedürfnissen ausgelöst. Die Suche nach einer neuen Lösung wird von einer Unzufriedenheit mit dem Status quo angetrieben, von einer Situation, die für den Organismus unbefriedigend, also «schlecht» ist.

Ein Blick in die Biochemie des Gehirns unterstreicht die enge Beziehung zwischen den kognitiven und den affektiven Aspekten der hemisphärischen Spezialisierung. Wie bereits erwähnt, sind die beiden cerebralen Hemisphären keine Spiegelbilder voneinander, weder anatomisch noch biochemisch. Bestimmte Neurotransmitter sind in der rechten Hemisphäre etwas häufiger als in der linken Hemisphäre. Das gilt vor allem für Noradrenalin. Andere Neurotransmitter sind in der linken Hemisphäre etwas häufiger als in der rechten Hemisphäre. Das gilt besonders für Dopamin.

Derartige biochemische Asymmetrien haben für Kognition und Emotion wichtige Konsequenzen. Tierexperimente haben gezeigt, dass ein Anstieg des Dopaminspiegels im Gehirn routinierte, stereotype Verhaltensweisen auslöst. Dopamin steht mit Belohnung und der Verstärkung von erfolgreichem Verhalten in Zusammenhang und spielt beim Lustempfinden sowie beim Suchtverhalten eine Rolle. Daher vermittelt Dopamin offenbar positive Emotionen *und* kognitive Routinen. Das erscheint absolut einleuchtend, da kognitive Routinen Erfahrungen codieren, die sich in der Vergangenheit als erfolgreich («gut») erwiesen haben.

Darüber hinaus haben Tierexperimente gezeigt, dass ein Anstieg des Noradrenalinspiegels im Gehirn ein ruheloses Erkundungsverhalten auslöst, eine unablässige Suche nach Neuem.

270

Gleichzeitig können abnorme Noradrenalinspiegel zu Depressionen führen. Daher vermittelt dieser Neurotransmitter *sowohl* negative Emotionen *als auch* Erkundungsverhalten. Auch das ist völlig einleuchtend, da das Unvermögen eines Organismus, seine Bedürfnisse zu befriedigen, sowohl negative Emotionen auslöst als auch die Suche nach neuen Lösungen fördert. Interessanterweise führt ein erniedrigter Spiegel eines anderen Neurotransmitters, der bei Depressionen eine Rolle spielt, Serotonin, zu kognitiver Inflexibilität, was ebenfalls auf die Einheit von Kognition und Affekt verweist.

Man könnte fragen: Ist die Rolle, die die beiden Hemisphären im emotionalen Bereich spielen, ihrer jeweiligen Rolle bei der Kognition untergeordnet, also sekundär? Diesem Szenario zufolge rührt die Verbindung zwischen positiven Emotionen und der linken Hemisphäre daher, dass eine linkshemisphärische Aktivierung mit intrinsisch «guten» Situationen korrespondiert (eine gute Deckung zwischen den Bedürfnissen des Organismus und seiner Fähigkeit, diese zu befriedigen).

Ebenso rührt die Beziehung zwischen negativen Emotionen und der rechten Hemisphäre nach diesem Ansatz daher, dass eine rechtshemisphärische Aktivierung mit intrinsisch «schlechten» Situationen korrespondiert (einem Ungleichgewicht zwischen den Bedürfnissen des Organismus und seiner Fähigkeit, diese zu befriedigen). Oder ist es andersherum, und die Rolle der beiden Hemisphären bei entgegengesetzten Gefühlen ist primär, ihre Rolle im Umgang mit vertrauten bzw. neuen Situationen hingegen abgeleitet?

Das hört sich ein wenig wie die Frage an, was früher da war, das Huhn oder das Ei, nicht nur unbeantwortbar, sondern letztlich auch nicht so wichtig. Aber es ist instruktiv, dass der präfrontale Cortex diejenige neocorticale Region ist, die bei emotionalem Erleben besonders stark aktiviert wird: Der linke frontale Cortex wird bei positiven Emotionen aktiv, der rechte präfrontale Cortex bei negativen Emotionen. Wie wir bereits wissen, spielt der präfrontale Cortex bei subjektbezogenen Entscheidungen und Situationseinschätzungen eine zentrale Rolle. Die Funktion des präfrontalen Cortex besteht eher darin abzuschätzen, was «gut für den Organismus» ist, als was in einem abstrakten, leidenschaftslosen Sinne «wahr» ist. Das spricht meines Erachtens dafür, dass die emotionalen «Zuständigkeiten» der linken und der rechten Hirnhemisphäre sekundär sind und somit den kognitiven Funktionen der beiden Frontallappen untergeordnet sind.

Wenn das tatsächlich der Fall ist, dann steuert das Gehirn Emotionen durch gleichzeitige Integration von «vertikalen» und «horizontalen» Schaltkreisen. Die beiden Amygdalae sind für die augenblickliche (und zu einem großen Teil vor- oder festverdrahtete) emotionale Reaktion verantwortlich, während die beiden Frontallappen für emotionale Reaktionen verantwortlich sind, die auf rationaler, kognitiver Analyse basieren. Diese beiden Inputs, die in unsere emotionale Reaktion einfließen – der eine rational und cortical, der andere instinktiv und subcortical –, werden in den fronto-amygdaloiden Schaltkreisen zusammengeführt, was in einer vertikalen Integration von Emotionen resultiert. Gleichzeitig führt das Wechselspiel zwischen dem «positiven» linken und dem «negativen» rechten fronto-amygdaloiden Schaltkreis via Corpus callosum und anteriorer Kommissur zu einer horizontalen Integration von Emotionen.

Zum Entdecken getrieben

Bisher in diesem Kapitel haben wir die Beziehung zwischen Kognition und Emotion und den funktionellen Unterschieden zwischen den beiden Hemisphären in recht abstrakter Form diskutiert. Aber Individuen verfügen zweifellos über individuelle emotionale und kognitive Stile. Es ist daher an der Zeit, die Beziehung zwischen diesen individuellen kognitiven bzw. emotionalen Stilen und den beiden Großhirnhemisphären zu diskutieren.

Zu diesem Zweck wollen wir versuchen, uns einen Prozac-schluckenden Ferdinand Magellan oder Christoph Kolumbus vorzustellen. Wäre der Stimmungsaufheller Prozac bereits zur Zeit der großen Seefahrer verfügbar gewesen, hat man schon gesagt, so hätten sie eine oder zwei Pillen eingeworfen und sich weiterhin in Sevilla, Lissabon oder Cadiz amüsiert.

Die Vorstellung von einem Prozac-schluckenden Kolumbus ist bizarr, aber sie birgt eine wichtige Wahrheit: Jede Suche nach einer radikalen Innovation, jede Reise ins Unbekannte, wird von einem Gefühl der Unzufriedenheit mit dem Status quo angetrieben. Es ist ein ruheloses, drängendes Gefühl, das in seiner affektiven Tönung zu der Grundstimmung passt, die der rechten Hemisphäre zugeschrieben wird. Der Entdeckerdrang, die Suche nach Neuem, nach dem, *was sein sollte*, geht Hand in Hand mit einer grüblerischen Unzufriedenheit mit dem, *was ist*. Völlig zufriedene Leute entdecken keine neuen Länder, sie segeln nicht um die Welt, und sie schaffen keine wissenschaftlichen Revolutionen. Wenn alles in bester Ordnung ist, warum etwas ändern?

Einen Entdecker oder Pionier auf irgendeinem Gebiet stellen wir uns meist nicht als glücklichen Typ, sondern als einen vor sich hinbrütenden Grübler vor. Bipolare Störungen und depressive Episoden waren, wie wir wissen, das Schicksal vieler großer Schriftsteller, Wissenschaftler und Entdecker. Die Psychologin Kay Redfield Jamison, die selbst unter einer manisch-depressiven Störung leidet, hat die Beziehung zwischen Kreativität und psychiatrischer Erkrankung eindringlich und klar beschrieben.

Jablow Hershman und Julian Lieb haben manisch-depressive Störungen als «Schlüssel zum Genie» bezeichnet. In einer Reihe faszinierender Bücher sind sie der Rolle manisch-depressiver Störungen bei großen Helden und großen Schurken in der Geschichte nachgegangen. Sie argumentieren, dass Menschen, die große

Beiträge zu unserer Zivilisation geliefert haben, wie Beethoven, Byron, Dickens, Newton, Puschkin, Schumann und van Gogh, alle unter derartigen Störungen litten. Churchill litt zudem unter depressiven Episoden, seinen berühmten «schwarzen Hunden», und das ungestüme Tempo seiner literarischen Produktion spricht für eine Hypomanie. (Michelangelo soll ebenfalls unter Depressionen gelitten haben, doch es ist nicht bekannt, ob auch er hypomanische Schübe hatte.)

Viele manisch-depressive Störungen spielen aber auch eine Rolle beim finsteren Genie aggressiver und expansionistischer politischer und militärischer Führer. Hershman und Lieb zufolge litten Napoleon, Hitler und Stalin alle von Beginn ihrer politischen Karriere an unter dieser Störung. Gleiches galt für den russischen Prinzen Potemkin, Favorit der Zarin Katharina der Großen und *de facto* Premierminister, berühmt für seine Potemkinschen Dörfer à la Hollywood, aber auch für seinen Bienenfleiß und seine außerordentliche Effizienz.

Einige der Helden (Newton, Churchill) wie auch der Schurken (Stalin, Hitler) sind bereits in einem früheren Kapitel aufgetaucht, in dem es um den kognitiven Verfall historischer Persönlichkeiten ging. Die Präsenz von affektiven Störungen und kognitivem Verfall in denselben Individuen ist möglicherweise mehr als nur Zufall. Umfangreiche wissenschaftliche Belege sprechen dafür, dass lebenslange Depressionen auch einen Risikofaktor für Demenz darstellen.

Berichte, die eine Beziehung zwischen Kreativität und manisch-depressiven Zügen herstellen, gibt es in Hülle und Fülle, aber sie sind anekdotischer Natur. Ich kenne keine strenge Statistik, in der eine Beziehung zwischen leichten affektiven Störungen und Genie hergestellt wird. Um eine derartige Statistik zu erstellen, müsste man sämtliche Beispiele für Genies, die unter affektiven Störungen litten, und sämtliche Beispiele für Genies zusammenstellen, die frei davon waren, und das Verhältnis zwischen beiden Werten berechnen. Anschließend müsste man dieses Verhältnis mit einem ebenso berechneten Verhältnis aus der Allgemeinbevölkerung vergleichen. Das ist aus einer Vielzahl von Gründen eine kaum zu bewältigende Aufgabe – nicht zuletzt wegen der Schwierigkeit, «Genie» zu definieren –, und sie wird womöglich nie durchgeführt werden.

Aber zwei Forscher von der Stanford University, Connie Strong und Terence Ketter, sind einem Beweis mit weniger extravaganten Mitteln sehr nahe gekommen. Mit Hilfe verschiedener psychologischer Fragebögen konnten sie zeigen, dass gesunde, künstlerisch kreative Menschen in ihrem Persönlichkeitsprofil Patienten mit einer leichten manisch-depressiven Störung viel stärker ähnelten als gewöhnlichen gesunden Menschen. Die Forscher kamen zu dem Schluss, dass «negativ-affektive Merkmale», darunter leichte, nicht-klinische Formen von Depressionen und bipolaren Störungen, stark mit der Fähigkeit zu kreativer Unruhe korreliert sind. Auf ähnliche Weise ist gezeigt worden, dass die Suche nach Neuem bei Menschen mit bipolaren Störungen besonders ausgeprägt ist.

Das führt natürlich zu einer interessanten Frage: Welche Gehirnmechanismen verbergen sich hinter manisch-depressiven Störungen? Welche funktionelle Neuroanatomie steckt dahinter? Sie erinnern sich: Daten aus funktionellen Neuroimaging- und Läsionsstudien sprechen für eine Verbindung zwischen linkshemisphärischer Dysfunktion und Depression wie auch zwischen rechtshemisphärischer Dysfunktion und Manie. Was ist mit einer manisch-depressiven bipolaren Störung, die sich von unipolarer Depression wie auch von unipolarer Manie unterscheidet? Vorläufige Befunde sprechen dafür, dass die Muster der Gehirnaktivität bei ein und demselben Patienten im manischen und im depressiven Zustand völlig unterschiedlich sein können. Aber dabei handelt es sich um Extremzustände. Was ist mit den stabilen Zügen der Gehirnaktivität eines bipolaren Patienten, mit dem vorherrschenden Aktivierungsprofil, das bei einem Patienten mit manisch-depressiver Störung die meiste Zeit präsent ist? Die vorliegenden Befunde sprechen dafür, dass das vorherrschende Aktivitätsprofil dieser Patienten dem Profil in der Depressionsphase ähnelt und sich von dem Profil in der manischen Phase unterscheidet. Dieses Profil ist von einer verminderten Aktivität der linken Hemisphäre gekennzeichnet, während die rechte Hemisphäre ein normales Aktivitätsmuster zeigt.

Dieses physiologische Profil entspricht dem Zustand einer andauernden, nagenden Unzufriedenheit mit der Weise, wie die Dinge sind, und ruft die Neigung hervor, die Dinge zu ändern. Periodische hypomanische Zustände verstärken diese Neigung über das Maß hinaus, das man bei den meisten Menschen findet. Die Kombination aus einer ständig im Hintergrund lauernden Unzufriedenheit und periodischen Energieschüben ist es, die kreative Leistungen speist und antreibt.[3]

Eine persönliche emotionale Grundstimmung ist jedoch nicht unbedingt eine Konstante. Man kann argumentieren, dass sie sich im Lauf des Lebens ändert und echte «emotionale Jahreszeiten des Geistes» existieren. Mit sich selbst im Reinen zu sein, ist zweifellos ein sehr erstrebenswerter Geisteszustand, doch bei einem jungen Menschen kann dies enttäuschend sein; es riecht nach übermäßiger Selbstzufriedenheit, nach vorzeitigem Altern, nach ungelebten Träumen, nach Mittelmäßigkeit, sogar ganz unverblümt nach Anomalie. Das romantische Bild der Jugend beinhaltet ein gewisses Maß an Unzufriedenheit und Unruhe, eine

3 Es gibt mehrere Formen von bipolaren Störungen: Eine Bipolar-I-Störung ist der schwerste Typ; dabei wechseln schwere manische Episoden mit schweren Depressionen ab, oft begleitet von Psychosen. Eine Bipolar-II-Störung ist weniger schwer; statt zu einer voll ausgeprägten Manie kommt es lediglich zu hypomanischen Episoden. Die zyklothymische Störung ist die leichteste Form; dort wechseln sich leichte hypomanische und depressive Episoden ab, die eher subklinisch als klinisch sind.

innere Spannung, aus der Wagemut und Rebellion erwachsen. Schon ein flüchtiger Überblick über die politischen Kataklysmen der letzten paar Jahrzehnte zeigt, dass Studenten im Zentrum vieler (wenn nicht aller) dieser Umwälzungen standen – von den Massendemonstrationen in den Vereinigten Staaten und Frankreich in den 1960er Jahren bis zur Besetzung des Tiananmen-Platzes in China in den 1980er Jahren und den Unruhen in den 1990er Jahren in Indonesien. Das ist ein dramatischer Ausdruck der affektiven Grundstimmung der rechten Hemisphäre.

Aber wenn wir altern, verändert sich die optimale affektive Grundstimmung. Wie Untersuchungen gezeigt haben, werden negative Emotionen mit Überschreiten der Lebensmitte weniger stark betont, und die dominante affektive Grundstimmung wird positiver. Das spiegelt sich in unserer Gehirnaktivität wider: Mit steigendem Alter wird die Amygdala in Antwort auf emotional negative Reize weniger stark aktiviert, während die Reaktion auf emotional positive Reize unverändert bleibt. Daher verlagert sich das Gleichgewicht zugunsten positiver Emotionen, und wenn wir älter werden, wird die affektive Grundstimmung der linken Hemisphäre zur Norm. Unsere intuitive kulturelle Wahrnehmung stimmt mit diesen Befunden überein. Ein ruheloser Achtzigjähriger wird oft, ob dies nun zutrifft oder nicht, als Inbegriff eines unerfüllten Lebens angesehen, eines nicht geschlossenen Lebenszyklus. Im Alter mit sich im Reinen zu sein, ist das, was sich die meisten von uns erhoffen.

Das klingt vielleicht widersprüchlich, weil Depressionen zu den bekannten Übeln des Alters gehören. Es stimmt, dass die Häufigkeit von Depressionen mit zunehmendem Alter zunimmt, aber das gilt auch für die Häufigkeit von Osteoporose, Krebs, Immundepression, Haarausfall und einem breiten Spektrum weiterer physischer Leiden. Die Beziehung zwischen Alter und Depressionen ist nicht spezifisch; sie ist nur eine von vielen Manifestationen der endlichen Natur und einer erhöhten Anfälligkeit für zahlreiche Krankheiten, während das Leben seinen Lauf nimmt. Mit sich selbst im Reinen sein, ist ein Kennzeichen normalen Alterns. Geriatrische Depressionen sind es nicht.

Daher schreiten die Jahreszeiten unseres Geistes von der führenden Rolle der rechten Hemisphäre in der Jugend zur führenden Rolle der linken Hemisphäre im Alter fort, und dies betrifft sowohl unsere Kognition als auch unseren Affekt. Die Verlagerung des kognitiven und des affektiven Schwerpunktes von rechts nach links geht Hand in Hand. Das ist ein überzeugender Ausdruck der Einheit von Kognition und Emotion in unserem geistigen Leben und unserer geistigen Entwicklung.

13. KAPITEL

HUNDSTAGE

Kartographen des Gehirns

Wie wirkt sich der Alterungsprozess auf die beiden Gehirnhälften aus? Sind die Auswirkungen identisch? In der umfangreichen und ständig wachsenden Literatur über die Neurobiologie des Alterns wird diese Frage kaum gestellt. Und das ist nicht überraschend, denn nichts in unserem traditionellen Verständnis der Gehirnfunktion spricht dafür, dass solche Unterschiede zu erwarten sind. Aber sobald wir die lebenslange Verlagerung des kognitiven Schwerpunktes von rechts nach links akzeptieren, erscheint diese Frage, die bisher eher abwegig klang, durchaus berechtigt. Diese Verlagerung besagt implizit, dass die linke Hemisphäre im Lauf des Lebens immer stärker benutzt wird und dass sich dieser Trend bis weit ins fortgeschrittene Alter zieht. Beeinflusst diese ungleichmäßige Nutzung die Geschwindigkeit, mit der die beiden Hemisphären altern? Und wenn das so ist, in welcher Weise?

Diese Fragen beschäftigten mich so sehr, dass sie mich an einem besonders regnerischen und trüben Morgen im Juni 2003 meine gewohnten Bequemlichkeiten aufgeben ließen. Die *New York Times* hatte diesen Sommer zum regenreichsten der letzten hundert Jahre erklärt. In meiner russischen Muttersprache bezeichnet man ein solches Wetter als «Hundewetter», aber an diesem Tag hätte man nicht einmal einen Hund vor die Tür jagen können. Es regnete so stark, dass mein Bullmastiff Brit sich standhaft weigerte, unseren gewohnten Spaziergang zu absolvieren. Kaum hatten wir das Gebäude verlassen, kauerte er sich aufs Trottoir, drehte sich um und zog mich mit aller Macht in den trockenen Hausflur zurück. Kaum überraschend, mögen Menschen diesen sintflutartigen Regen noch weniger, und eine ganze Reihe meiner Patienten sagten ihre Termine ab.

Befreit von meiner Verantwortung für Mensch und Hund, entschloss ich mich, aus der Not eine Tugend zu machen. Ich wählte den größten Regenschirm, den ich finden konnte, und machte mich auf zum Marriott Marquis Hotel, wo die Konferenz der Organisation für *Human Brain Mapping* stattfand.

In der Fachsprache bezeichnet man Gehirnkartierung als *Neuroimaging*. Der Begriff bezieht sich auf ein breites Spektrum von Techniken, die Wissenschaftlern ermöglichen, verschiedene Aspekte des Gehirns durch direktes Abtasten (Scannen) zu messen und abzubilden. Einige dieser Techniken habe ich bereits erwähnt. Die physikalischen Prinzipien, die diesen Verfahren zugrunde liegen, unterscheiden sich, aber sie alle liefern Information über Hirnanatomie oder -physiologie. Der Unterschied zwischen Anatomie und Physiologie ist wie der Unterschied zwischen einem Standbild und einem Film. Strukturelle Neuroimaging-Verfahren liefern Schnappschüsse des Gehirnaufbaus, funktionelle Neuroimaging-Verfahren bieten hingegen Einblicke in das Gehirn in Aktion. Computerisierte axiale Tomographie (CT oder CAT) und Kernspintomographie (MRI, auch als Magnetresonanztomographie bezeichnet) sind Beispiele für strukturelle Neuroimaging-Verfahren, die uns über die Anatomie des Gehirns Auskunft geben. Funktionelle Kernspintomographie (fMRI), Positronenemissionstomographie (PET), Single-Photon-Emissionscomputertomographie (SPECT) und Magnetoencephalographie (MEG) sind Beispiele für funktionelle Neuroimaging-Verfahren, die uns über die Aktivität des Gehirns informieren. Einige dieser Techniken, wie CAT, MRI, PET und SPECT, werden inzwischen routinemäßig in der klinischen Praxis eingesetzt. Andere, wie fMRI und MEG, kommen noch immer überwiegend ausschließlich in der neurowissenschaftlichen Forschung zum Einsatz.

Das Aufkommen von Neuroimaging-Verfahren hat die Wissenschaft von der Beziehung zwischen Gehirn und Geist wirklich revolutioniert und dazu beigetragen, sie aus ihrer schwachen Position unter den «weichen» Möchtegern-Wissenschaften in den Rang einer anerkannten Wissenschaft zu heben. Wie schon erwähnt, ist die Bedeutung moderner Neuroimaging-Verfahren auf die kognitiven Neurowissenschaften mit der Bedeutung des Teleskops für die Astronomie verglichen worden. Wenn das Gehirn der «Mikrokosmos» der menschlichen Kognition, der menschlichen Emotion und des menschlichen Bewusstseins ist, dann ist die Teleskop-Analogie sowohl angemessen als auch erhellend. Meine eigene Arbeit mit funktionellen Neuroimaging-Verfahren erfolgt weitgehend in Zusammenarbeit mit verschiedenen Kollegen, und ich versuche, mich über die Entwicklungen auf diesem neuen Gebiet so gut wie möglich auf dem Laufenden zu halten. Die *Human Brain Mapping: 2003 Conference* war eine großartige Gelegenheit, sich einen kursorischen Überblick über das Gebiet zu verschaffen.

Die Hoteletage, auf der die *Brain Mapping*-Konferenz stattfand, sprudelte über vor Energie. Ich war überrascht von der großen Zahl junger Wissenschaftler aus aller Welt. Im Lauf der Jahre, in denen ich an wissenschaftlichen Konferenzen aller Art teilgenommen habe, ist mir aufgefallen, dass die unterschiedlichen Disziplinen, die sich für die Beziehung zwischen Geist und Gehirn interessieren – Psychologie, Psychiatrie, Neurowissenschaften, Computerwissenschaften, Philosophie –, ganz unterschiedliche Typen anlocken. Dieser Eindruck könnte eine Täuschung sein, doch das glaube ich nicht. (Ob sich unterschiedliche Persönlichkeiten von unterschiedlichen Disziplinen angezogen fühlen oder ob unterschiedliche Disziplinen unterschiedliche Persönlichkeiten formen oder ob beides zutrifft, wäre ein interessantes Thema für ein soziologisches Projekt.) Bei dieser Konferenz stellte ich zu meinem Erstaunen fest, dass sie alle da waren, ein wirklich multidisziplinäres Treffen des Geistes, sozusagen. Und so sollte es auch sein, denn die Kognitiven Neurowissenschaften finden sich heute an der Schnittstelle all dieser Disziplinen.

Die meisten wissenschaftlichen Treffen kennen zwei Formen der Präsentation: Vorträge und Poster. Aus irgendeinem Grund gelten Vorträge als prestigeträchtiger. Sie sind sicherlich weniger arbeitsaufwendig: Man geht ans Podium, sagt, was man zu sagen hat, und damit fertig. Bei einem Poster muss man eine visuelle Präsentation der eigenen Ergebnisse vorbereiten, sie auf eine Tafel aufziehen und sich gewöhnlich stundenlang danebenstellen, um den Konferenzteilnehmern, die durch die überfüllten Gänge des Kongresszentrums wandern, Rede und Antwort zu stehen. Bei der Präsentation meiner eigenen Ergebnisse habe ich immer einen Vortrag einer Posterdarstellung vorgezogen. Aber für jemanden, der die Arbeit anderer Leute konsumieren will, stellen Poster eine weitaus effizientere Möglichkeit dar, rasch möglichst viel Information aufzunehmen. Daher schlenderte ich, statt mir die Vorträge anzuhören, durch die endlosen, mit Postern ausgekleideten Gänge (alles in allem fast zweitausend Stück) und machte mir in meinem Handheld-Computer Notizen.

Natürlich galt mein Interesse vor allem neuen Informationen über das Altern des Gehirns. Es ist wohlbekannt, dass sich die Furchen (Sulci, Einzahl Sulcus) und Kammern (Ventrikel) des Gehirns mit zunehmendem Alter vergrößern. Das spricht für eine Gehirnatrophie («Schrumpfung» in der Umgangssprache), wobei sich die Frontallappen als besonders anfällig erwiesen haben. Aber das sind sehr allgemeine Beobachtungen. Gibt es spezifischere Daten? Ich habe eine ziemlich präzise Vorstellung, was das Schicksal der beiden Hemisphären beim Älterwerden angeht, aber sie erfordert Bestätigung – oder Widerlegung. Das ist einer der Gründe, weswegen ich hier bin.

282

Furchen gehören zu den optisch auffälligsten Merkmalen des Gehirns; sie verleihen ihm sein typisch walnussartiges Aussehen. Diese Furchen erinnern an tief ausgewaschene Schluchten, die die Bergkämme oder Windungen (Gyri, Einzahl Gyrus) voneinander trennen. Die Evolution des Säugerhirns ist bemerkenswert, was ihre fortschreitende Furchung angeht; im Laufe der Säugerentwicklung entstehen immer komplexere Landschaften aus Gyri und Sulci, die sich zu einem beinahe rhythmischen Arrangement verflechten. Der evolutionäre Antrieb für diese zunehmende Furchung ging wahrscheinlich von der Großhirnrinde aus. Als deren Oberfläche im Lauf der Säugerevolution ständig wuchs, hätte ein «glattes» Gehirn eine zunehmend größere Schädelhöhle und damit einen immer größeren Schädel erfordert. Stellen Sie sich ein Geschöpf mit einem walgroßen Kopf auf einem menschlichen Körper vor. Vielleicht klug, aber sicherlich nicht sehr mobil und nicht sehr hübsch. Stattdessen entwickelte die Evolution eine Methode, eine sehr große corticale Oberfläche in einen Kopf von menschlicher Größenordnung zu packen. Die Methode bestand darin, auf eine glatte Oberfläche zu verzichten und diese vielmehr zu zerknittern und zu zerknautschen, bis sie wie ein Walnusskern aussieht. Ein patentwürdiges Verfahren, aber «erfunden» von den teleologisch blinden Kräften Mutation und natürliche Selektion.

Aber was geschieht mit dieser Walnuss, wenn wir älter werden? Damit beschäftigte sich ein Poster, das die Abnahme der Furchentiefe im Lauf des normalen Alterungsprozesses zeigte. Die Studie, die an der Johns Hopkins University und am National Institute on Aging durchgeführt worden war, verwendete eine elegante Methodologie, die ursprünglich für geowissenschaftliche Studien entwickelt worden war, und wandte sie auf das Gehirn an. Interdisziplinäre Befruchtung, wie man sie sich wünscht! Wie sich herausstellte, werden die Furchen zwischen den corticalen Windungen, während wir altern, allmählich flacher. Das spricht für eine Atrophie des umliegenden Gewebes. Stellen Sie sich vor, dass eine Schlucht mit der Zeit immer flacher wird, weil die umliegenden Klippen von Wind und Wetter abgetragen werden. Eine elegante Studie, die zu einem erwarteten Ergebnis kam, aber das war noch nicht alles. Die Studie zeigte nämlich auch, dass die Verflachung der Furchen keineswegs einheitlich erfolgt. Sie ist besonders ausgeprägt in den parietalen und occipitalen Regionen der rechten Hemisphäre. Demgegenüber zeigen die Furchen in der linken Hemisphäre weniger altersbedingte Veränderungen.

Ich ging weiter zu einer anderen MRI-Studie über das alternde Gehirn. Die Autoren der Studie kamen aus Australien, einer meiner Lieblingsregionen auf der Welt, daher freute ich mich, dass sie hier ihre Ergebnisse vorstellten. In der Studie ging es um die *Insula* (Insel, auch Reil-Insel, Lobus insularis), eine phylogenetisch alte Region (eher «paläocortical» als «neocortical»), tief am Boden einer Schlucht verborgen, die von Frontal-, Temporal- und Parietallappen gebildet wird. Die Funktion dieser Insel ist noch immer so rätselhaft, dass sie in vielen neuroanatomischen Texten gar nicht erwähnt wird. Traditionellerweise wird angenommen, dass die Insel beim Zusammenbringen von Geschmacks- und Geruchssinn eine Rolle spielt. Ihre strategische Lage und ihre vielfältigen Verbindungen sprachen jedoch für eine weitaus größere Rolle; möglicherweise integriert sie Information über den Körper und die inneren Zustände des Organismus und verknüpft sie mit Information über die Außenwelt. Das australische Poster zeigte, dass sich die Menge an grauer Substanz in der Insel der linken Hemisphäre im Lauf der Zeit kaum verändert, während sie in der rechten Hemisphäre mit zunehmendem Alter merklich abnimmt.

Das nächste Poster, das meine Aufmerksamkeit erregte, kam aus Japan. Es handelte sich um eine MRI-Studie über alternde männliche Gehirne, bei der *Voxel-Morphometrie* eingesetzt wurde. Ein «Voxel» ist für Neuroimaging-Verfahren das, was ein «Pixel» für den Fernsehschirm ist – die kleinste räumliche Einheit der

Analyse. Die Existenz einer solchen Einheit erlaubt alle möglichen quantitativen Analysen von gehirnabbildenden Daten. Man kann beispielsweise zählen, wie viele Voxel im Bild einer bestimmten Hirnstruktur enthalten sind, und damit deren Größe als Zahl ausdrücken. Das war genau das, was die japanischen Wissenschaftler getan hatten, um die Größe verschiedener Hirnstrukturen im vierten, fünften und sechsten Lebensjahrzehnt zu vergleichen. Bei zahlreichen neuronalen Strukturen war der Zusammenhang zwischen Größenabnahme und steigendem Alter offensichtlich, und dieser Prozess setzte in der rechten Hemisphäre früher ein als in der linken. In der rechten Hemisphäre wird der Abbau der grauen Substanz bereits im vierten Lebensjahrzehnt sichtbar und zieht im fünften Lebensjahrzehnt eine Reihe von Strukturen in Mitleidenschaft. In der linken Hemisphäre beginnt der Abbau in der fünften Dekade gerade erst.

In einem anderen Poster ging es um Altern und Depression. Die MRI-Messungen älterer Menschen mit Depressionen zeigten eine Größenabnahme der Frontallappen und des rechten (aber nicht des linken) Hippocampus, einer Struktur, die in enger Beziehung zum Gedächtnis steht, wenn sie auch nicht der Ort ist, wo aktuelle Erinnerungen gespeichert werden.

Ich schlenderte weiter und stieß auf ein Poster mit einem spannenden Titel über Alter, Geschlecht, Händigkeit und Hirnvolumen. Die Studie war an der UCLA (University of California, Los Angeles) durchgeführt worden, in einem der bekanntesten Neuroimaging-Zentren der Welt. Sie beschäftigte sich mit jungen Leuten und zeigte, dass bereits in relativ jungen Jahren (zwischen 18 und 30) ein gewisser Teil an grauer Substanz verlorengeht. Die Autoren äußerten sich nicht zu eventuellen Unterschieden zwischen beiden Hemisphären. Aber als ich die Zahlen auf den Postern verglich, sah es für mich so aus, als sei der Abbau in der rechten Hemisphäre – wenn auch nur geringfügig – stärker als in der linken.

Die stählerne linke Flanke

Fünf Studien, die auf der Konferenz präsentiert wurden, zeigten im Lauf des Alterungsprozesses eine größere Atrophie in der rechten als in der linken Hemisphäre, keine einzige zeigte das umgekehrte Muster. Wie können wir diesen ungleichen Abbau erklären? Wie wir bereits wissen, übernimmt die linke Hemisphäre mit zunehmendem Alter eine immer wichtigere Rolle in unserem geistigen Leben, während die Bedeutung der rechten Hemisphäre laufend zurückgeht. Könnte es sein, dass die ungleiche Nutzung zum ungleichen Abbau, stärkere Nutzung also zu weniger Abbau führt? (Die Beziehung zwischen neuronaler Nutzung und neuronalem Schutz wird im nächsten Kapitel besprochen.)

Bevor wir aus alldem irgendwelche Schlüsse ziehen, lassen Sie uns zunächst ein wenig Mathematik betreiben. Nehmen wir die sogenannte Binomialverteilung, dieselbe Verteilung, die man verwenden würde, um die Wahrscheinlichkeit eines bestimmten Ergebnisses beim Münzwurf zu berechnen. Ich ging zu der Konferenz mit einer präzisen Hypothese im Hinterkopf: dass die altersabhängige Gehirnatrophie asymmetrisch ist und die rechte Hemisphäre davon stärker betroffen ist als die linke. Ich habe an jeder Poster-Vorstellung teilgenommen und mir sämtliche auf der Konferenz vorgestellten Poster angesehen. Daher kann ich mir sicher sein, dass meine Stichprobe aus den Postern keine bestimmte Tendenz widerspiegelt. Wenn wir die Studien unberücksichtigt lassen, die nichts mit Atrophie zu tun haben, sie nicht auf beiden Seiten des Gehirns vergleichen oder ein gleiches Ausmaß an Atrophie zeigen, bleiben genau fünf Studien übrig, die eine asymmetrische Atrophie belegen. Über diese Studien haben wir gerade gesprochen.

Die Wahrscheinlichkeit, dass die Atrophie, die in der ersten dieser Studien gefunden wurde, auf der rechten Seite *zufällig* größer als auf der linken war, beträgt 0,5. Und die Zufallswahrscheinlichkeit für dieses Ergebnis beträgt für jede folgende Studie ebenfalls 0,5. Daher ist die Wahrscheinlichkeit, dass alle fünf Studien zufällig auf der rechten eine größere Atrophie als in der linken Hemisphäre zeigen und keine einzige Studie zum umgekehrten Ergebnis kommt, 0,5 hoch 5 [$0,5^5$]. Das ergibt 0,0313, eine sehr kleine Zahl, kaum mehr als drei Prozent. (Für die mathematischen Pedanten unter meinen Lesern möchte ich darauf hinweisen, dass diese Berechnung die Tatsache widerspiegelt, dass ich eine sehr spezifische *a priori*-Hypothese hatte: größere Atrophie in der rechten als in der linken Hemisphäre. Ohne eine derartige spezifische Hypothese hätte die Wahrscheinlichkeit, dass alle fünf Studien zufällig dieselbe Richtung der Asymmetrie – rechts oder links – zeigen, 0,5 hoch 4 [$0,5^4$] betragen, also 0,0625, noch immer eine recht kleine Zahl.)

Nach allgemein akzeptiertem wissenschaftlichem Brauch wird bei einem Ergebnis mit einer Zufallswahrscheinlichkeit unter 0,05 (5 %) angenommen, dass es sich nicht um ein Zufallsergebnis handelt, sondern dass dieses Ergebnis eine echte Regelmäßigkeit widerspiegelt. Nach diesem statistischen «Goldstandard» ist es höchst unwahrscheinlich, dass es sich bei meiner «Ausbeute» auf den Fluren der *Brain Mapping*-Konferenz um nichts weiter als einen glücklichen Zufall handelt. Ganz im Gegenteil spiegelt sie höchstwahrscheinlich ein genuines Hirnphänomen wider.

Die Idee, dass die rechte Gehirnhälfte rascher altert als die linke, lag schon seit einiger Zeit in der Luft, doch es gab keine soliden Daten, auf die sie sich hätte stützen können. Diese Annahme basierte vorwiegend auf altersabhängigen Veränderungen bei neuropsychologischen Testleistungen. Die neuroanatomische Interpretation dieser Veränderungen war jedoch bestenfalls dünn. So war beispielsweise bekannt, dass beim Wechsler-Intelligenztest für Erwachsene (Wechsler Adult Intelligence Scale, WAIS) die Leistung im Handlungsteil (Performance-IQ, PIQ) mit zunehmendem Alter rascher abnimmt als im Verbalteil (Verbaler IQ,

VIQ). Aber der daraus häufig gezogene Schluss, dass der VIQ die funktionelle Kapazität der linken Hemisphäre und der PIQ die funktionelle Kapazität der rechten Hemisphäre widerspiegelt, ist aus einer Reihe von Gründen offenkundig falsch.[1]

Daher sagen uns die unterschiedlichen Raten von PIQ- und VIQ-Abnahme trotz vielfacher Behauptungen des Gegenteils sehr wenig über das Schicksal der beiden Hemisphären in höherem Lebensalter. Andere Versuche, neuropsychologische Beobachtungen zu nutzen, um die Abbauraten der beiden Hemisphären im Alter zu kartieren, erwiesen sich ebenfalls als willkürlich oder fehlerhaft. Doch nun haben wir endlich direkte Neuroimaging-Belege, die zeigen, dass die rechte Hemisphäre in Abhängigkeit vom Alter tatsächlich rascher abbaut als die linke Hemisphäre. Oder um den Daten einen positiveren Klang zu verleihen: Wir haben direkte Belege dafür, dass die linke Hemisphäre dem altersbedingten Abbau besser widersteht als die rechte.

---

1 Zu diesen Gründen gehören u. a. folgende: 1. Die WAIS-Untertests, mit denen der Performance-IQ gemessen wird, haben ein Zeitlimit, die Untertests zur Messung des verbalen IQ hingegen nicht. Da die Geschwindigkeit mentaler und physischer Operationen mit zunehmendem Alter häufig abnimmt, sind die beiden Untertestgruppen dadurch unterschiedlich betroffen. 2. Die meisten der verbalen IQ-Untertests hängen stark von Bildung und kulturellem Hintergrund ab, während die meisten Performance-IQ-Untertests relativ kultur- und bildungsunabhängig sind. Daher beeinflusst der kulturelle und bildungsmäßige Hintergrund einer Person die Leistung bei diesen beiden Untertestgruppen unterschiedlich, und zwar in einer Weise, die nichts mit der physischen Integrität ihres Gehirns zu tun hat. Und so weiter.

14. KAPITEL

NUTZE DEIN GEHIRN UND MACH MEHR DARAUS

Neue Belege für neue Neuronen

Warum verfällt die rechte Hemisphäre mit zunehmendem Alter rascher als die linke, und was schützt die linke Hemisphäre vorm Verfall und macht sie zu einer Art «Immergrün» unter den Jahreszeiten des Gehirns? Was ist die biologische Basis für diese geheimnisvolle Ungleichheit zwischen den beiden Hälften des Gehirns? Ist es möglich, dass sich das Gehirn, während es altert, gleichzeitig erneuert und dieser Prozess der Erneuerung aus irgendeinem Grund in der linken Hemisphäre dynamischer ist als in der rechten? Um Antwort auf diese Fragen zu finden und meine zweite Hypothese zu testen, kehrte ich auf die Kongressetage zurück und wanderte auf der Suche nach Daten erneut die Gänge entlang.

«Use it or loose it» («Benutz es oder verlier es») ist ein wohlbekanntes Sprichwort, das gewöhnlich auf die Welt der körperlichen Fitness und des Sports bezogen wird. Aber seit kurzem hat es in der Hirnforschung eine neue Bedeutung gewonnen. Im letzten Jahrzehnt sind einige spektakuläre Entdeckungen gemacht worden, die unsere Grundvorstellungen von dem verändert haben, was im Lauf eines Lebens mit dem Gehirn geschieht; dabei wurden einige der heiligsten Dogmen der Neurowissenschaften entthront. Noch vor zwei Jahrzehnten gingen wir davon aus, ein Mensch werde mit einer fixen Zahl von Nervenzellen im Gehirn geboren, die im Lauf des Lebens allmählich absterben, ohne jede Möglichkeit einer Regeneration. Vor vielen Jahren, als Student an der Universität von Moskau, habe ich diese These (die ideologisch agnostisch und daher auf beiden Seiten des Eisernen Vorhangs anzutreffen war) im Scherz, aber nicht ohne eine gewisse Skepsis als das NNN-Prinzip – «No New Neurons!» («Keine neuen Neuronen») – bezeichnet.

Die Neurowissenschaftler waren sich durchaus bewusst, dass das NNN-Prinzip das Gehirn vom übrigen Körper trennte, denn die meisten Organe verfügen über eine mehr oder minder hohe Regenerationsfähigkeit. Ihnen war auch klar, dass das NNN-Prinzip nicht uneingeschränkt galt, denn es war seit Jahren bekannt, dass das Gehirn von einigen Singvogel- und Rattenarten über Regenerationsfähigkeit verfügte.

Jahrelang versuchten undogmatische Wissenschaftler wie Fernando Nottebohm und Joseph Altman, die Aufmerksamkeit der neurobiologischen Gemeinde auf diese Befunde aus der Tierforschung und ihre Bedeutung für Therapien am Menschen zu lenken. Aber damit hatten sie kaum Erfolg; die an Tieren gewonnenen Ergebnisse wurden als irrelevant für das menschliche Gehirn abgetan. Man hielt Menschen für etwas anderes, glaubte, die Unfähigkeit zur Regeneration sei der Preis, den wir für das Privileg zu zahlen hätten, an unseren alten Neuronen festzuhalten, an den Neuronen, die unser zuvor erlangtes Wissen codierten, unsere Erinnerungen, unser Selbst.

Oberflächlich betrachtet klang dies wie eine plausible Übung in «Neuroteleologie», da Menschen, wie wir an vielen Stellen gesehen haben, weitaus mehr als andere Arten von zuvor angesammeltem oder erlerntem Wissen abhängig sind. Aber bei näherer Betrachtung sticht dieses Argument nicht, da wir unsere alten Neuronen im Lauf unseres Lebens sowieso verlieren, ob wir nun wollen oder nicht. Neurologen und Neuropsychologen wissen sehr wohl, dass sich CT- oder MRI-Scans selbst bei völlig gesunden Menschen in Abhängigkeit vom Alter verändern, was für ein gewisses Maß an neuronalen Verlusten spricht. Wie bereits erwähnt, tritt der Neuronenverlust beim normalen Alterungsprozess offensichtlich im Neocortex auf, wo die generischen Erinnerungen zur Mustererkennung gespeichert sind, ebenso in gewissen subcorticalen Strukturen wie auch rund um die Ventrikel, den mit Cerebrospinalflüssigkeit gefüllten Kammern tief im Inneren des Gehirns. Die neocorticalen Neuronen bleiben also eindeutig nicht völlig ausgespart. Die einzige Erklärung, wie wir einen solchen Verlust überstehen können, ohne essenzielles, zuvor angesammeltes Wissen zu verlieren, besteht darin anzunehmen, dass unsere Erinnerungen, insbesondere die generischen Erinnerungen, auf höchst redundante Weise gespeichert sind. Eine solche Redundanz spiegelt sich unter anderem in der «Musterexpansion» wider, über die wir bereits gesprochen haben.

Schließlich gelang es Elizabeth Gould und anderen nachzuweisen, dass es bei mehreren Tieraffenarten zu einer fortlaufenden Vermehrung (Proliferation) von Nervenzellen kommt. Danach war das NNN-Axiom, das jahrzehntelang als unumstößlich gegolten hatte, nicht mehr zu halten. Tieraffen stehen dem Menschen zu nahe, als dass man solche Befunde als irrelevant hätte abtun können. Besonders interessant sind diese Befunde an den Affen deshalb, weil sie die Proliferation von neuen Nervenzellen im heteromodalen Assoziationscortex von Stirn-, Schläfen- und Scheitellappen belegten. Darüber hinaus konnte gezeigt werden, dass auch im Hippocampus lebenslang neue Neuronen gebildet werden. All diese Gehirnregionen spielen für komplexe Kognitionsprozesse eine herausragende Rolle, und sie sind besonders anfällig für die Auswirkungen des normalen Alterungsprozesses wie auch für verschiedene Formen von Demenz, einschließlich Alzheimer. Die Tatsache, dass sich im Neocortex und in anderen Teilen des Gehirns (einschließlich des Hippocampus, der so wichtig für die Bildung neuer Erinnerungen ist) ein Leben lang neue

Nervenzellen entwickeln, öffnet die Tür für ein breites Spektrum von Therapien beim Menschen.

Heute wissen wir, dass die alte Prämisse «keine neuen Neuronen» ganz einfach nicht stimmt. Ein Leben lang entwickeln sich aus Stammzellen ständig neue Neuronen, und das gilt auch für unser Alter. Daher ist unser Gehirn in der Lage, sich zu restaurieren und zu verjüngen. Anders als lange angenommen, wird die Bildung von Neuronen nach der Kindheit nicht eingestellt, sondern sie entwickeln sich auch dann noch, wenn wir bereits erwachsen sind, selbst im fortgeschrittenen Alter.

Überdies – und das ist besonders wichtig – häufen sich die Belege dafür, dass sich die Entwicklungsrate neuer Nervenzellen durch kognitive Aktivitäten beeinflussen lässt, und zwar in ähnlicher Weise, wie körperliche Betätigung den Muskelaufbau fördert. Das zeigte sich besonders deutlich bei Experimenten, die im Salk Institute durchgeführt wurden, einem der renommiertesten Zentren für biomedizinische Forschung in der ganzen Welt. Bei Mäusen, die in einer Umgebung mit Spielzeug, Laufrädern, Tunneln und anderen Gegenständen zum «Mäusegehirn-Jogging» gehalten wurden (sog. *enriched environment*), lag die Neubildungsrate von Nervenzellen deutlich (bis zu 15 Prozent) über derjenigen von Mäusen in Standardkäfigen. Die Mäuse, die in einer «anregenden Umgebung» lebten, schnitten auch bei verschiedenen Tests zur Mäuseintelligenz deutlich besser ab als die Kontrollgruppe. Die neuronale Proliferation, die von diesem kognitiven Training ausgelöst wurde, war im Hippocampus besonders ausgeprägt. Diese Befunde sind von allergrößter Bedeutung, da der Hippocampus, wie wir bereits wissen, für das Gedächtnis eine besondere Rolle spielt und zu den Hirnstrukturen gehört, die bereits in einem sehr frühen Stadium der Alzheimer-Krankheit stark betroffen sind. Nicht überraschend nimmt auch der Spiegel an Substanzen, die das Wachstum neuer Neuronen im Gehirn stimulieren, infolge des «Gehirnjoggings» zu. Das gilt auch für den Brain-derived Neurotrophic Factor, kurz BDNF.

Während ein Großteil der frühen Befunde aus Tierversuchen stammt, liegen inzwischen auch Daten aus Studien am Menschen vor, die in neurowissenschaftlichen und biomedizinischen Fachkreisen für große Aufregung sorgten.

Einige der aktuellen Befunde sind wirklich dramatisch. So konnte beispielsweise gezeigt werden, dass im erwachsenen (adulten) menschlichen Hippocampus ständig neue Neuronen gebildet werden. Dieser Befund, der erstmals von dem schwedischen Wissenschaftler Peter Eriksson berichtet wurde, ist seitdem in der neurowissenschaftlichen Literatur häufig zitiert worden. Darüber hinaus bilden sich neue Neuronen nicht nur im gesunden Gehirn, sondern auch im Gehirn von Alzheimerpatienten. Befunde wie diese hauchen dem alten Sprichwort «Use it or loose it» sicherlich neues Leben ein. Man ist versucht, es umzuformulieren: «Use it and get more of it» – «Benutz es und mach mehr daraus».

Die Vorstellung, dass geistige Aktivitäten das Gehirn tatsächlich verändern können, gewinnt in der neurowissenschaftlichen und in der biomedizinischen Gemeinde zunehmend an Unterstützung. Ein Überblick über aktuelle Arbeiten zu diesem Thema findet sich in dem exzellenten Buch von Jeffrey Schwartz und Sharon Begley *The Mind and the Brain* (Geist und Gehirn). Aber was genau geschieht im menschlichen Gehirn als Folge lebhafter geistiger Aktivität? Wenn Sie mir diese Frage vor zehn Jahren gestellt hätten, hätte ich Ihnen geantwortet, dass die Verbindungen zwischen den Neuronen zahlreicher und stärker werden. Das schließt ein stärkeres Dendriten- und Synapsenwachstum sowie die Entwicklung zusätzlicher Rezeptoren ein, an denen die Neurotransmittermoleküle andocken können. Ich hätte auch gesagt, dass die Zahl der kleinen Gefäße steigt, die Blut (und damit Sauerstoff) in verschiedene Teile des Gehirns transportieren.

Ich sage all dies noch immer. Aber das letzte Jahrzehnt hat neue, noch verblüffendere Erkenntnisse über die Plastizität des Gehirns mit sich gebracht und darüber, wie es lebenslang von der Außenwelt geformt wird. Wir wissen dies aus Tierexperimenten, die unser Denken über das Leben des Gehirns revolutioniert haben. Wie bereits erwähnt, erhöht kognitives Training die Rate, mit der sich bei einer breiten Palette von Hirnstrukturen neue Neuronen entwickeln, unter anderem im präfrontalen Cortex, einer Hirnregion, die für komplexe Entscheidungsfindungen besonders wichtig ist, und im Hippocampus, der seepferdchenförmigen Struktur, die beim Gedächtnis eine herausragende Rolle spielt.

Da alle Säugergehirne nach denselben fundamentalen neurobiologischen Prinzipien arbeiten, können wir davon ausgehen, dass auch das menschliche Gehirn das ganze Leben hindurch neue Neuronen produziert. Aber gibt es direkte Belege für dieses Geschehen, und lässt sich die Rate der Neuronenproduktion auch beim Menschen durch kognitives Training steigern? Noch vor einem und erst recht vor zwei Jahrzehnten hätte diese Möglichkeit so haarsträubend geklungen, dass ich es wahrscheinlich als Beleidigung meiner eigenen Intelligenz angesehen hätte, sie auch nur zu erwägen. Und ich hätte falsch gelegen!

Der erste Beleg dafür, dass Hirnstrukturen tatsächlich wachsen, d. h. als Reaktion auf Außenfaktoren makroskopisch an Größe zunehmen, stammte von … Taxifahrern. Dieser Befund ist vor allem deshalb so interessant, weil er sich einfach und direkt erklären lässt. Bei Londoner Taxifahrern, deren Job erfordert, sich zahlreiche komplizierte Fahrtrouten und Örtlichkeiten zu merken, fand man besonders große Hippocampi, größer als beim Durchschnitt der Bevölkerung. Da der Hippocampus für das Gedächtnis so wichtig ist und gute Taxifahrer in einer so großen Stadt wie London eine besonders große Zahl von räumlichen Routen und Örtlichkeiten erinnern müssen, beanspruchen sie ihren Hippocampus mehr als die meisten Menschen, ähnlich wie ein Gewichtheber seine

Muskeln mehr beansprucht als die meisten Menschen. Und je länger die Taxifahrer im Geschäft waren, desto größer war auch ihr Hippocampus. Die Größe des Hippocampus war der Zahl der Berufsjahre direkt proportional. Das spricht für eine direkte Beziehung zwischen dem Umfang einer bestimmten Form von geistiger Aktivität und der Größe der neuronalen Struktur, die bei dieser Aktivität eine Rolle spielt.[1]

Die Befunde bei Taxifahrern waren in mehrfacher Hinsicht bemerkenswert. Erstens kann eine wichtige neuronale Struktur bis weit ins Erwachsenenalter hinein wachsen. Und was besonders wichtig ist: Das Wachstum dieser neuronalen Struktur wird offenbar durch ihren Gebrauch angeregt. Mehr Jahre im Job spricht in der Regel für ein höheres Alter, was wiederum eine Schrumpfung des Hippocampus implizieren würde. Aber hier haben wir ältere Menschen, deren Hippocampus infolge einer erhöhten geistigen Aktivität bestimmter Art größer ist als normal. Die Auswirkungen einer lebhaften kognitiven Stimulation setzen offenbar die zerstörerischen Effekte des Alterns außer Kraft – vielleicht in substanziellem Maße.

Während kognitives Training die Proliferation neuer hippocampaler Neuronen anregt, können andere Faktoren diese Proliferation unter Umständen verzögern. Wie sich herausgestellt hat, ist die neuronale Proliferation im adulten Hippocampus ein empfindlicher wie auch elastischer Prozess. Unter anderem kann er von einer Hirnentzündung gestört werden, wie man sie bei so unterschiedlichen Krankheiten wie Alzheimer, Lewy-Körperde-

1 Als autoloser Manhattaner, der häufig Taxi fährt und ständig verirrte Taxifahrer dirigieren muss, wäre ich nicht so optimistisch anzunehmen, dass wir die Londoner Ergebnisse in New York reproduzieren könnten. Aber in der Alten Welt gehen die Uhren anders, und Taxifahren wie auch Servieren in einem Restaurant werden dort offenbar als eigenständige Berufe akzeptiert, statt lediglich als Verlegenheitslösung zwischen einer gescheiterten Schauspielkarriere und dem Hauptgewinn in der Lotterie zu gelten.

menz und dem AIDS-Demenz-Komplex findet. (Das liegt wahrscheinlich an dem zerstörerischen Effekt, den die Entzündung auf die Stammzellen im Gehirn ausübt, die «vorfabrizierten» Zellen, die sich anschließend zu einer ganzen Reihe spezifischer Neuronen differenzieren.) Aber sobald die Entzündung zurückgeht, setzt die Neurogenese im adulten Hippocampus wieder ein.

Nachdem wir gezeigt haben, dass kognitives Training das Wachstum von neuen Neuronen anregt, sind wir bereit für die nächste Frage: Wie spezifisch sind diese Effekte? Das Gehirn ist ein facettenreiches, heterogenes Organ. Unterschiedliche Teile des Gehirns sind für unterschiedliche geistige Funktionen zuständig, und unterschiedliche geistige Funktionen beanspruchen unterschiedliche Teile des Gehirns. Wenn mentales Training, der Gebrauch des eigenen Gehirns, das Wachstum neuer Neuronen anregt, dann ist es plausibel, dass unterschiedliche Formen mentaler Aktivität ein solches Wachstum in unterschiedlichen Teilen des Gehirns anregen.

Ist die Vergrößerung des Hippocampus beispielsweise spezifisch für Aktivitäten, die das räumliche Gedächtnis beanspruchen, oder ist es so, dass gewisse Hirnstrukturen von jeder beliebigen geistigen Stimulation profitieren und andere Hirnstrukturen nicht? Wie würden sich andere Formen geistiger Stimulation, die auf ganz anderen kognitiven Funktionen basieren, auf das Gehirn auswirken? Um den Gedanken weiterzuspinnen: Wenn der Hippocampus bei Taxifahrern vergrößert ist, können wir dann vernünftigerweise erwarten, dass der linke Schläfenlappen (der Sprachlappen) bei einem Schriftsteller, die Scheitellappen (die räumlichen Lappen) bei einem Architekten und die Stirnlappen (die exekutiven Lappen) bei einem erfolgreichen Unternehmer vergrößert sind? Oder ist es so, dass bestimmte Strukturen, darunter vermutlich der Hippocampus, ganz ungeachtet der Einzelheiten bei allen Berufen vergrößert sind, die geistige Betätigung verlangen, und bestimmte andere Strukturen nicht?

Da unterschiedliche Formen geistiger Betätigung unterschiedliche Hirnteile aktivieren, ist es naheliegend anzunehmen, dass sie auch in unterschiedlichen Teilen des Gehirns eine zusätzliche neuronale Proliferation anregen. Daher liegt die Idee, dass die gehirnstimulierenden Effekte kognitiver Aktivitäten zumindest einigermaßen spezifisch sind, nicht völlig fern. Je mehr man darüber nachdenkt, desto plausibler klingt sie. Aber plausibel oder nicht, haben wir direkte Belege dafür?

Das zweisprachige Gehirn – und des Musikers Geist

So spektakulär die Studie über die Londoner Taxifahrer auch war, blieb sie eine ganze Weile die einzige ihrer Art. Und eine einzige Studie war gerade wegen der spektakulären Natur der Ergebnisse nicht genug. Je ambitionierter eine wissenschaftliche Behauptung ist, je profunder ihre Auswirkungen sind, desto höher liegt die Latte für ihre Akzeptanz durch die wissenschaftliche Gemeinschaft, und desto mehr rigorose Belege sind erforderlich. Das ist eine der unverbrüchlichsten Regeln in der Wissenschaft, und entsprechend vorsichtig wurden die Ergebnisse der Taxifahrer-Studie aufgenommen.

Daher können Sie sich meine Aufregung vorstellen, als ich im Lauf der wenigen Stunden auf den Fluren der *Brain Mapping*-Konferenz gleich über zwei ähnliche Befunde stolperte, beides MRI-Studien. Ganz im Geiste der Konferenz kamen sie aus zwei völlig verschiedenen Winkeln der Welt.

In der ersten Studie, die am Wellcome Department of Imaging Neuroscience des Institute of Neurology in London durchgeführt worden war, war die Größe des *Gyrus angularis* gemessen worden, einer Cortexregion, wo Schläfen-, Scheitel- und Hinterhauptlappen zusammenstoßen. Der Gyrus angularis gehört zum heteromodalen Assoziationscortex, der für die Integration von Inputs aus multiplen sensorischen Kanälen zuständig ist: visuell, auditorisch und taktil. Der Gyrus angularis der linken Hemisphäre spielt eine außerordentlich wichtige Rolle bei der Sprache, insbesondere bei der Verarbeitung verschiedener relativer Beziehungen: vor/nach, über/unter, rechts/links, passiv und possessiv und so weiter. Das wissen wir aus Beobachtungen an Patienten, deren linker Gyrus angularis geschädigt ist, zum Beispiel durch einen Schlaganfall oder eine Schusswunde. Eine Schädigung dieser Hirnregion führt zu schweren Sprachstörungen, einer bestimmten Form von Aphasie. Der Gyrus angularis gehört zu den am besten untersuchten Strukturen im Gehirn, und seine Funktionen sind in zahlreichen wissenschaftlichen Artikeln und Büchern beschrieben worden, darunter die klassische Monographie meines Mentors Alexander Lurija, *Traumatic Aphasia*.

Der Autor der Wellcome-Studie, ein junger Mann, der ein wenig nervös vor seinem Poster auf und ab ging, bot an, mir seine Ergebnisse zu erklären, und innerhalb kürzester Zeit waren wir in eine angeregte Unterhaltung vertieft. Wie sich in der Studie herausgestellt hatte, enthält der linke Gyrus angularis bei Zweisprachlern signifikant mehr graue Substanz als bei Nur-Muttersprachlern (Einsprachlern); überdies ist die zugehörige weiße Substanz dichter. Das heißt nichts anderes, als dass es in der linken Hemisphäre von Menschen, die zwei Sprachen sprechen, mehr Neuronen und mehr Verbindungen gibt als bei Leuten, die nur eine Sprache beherrschen.

Da ich zweisprachig bin (eigentlich dreisprachig, aber wir wollen's nicht übertreiben), gratulierte ich mir zum Besitz eines großen linken Gyrus angularis und begann, mir über die Bedeutung der Studie Gedanken zu machen. Graue Substanz besteht aus Neuronen und den kurzen, lokalen Verbindungen zwischen ihnen. Die Befunde sprechen dafür, dass zusätzliche kognitive Aktivität eine Zunahme der Neuronenzahl in denjenigen corticalen Regionen auslöst, die vermehrt beansprucht werden. Sie sprechen auch dafür, dass zusätzliche kognitive Aktivität das Wachstum von kurzen, lokalen Verbindungen zwischen Neuronen anregt.

Neuronen werden nicht genau da geboren, wo sie ihre Funktion ausüben. Sie werden rund um die Wände der Seitenventrikel als undifferenzierte Stammzellen produziert. Anschließend differenzieren sich die Stammzellen zu spezifischen Neuronentypen und wandern an ihre Bestimmungsorte in verschiedenen Teilen des Gehirns einschließlich des Neocortex, weit entfernt vom Ort ihrer Geburt. Daher sieht es so aus, als ob der neuronale Migrationsverkehr – zumindest bis zu einem gewissen Grade – durch kognitive Aktivität geregelt wird, die nicht nur bestimmt, wie viele Neuronen hergestellt werden sollten, sondern auch, wohin sie wandern sollten.

Aber das ist noch nicht alles. Zweisprachler haben nicht nur mehr graue Substanz in ihrem linken Gyrus angularis als Einsprachler, sondern ihre linkshemisphärische weiße Substanz weist zudem eine höhere Dichte auf. Weiße Substanz besteht aus langen myelinisierten Bahnen, die weit auseinanderliegende corticale Regionen miteinander verbinden. Offenbar stimuliert zusätzliche kognitive Aktivität auch das Wachstum von solchen «Fernbahnen». Das ist nicht weniger wichtig als die Zahl der Neuronen, denn die komplexen Funktionen des Gehirns erwachsen aus multiplen Wechselbeziehungen zwischen zahllosen nahen und fernen Neuronen, und solche Wechselbeziehungen werden von den Bahnen zwischen den Neuronen vermittelt. Je dichter die Matrix solcher Bahnen ist, desto höher ist die funktionelle Kapazität des neuronalen Netzwerks. Dazu kommt, dass Zweisprachler offenbar nicht nur in der linken, sondern auch in der rechten Hemisphäre dichtere weiße Substanz als Einsprachler aufweisen. Das spricht dafür, dass die rechte Hemisphäre beim Lernen einer Zweitsprache eine Rolle spielt, was mit den bereits erwähnten funktionellen Neuroimaging-Studien über Zweisprachigkeit in Einklang steht.

Diese Studie war wirklich ein Juwel, nicht zuletzt deshalb, weil sie frühe Zweisprachler (die ihre Zweitsprache früh im Leben erlernten) wie auch späte Zweisprachler (die ihre Zweitsprache später im Leben erwarben) umfasst. Im Vergleich zu Einsprachlern war die linkshemisphärische graue Substanz bei beiden – frühen und späten – Zweisprachlern erhöht. Das heißt, dass die positive Wirkung kognitiver Aktivitäten nicht auf die jungen Jahre beschränkt ist. Sie setzt sich bis ins höhere Alter fort.

Die nächste Studie verglich die Größe einer Cortexregion, des *Gyrus temporalis transversus*, bei Berufsmusikern und Nichtmusikern. Diese Cortexregion spielt eine entscheidende Rolle bei der Verarbeitung von Tönen. Und stellen Sie sich vor – der Gyrus temporalis transversus ist bei Musikern doppelt so groß wie bei Nichtmusikern. Und je intensiver ein Musiker in den letzten zehn Jahren Musik praktiziert hat, desto größer ist sein Gyrus. Wiederum bestätigt sich die Beziehung zwischen kognitiver Aktivierung und spezifischen Gehirnregionen deutlich und eindrucksvoll.

Und dann, ein paar Monate später, erschien in *Nature*, einer der renommiertesten Wissenschaftszeitschriften der Welt, eine MRI-Studie über Gehirnveränderungen bei Jongleuren. Gesunde Freiwillige, keiner mit Vorerfahrung im Jonglieren, übten drei Monate lang mit drei Bällen. Dadurch gewannen sie genug Praxis, um die Bälle mindestens 60 Sekunden in der Luft zu halten. Als man ihre Gehirn-Scans vor und nach dem Training verglich, zeigte sich, dass sich die Menge an grauer Substanz in den Temporallappen beider Hemisphären und im Parietallappen der linken Hemisphäre vergrößert hatte. Ohne weiteres Üben verlor sich dieser Effekt allmählich, und der Zugewinn an grauer Substanz in Temporal- und Parietallappen ging zurück. Das wurde auf dem dritten MRI-Scan deutlich, der drei Monate nach Beendigung des Jongliertrainings aufgenommen wurde. Die Wirkung, die das Training einer Fertigkeit auf die neuronale Proliferation in ganz bestimmten Teilen des Gehirns hat, ließ sich also selbst innerhalb einer relativ kurzen Zeitspanne demonstrieren.

Ein Advocatus Diaboli könnte sagen, dass Musiker Musiker werden, weil sie mit einem größeren Gyrus temporalis transversus *geboren* werden, der ihnen ein besonderes musikalisches Talent verleiht. Und könnte es nicht sein, dass es eine natürliche Selektion unter Taxifahrern gibt, die bewirkt, dass der Job denjenigen, die mit einem größeren Hippocampus geboren werden, einfach mehr Spaß macht, weil sie ein besseres Gedächtnis für komplexe Routen haben? Und könnte es nicht auch sein, dass Menschen, die mit einem größeren linken Gyrus angularis geboren werden, eine größere natürliche Begabung für Sprache haben und daher mehr Sprachen lernen? Aber auch wenn die Biologie einen großen Teil unseres Schicksals bestimmt, erklärt der «Schicksalsimperativ» nicht alles. Er kann beispielsweise nicht erklären, warum die Größe von Hippocampus, Gyrus temporalis transversus und anderer Teile des Gehirns positiv mit der Menge an Zeit korreliert ist, die jemand mit dem Training bestimmter kognitiver Fertigkeiten verbringt. Und er kann sicherlich nicht den raschen und reversiblen Effekt des Jongliertrainings auf das Gehirn erklären. Diese Korrelationen sprechen dafür, dass genügend Spielraum bleibt, um die Biologie herumzukommandieren, dass die Biologie eine Bandbreite (und keinen festen Wert) für jede Fähigkeit vorgibt. Wo genau innerhalb dieser Bandbreite wir schließlich landen, hängt von uns ab – von dem, was wir mit unserem Gehirn und mit uns selbst tun.

Die alternden Hemisphären und Demenz

Indem wir uns aktiv geistig betätigen, verändern wir unser Gehirn in so grundlegender Weise, dass bestimmte Hirnregionen tatsächlich an Größe zunehmen können. Die nächste Frage lautet daher: welche Regionen?

Die Beziehung zwischen der Art geistiger Beanspruchung bei Taxifahrern, Zweisprachlern, Musikern und Jongleuren und den Gehirnstrukturen, die durch die Beanspruchung beeinflusst werden, ist offenbar höchst spezifisch. Um jeden Zweifel an der Spezifität der Stimulationswirkung auf das Gehirn auszuräumen, bräuchten Neuroimaging-Studien allerdings zusätzliche rigorose Kontrollen. Damit meine ich die Messung bestimmter zusätzlicher Gehirnstrukturen, die nicht oder nur unwesentlich an den kognitiven Aktivitäten beteiligt sind, welche zur Gehirnstimulation eingesetzt werden. Und man müsste akribisch genau zeigen, dass sich solche Kontrollstrukturen nicht vergrößern, sondern nur die Hirnstrukturen, die direkt an den kognitiven Aktivitäten beteiligt sind. Aber die in diesem Kapitel beschriebenen Befunde sind ein guter Anfang.[2]

2 Manchmal sind negative Befunde ebenso wichtig wie positive, besonders dann, wenn erstere helfen, letztere zu klären. Seit einiger Zeit wissen wir, dass neuronale Stammzellen die Region rund um die Seitenventrikel des Gehirns auskleiden. Bei Nagern wandern diese vorfabrizierten Zellen von dort zu den Riechkolben, die an der Basis der Stirnlappen liegen (wie mickrig auch immer diese bei Nagern sein mögen), und dieser Prozess findet das ganze Leben der Tiere hindurch statt. Aber nicht so beim Menschen. Wie eine Gruppe von amerikanischen und spanischen Wissenschaftlern gezeigt hat, werden solche vorfabrizierten Zellen zwar auch beim Menschen laufend in der Nähe der Ventrikelwände geboren, selbst im Erwachsenenalter. Aber anders als bei Nagern wandern diese Zellen beim Menschen nicht in die Riechkolben. «Einwanderung verweigert» folgerte Pasko Rakic von der Yale-Universität, einer der renommiertesten Neurowissenschaftler der Welt und ein Skeptiker, was die neuronale Plastizität des adulten menschlichen Gehirns angeht. Aber heißt dieser negative Befund, dass Stammzellen *nirgendwohin* im menschlichen Ge-

Lassen Sie uns nun einen Schritt zurücktreten und über die Konsequenzen nachdenken, die diese Studien für unseren Alltag haben. Die meisten von uns, tatsächlich wir alle, trainieren bestimmte mentale Fähigkeiten mehr als andere, sei es im Beruf oder im Rahmen unserer Hobbys. Das ist eine durchgängige, universelle Tatsache des Lebens. Die Auswirkungen, die das Erlernen von Musik, einer Sprache, komplexer Straßenrouten oder Jonglieren auf das Gehirn hat, sind nur typische Beispiele für ein grundlegendes, allgemeines Phänomen. In dem Maße, in dem die hirnstimulierenden Effekte geistiger Aktivitäten spezifisch sind – und das sind sie offenbar –, begünstigen sie bei verschiedenen

hirn wandern? Wenn die Skeptiker behaupten, dass sich Menschen, was die adulte Neurogenese angeht, von anderen Säugern unterscheiden, berufen sie sich auf ein altes Argument: Dem menschlichen Gehirn müsse besonders daran gelegen sein, neuronale Schaltkreise zu konservieren, statt sie zu modifizieren, da wir mehr als andere Arten von zuvor angesammeltem Wissen abhängig sind. Aber auch wenn Letzteres zweifellos stimmt, stimmt auch, dass wir ständig neue Information erwerben und unser Wissen schonungslos aktualisieren und verschiedene Teile des Gehirns zu diesen Prozessen in ungleichem Maße beitragen. Nehmen wir einmal an, der Bestimmungsort, zu dem die Stammzellen von ihrem Geburtsort in der Nähe der Ventrikelwände wandern, sei von dem Level der neuronalen Aktivität im Zielgebiet abhängig und die Stammzellen würden auf irgendeine Weise dorthin gezogen, wo die größte Aktivität herrscht. In diesem Fall sollte sich das allgemeine Prinzip, das die neuronale Zellwanderung im adulten Gehirn bestimmt, bei unterschiedlichen Säugerarten jeweils ganz anders ausdrücken, denn diese Arten stützen sich zum Überleben auf unterschiedliche Gehirnstrukturen. Es wäre kaum zu erwarten, dass diese Zellen beim Menschen in den Riechkolben enden, denn Menschen sind kaum von ihrem Geruchssinn abhängig, es sei denn, sie sind Chefköche oder Parfümdesigner. Es würde sehr viel mehr Sinn machen zu erwarten, dass der visuelle, der auditorische oder der komplexe Assoziationscortex ein Magnet für Stammzellmigrationsströme im menschlichen Gehirn sind. Der Unterschied zwischen verschiedenen Säugerarten liegt möglicherweise weniger im Ausmaß der Stammzellmigration als in den neuronalen Zielorten der Stammzellen. «Einwanderung durch den Bedarf an Arbeitskräften gesteuert» könnte eine passendere Formulierung sein, um die Stammzellmigrationsprozesse im Gehirn von Säugern einschließlich des Menschen zu beschreiben.

Leuten wahrscheinlich jeweils andere Hirnstrukturen. Aber gibt es abgesehen von den Unterschieden irgendwelche Invarianten? Gibt es allgemeine Aspekte, die für die hirnstimulierenden Effekte geistiger Aktivitäten typisch sind und sich aus diesem Meer individueller Unterschiede erheben, das von unserer unterschiedlichen Erziehung, Profession und Erfahrung diktiert wird?

Nun kommen wieder die beiden Hemisphären ins Spiel. Wie wir bereits wissen, werden die meisten kognitiven Fähigkeiten im Frühstadium des Lernens von der rechten Hemisphäre kontrolliert, doch sobald wir ein gewisses Maß an Perfektion erreicht haben, geht diese Kontrolle an die linke Hemisphäre über. Das heißt, dass wir uns mit zunehmender Erfahrung bei einem sehr breiten Spektrum geistiger Aktivitäten und Fähigkeiten immer mehr auf die linke Hemisphäre stützen, ganz gleich, wie diese Aktivitäten und Fähigkeiten bei einem bestimmten Individuum aussehen mögen. Offenbar werden die Gehirnstrukturen in der linken Hemisphäre im Lauf des Älterwerdens zunehmend in Anspruch genommen, während die Bedeutung der Gehirnstrukturen in der rechten Hemisphäre abnimmt. Daher ist die linke Hemisphäre die primäre Nutznießerin der positiven Effekte geistiger Aktivitäten, ganz unabhängig von deren spezieller Natur. Dies im Hinterkopf, sollte es keine Überraschung sein, dass die übungsbedingten Effekte so unterschiedlicher Aktivitäten wie eine Zweitsprache sprechen und Jonglieren insbesondere in der linken Hemisphäre beobachtet wurden.

Und so hatte ich, als sich die *Brain Mapping*-Konferenz ihrem Ende zuneigte, ein Gefühl (etwas selbstgefällig, aber vielleicht nicht ganz unverdient), der Lösung des Geheimnisses um die Hemisphärendualität ein Stück näher gekommen zu sein. Die Botschaft, die ich von dem Treffen mit nach Hause nahm, waren tatsächlich drei Botschaften, verpackt in eine:

• Die rechte Hemisphäre baut mit fortschreitendem Alter rascher ab als die linke.

- Die linke Hemisphäre profitiert mit fortschreitendem Alter zunehmend mehr als die rechte von geistigem Training.

Wenn auch kein richtiger aristotelischer Syllogismus, erscheint mir folgende Schlussfolgerung gerechtfertigt:
- Die linke Hemisphäre widersteht den zerstörerischen Effekten des Alters besser, weil sie, während wir altern, weiterhin durch kognitive Aktivitäten trainiert und gestärkt wird.

Wir haben bereits über die schützende Wirkung von Bildung gegenüber Demenz gesprochen. Nach dem, was wir heute wissen, können wir mit einiger Sicherheit vermuten, dass dies daran liegt, dass gebildete Menschen ihren Lebensunterhalt eher mit ihrem Gehirn als mit ihren Muskeln bestreiten und daher stärker von dem gehirntrainierenden Effekt einer lebenslangen hohen geistigen Aktivität profitieren. Und während wir uns dem Ende dieses Kapitels nähern, könnten wir weiterhin vermuten, dass ein derartiger Schutzeffekt in der linken Hemisphäre deutlicher sichtbar sein sollte als in der rechten Hemisphäre.[3]

Neurowissenschaftler, die sich mit Demenzerkrankungen beschäftigen, haben sich oft über die vielen Gesichter einer Demenz im Frühstadium gewundert. Die frühen Manifestationen einer Demenz, jeder Demenz, sind außerordentlich vielfältig. Das gilt besonders für die Alzheimer-Krankheit. Es stimmt zwar, dass sich eine Alzheimer-Demenz bei der Mehrheit der Patienten mit Gedächtnisstörungen ankündigt, aber bei einer signifikanten Zahl dieser Patienten leiden andere Funktionen zuerst: Sprache, räumliche Orientierung oder exekutive Funktionen. Verschiedene Neurologen, darunter einer der weltweit führenden Experten in

---

3 Wie Sie sich vielleicht erinnern, gilt dies für die Rechtshänder unter uns und für eine Mehrheit der Linkshänder, doch für eine Minderheit der Linkshänder trifft möglicherweise das Umgekehrte zu (s. Kapitel 10).

Sachen Demenz, haben geschätzt, dass die frühesten Symptome eines kognitiven Abbaus bei bis zu 70 Prozent der Menschen, die schließlich an Alzheimer erkranken, das Gedächtnis betreffen. Aber bei mindestens 30 Prozent dieser Menschen (eine ziemlich große Minderheit) geht dem Abbau des Gedächtnisses der Abbau anderer Funktionen – wie Sprache, räumliche Orientierung oder exekutive Funktionen – voraus, verbunden mit der «Persönlichkeitsveränderung», die auf eine Frontallappenerkrankung hindeutet.

Als man erstmals auf die Vielfalt der Frühsymptome, die mit der Alzheimer-Krankheit einhergehen, aufmerksam wurde, kam die Hypothese auf, es handele sich bei Alzheimer nicht um eine einzige, sondern um ein ganzes Bündel separater Erkrankungen. Diese Vorstellung, die in den 1980er Jahren populär war, ist seitdem wieder in der Versenkung verschwunden. Wahrscheinlicher ist, dass die Vielfalt der frühen Demenzsymptome nur die Vielfalt an neuronalen Schutzprofilen widerspiegelt, die aus gewissen Formen einer lebenslangen geistigen Aktivität resultieren. Diese Profile unterscheiden sich offensichtlich individuell. Während einige kognitive Funktionen stärker trainiert werden (und damit bestimmten Teilen des Gehirns Neuroprotektion gewähren), werden andere kognitive Funktionen weniger stark genutzt (und bieten damit anderen Teilen des Gehirns keinen solchen Schutz). Letztere Gehirnstrukturen stellen daher die «Achillesferse» der Neuroprotektion dar, die sich von Individuum zu Individuum unterscheidet. Bestimmte kognitive Lebensläufe trainieren bestimmte Teile des Gehirns mehr als andere, und das könnte den trainierten Teilen des Gehirns (wenn auch nur partiell und temporär) Schutz vor den Verwüstungen früher Demenz gewähren. Das ist nur eine Hypothese, aber eine verlockende.

Dieser Logik zufolge sollte eine Demenz im Frühstadium bei einem Schriftsteller eher räumliche Prozesse beeinträchtigen als die Sprache. Bei einem Architekten sollte die Krankheitsentwicklung den entgegengesetzten Verlauf nehmen: Zuerst ist die Sprache betroffen, räumliche Prozesse erst viel später. Bei einer Führungskraft, die für strategische Planung zuständig ist, sollten die Frontallappen den Auswirkungen des Gehirnabbaus am längsten widerstehen. Und bei den sprichwörtlichen Londoner Taxifahrern sollte das Gedächtnis als Letztes verfallen, lange nach Sprache oder exekutiven Funktionen.

Die Gehirnstrukturen, die von der Neuroprotektion profitieren, welche mentales Training gewährt, können den Angriffen des neurologischen Verfalls demnach länger widerstehen, vielleicht sogar sehr viel länger. Inzwischen existiert ein Fundus von Belegen (und er wächst ständig weiter), dass alternde Menschen trotz der neurologischen Anzeichen von Alzheimer und anderen Demenzerkrankungen funktionell und kognitiv gesund bleiben können. Robert Katzman und seine Kollegen am Albert Einstein College of Medicine in New York und an der University of California, San Diego, untersuchten eine Stichprobe solcher Menschen und fanden, dass sie ein höheres Hirngewicht und mehr große Neuronen aufwiesen als die entsprechende Kontrollgruppe. Wahrscheinlich reflektierte das ungewöhnlich hohe Hirngewicht eine größere Zahl von großen Neuronen und Nervenbahnen, was wiederum Folge einer lebenslangen hohen kognitiven Aktivität und kognitiven Trainings war. Diese Möglichkeit, die noch vor zehn Jahren als phantastisch abgetan worden wäre, wird heute durch Studien wie diejenigen an Londoner Taxifahrern, Zweisprachlern und Berufsmusikern untermauert.

Eine ähnliche Studie, die ich bereits erwähnt habe, betrifft die vielbeforschten Nonnen vom Orden der School Sisters of Notre Dame in Mankato, Minnesota. Diese Nonnen führten ein geistig sehr reiches und anregendes Leben. Und sie waren berühmt für ihre Langlebigkeit und ihre geistige Frische bis ins hohe Alter. Es schien, als blieben sie von Alzheimer verschont. Aber eine Obduktion des Gehirns einiger dieser Nonnen zeigte die charakteristischen Alzheimer-Knäuel und -Plaques. Die Nonnen hatten ihre geistigen Kräfte bewahrt, obwohl ihr Gehirn die verräterischen neuropathologischen Merkmale der Alzheimer-Erkrankung aufwies. Wie war das möglich? Die logischste Erklärung ist, dass die durch lebenslange geistige Aktivität erworbene Neuroprotektion (zusätzliche Neuronen und neuronale Verbindungen) ausreichend war, um die Auswirkungen einer sonst zur Demenz führenden Hirnstörung zu kompensieren. Daher blieb die geistige Klarheit der Nonnen trotz der biologischen Anzeichen der Krankheit erhalten.

15. KAPITEL

MUSTERVERSTÄRKUNG

Sport, Kunst und Einsteins Geige

Aufgrund der aktuellen wissenschaftlichen Entdeckungen, die belegen, dass geistige Aktivität das Gehirn tatsächlich verändern kann, bin ich zu der festen Überzeugung gelangt, dass es sich lohnt, solche Aktivitäten auf systematisch strenge Weise zu planen und entsprechende Programme zu entwerfen. Ich war einer der frühen und lautstarken Befürworter der These, dass intensives geistiges Training die Widerstandskraft des Gehirns gegenüber einem altersbedingten Verfall stärken kann. Auf dieser Basis entwickelte ich in New York City ein kognitives Trainingsprogramm (*cognitive enhancement*-Programm), das wir auch als «kognitives Fitnessprogramm» bezeichnen. Es kommt offenbar gut an, und während ich dieses Buch schreibe, gewinnen wir ständig neue Teilnehmer.

Seit längerem ist bekannt, dass Bildung offenbar einen gewissen Schutz vor geistigem Verfall und Demenz bietet. Das war ein unerwartetes, aber im Nachhinein durchaus plausibles Ergebnis des berühmten *Mac Arthur Project*, einer an mehreren wissenschaftlichen Zentren durchgeführten Studie über den Schlüssel zum erfolgreichen Altern. Man nimmt an, dass gebildete Menschen ihr Leben lang geistig aktiver sind als weniger Gebildete, vor allem wegen der Art und Weise, wie sie ihren Lebensunterhalt verdienen, und diese erhöhte geistige Aktivität sämtliche Neuroprotektionsmechanismen auf den Plan ruft, über die wir in den vorangegangenen Kapiteln gesprochen haben. Es verlangt nicht allzu viel Phantasie, sich vorzustellen, dass eine Reihe gutgeplanter kognitiver Trainingsaufgaben, die auf solider neuropsychologischer Logik basieren, die Neuroprotektion sogar noch effizienter stimulieren können als die alltäglichen, oft zwangsläufig zufälligen Aktivitäten eines vielbeschäftigten Berufstätigen.

Wann immer ich unser Konzept zur Verbesserung der geistigen Leistungsfähigkeit einem uneingeweihten Publikum vorstelle, tue ich dies mit Überzeugung, aber auch mit einem gewissen Bangen. Dabei sorge ich mich weniger um die Frage nach genügend wissenschaftlichen Belegen (ich denke, sie reichen aus) als um die Skepsis des Publikums. Die Vorstellung, man könne seinen Geist trainieren, mag vielen ein wenig weit hergeholt erscheinen; sie kann sich auf nichts stützen, das bereits ausprobiert und dem skeptischen Leser vertraut ist. Dennoch möchte ich aufzeigen, dass Geistestraining in seiner reinsten Form zu den ältesten Formen menschlicher Aktivität gehört und wir alle einen Großteil unseres Lebens mit dieser Aktivität beschäftigt sind. Dazu müssen wir uns der rätselhaften Funktion der Kunst zuwenden.

Seit Beginn der Geschichte nehmen zwei Formen des Zeitvertreibs einen zentralen Platz in der menschlichen Zivilisation ein: Sport und Kunst. Das gilt für praktisch jede Kultur, und beides geht oft Hand in Hand. Die antiken Minoer tanzten mit ihren Stieren (eine Mischung aus Kunst und Sport) und porträtierten sie auf den Fresken ihrer prächtigen, labyrinthartig angelegten Tempel in Knossos und anderswo auf Kreta. Die alten Ägypter hinterließen reichdekorierte Papyri mit ausführlichen Anweisungen für Ringergriffe (wiederum eine Verknüpfung von Kunst und Sport). Das antike Griechenland liefert das Fundament für die Kunst der westlichen Welt und organisierte Sportwettkämpfe (die Olympischen Spiele). Und für einen Manhattaner Yuppie ist es gleichermaßen obligatorisch, die neueste Broadway-Show zu sehen wie ins Fitnessstudio zu gehen.

Sport und Kunst sind so organische Bestandteile unserer Kultur, dass wir sie beide als gegeben annehmen, ohne ihren Nutzen zu hinterfragen. In seinem Buch *The Mating Mind* (deutsch: Die sexuelle Evolution) – wohl eines der originellsten und respektlosesten Bücher, die ich in den letzten Jahren gelesen habe – geht Geoffrey Miller auf diese Fragen aus evolutionärer Sicht ein. Aber die evolutionären Ursprünge eines Merkmals und sein Nutzen in der modernen Gesellschaft sind nicht unbedingt identisch, ganz im Gegenteil. Welchen Nutzen *hat* Sport, welchen Nutzen *hat* Kunst also für uns heute?

Der Nutzen von Sport ist uns intuitiv klar. Körperliche Betätigung stärkt den Körper auch dann, wenn sie keinem bestimmten praktischen Zweck dient, erzieht zur Disziplin und bereitet uns auf mögliche physische Herausforderungen vor. Körperliches Training kräftigt auch die Systeme, die für unsere Vitalfunktionen zuständig sind, wie Kreislauf- und Atmungssystem. Daher sehen wir Sport trotz des Fehlens eines bestimmten praktischen Zwecks intuitiv und gewohnheitsmäßig als nützliches Element unseres Lebensstils an. Die Ursprünge spielerischer Körperertüchtigung gehen dem Aufkommen unserer Art möglicherweise weit voraus. Man kann argumentieren, dass die Vorläufer sportlicher Betätigung in den Balgereien zu finden sind, die unter den meisten jungen Säugern gang und gäbe sind.[1] Wenn mein Bullmastiff Brit seinen allabendlichen Temperamentsausbruch hat, im Apartment herumjagt und mich heftig zum Mitmachen drängt, oder wenn er versucht, mich in ein spielerisches Tauziehen zu verwickeln, muss ich annehmen, dass diese Verhaltensweisen irgendeine adaptive

---

1 Auf die Rolle der Endorphine einzugehen – sogenannter Glückshormone, die bei intensiver körperlicher Beanspruchung freigesetzt werden und Hochgefühle («Runner's High») auslösen können –, würde den Rahmen dieses Buches sprengen. Nur so viel sei gesagt, dass sich die Endorphinausschüttung nach intensiver körperlicher Betätigung als Belohnungsmechanismus für eine ansonsten «nutzlose» physische Anstrengung entwickelt haben könnte.

Rolle im hündischen Schema der Dinge spielen. In seinem Buch nimmt Miller an, dass sich Sportwettkämpfe entwickelt haben, um Eigenwerbung in Sachen körperlicher Fitness zu betreiben und so das andere Geschlecht zu beeindrucken. Es ist auch gesagt worden, dass Sport männliches Wettbewerbsstreben in nichttödliche, nichtgewalttätige ritualisierte Konflikte lenkt. Das könnte die evolutionären Ursprünge des Sports teilweise erhellen, bietet aber wohl kaum eine vollständige Erklärung für dessen Nutzen in unserer modernen Gesellschaft. So sind beispielsweise nicht alle sportlichen Bemühungen wettbewerbsorientiert. Glauben Sie mir, wenn ich mich dazu überwinde, im Fitnessclub ins Schwimmbad zu steigen (nur ein Stockwerk über mir, aber ein echter Test meiner Willenskraft), ist das Letzte, an das ich denke, sexuelle Selbstdarstellung oder eine Kontrolle meiner aggressiven Impulse. Es geht mir allein um die Herzattacken in meiner Familie und darum, wie ich meine Chancen erhöhen kann, davon verschont zu bleiben.

Aber wie steht es mit der Kunst? Kunst ist ein ebenso integraler Bestandteil unseres Lebens wie Sport, wenn nicht gar ein noch wichtigerer Teil. Kunst durchdringt unser Leben so organisch, dass wir sie als gegeben ansehen, ohne uns allzu sehr über ihre Funktion oder ihre Ursprünge Gedanken zu machen. Alle Versuche, Ursprung und Funktion von Kunst in der menschlichen Zivilisation zu verstehen, waren bisher nicht sehr erfolgreich und führten zu nicht besonders überzeugenden Spekulationen.

Es ist gesagt worden, dass die Kunst wie auch die Wissenschaft uns helfen, die Welt um uns herum zu verstehen. In einem ganz allgemeinen Sinne ist das wohl richtig, aber das gilt wohl für jede beliebige menschliche Aktivität, was aus der Behauptung einen Gemeinplatz an der Grenze zur Platitude macht und nichts erklärt. Wie Wissenschaft ist Kunst in weiten Teilen ein geistiges Bestreben oder kann es zumindest sein. Aber anders als die Kunst hilft uns Kunst beim Verstehen der Welt nur sehr indirekt weiter.

Wie indirekt, wird offensichtlich, wenn wir uns klarmachen, dass die veridikale, objektivierbare «richtig/falsch»-Unterscheidung nicht in derselben Weise auf das künstlerische Schaffen angewandt werden kann wie auf wissenschaftliche Thesen. Und anders als die Wissenschaft macht Kunst keine klar erkennbaren, allmählichen Fortschritte. (Kaum jemand wird bestreiten, dass die Wissenschaft des 21. Jahrhunderts fortgeschrittener ist als diejenige des 19. Jahrhunderts, aber kann man mit der gleichen Überzeugung behaupten, dass die zeitgenössische Kunst fortschrittlicher ist als die Kunst der Renaissance und diese wiederum fortgeschrittener als die Kunst der alten Griechen?)

Man hat versucht, die Ursprünge der Kunst in religiösen Ritualen zu finden. Aber selbst dann, wenn dies in der Vergangenheit so gewesen wäre (ein *per se* schwierig zu beweisender Punkt), wären die religiösen Grundlagen der Kunst nur schwer mit der entschieden säkularen, sogar blasphemischen Poesie eines Arthur Rimbaud und eines William Henry oder mit den Romanen eines Salman Rushdie zu vereinen. Dennoch große Kunst! Überdies würde man, wenn man von einer religiösen Basis der Kunst ausgeht, in unserer zunehmend säkulareren Gesellschaft ihren Niedergang voraussagen, aber das ist eindeutig nicht der Fall. Man kann sogar argumentieren, dass religiöse Regeln und Verbote die Kunst zu manchen Zeiten eher behindert als gefördert haben. Ein Beispiel dafür ist das Verbot bildlicher Darstellung in gewissen Traditionen von Judentum, Christentum und Islam.

Es ist auch behauptet worden, Kunst übermittele im Gegensatz zur Wissenschaft Emotionen und darin liege die einzigartige Funktion von Kunst. Aber die Zeichnungen eines M. C. Escher oder die Radierungen und Lithographien eines Yaacov Adam sind wohl kaum emotional; sie wirken eher intellektuell, die Frucht logisch konstruierter quasimathematischer Algorithmen; die Fugen des 17. Jahrhunderts sind die Verkörperung einer fast mathematischen Präzision, und es gibt kaum etwas Analytischeres als

Umberto Ecos Prosa oder Teile der experimentellen Poesie des frühen 20. Jahrhunderts.

So schwer fassbar ist der Nutzwert von Kunst, dass sogar vermutet worden ist, ihr Nutzen liege gerade in dem Fehlen eines jeden intrinsischen Nutzens. Eine höchst einfallsreiche und provokante Theorie (aber meiner Meinung nach nicht völlig überzeugend) besagt, dass bildende Kunst wie auch Musik überschüssige «Wegwerf»-Aktivitäten sind, deren einzige Funktion in der Gesellschaft darin besteht, potenziellen Partnern im Paarungsspiel die geistige Fitness desjenigen anzupreisen, der sie ausübt. Wenn man diesen Gedanken weiterführt, könnte man sagen, dass Kunst etwas ist, das sich nur höchst erfolgreiche Gesellschaften leisten können. Demnach läge der Wert der Kunst in der Bestätigung der Stärke der Gesellschaft, die dafür überzählige Ressourcen ausgeben kann. Wenn die «Kunst für Sex»-Theorie (meine Namensgebung) die intrinsisch nutzlose Natur der Kunst postuliert, sieht sie den einzigen Nutzwert der Kunst darin, als Surrogat zu dienen, als Kennzeichen für Leistungsfähigkeit auf anderem Gebiet. Bis ans logische Extrem geführt, heißt das, dass Kunst sogar noch weniger als nutzlos ist, dass sie tatsächlich schädlich, ein Handicap sein könnte, weil sie übermäßig viele mentale Ressourcen des Künstlers verbraucht. Das führt zu dem Paradox, dass Kunst gerade deshalb ein Gradmesser für reiche mentale Ressourcen ist, weil der Künstler sich leisten kann, einen großen Teil davon ungestraft zu verschleudern – genauso, wie der protzige Neureiche seinen Reichtum mit einem 100-Dollar-Trinkgeld zeigt, wo zwei Dollar genügt hätten. Letztlich besagt diese These, dass ein Gutteil unserer erstaunlichen Geisteskräfte einschließlich der Fähigkeit, Kunst zu schaffen und zu schätzen, für den Menschen das ist, was für den Pfau ein besonders bunter, glänzender Schwanz ist – nichts anderes als eine Ressourcenbelastung, eine beschwerliche, intrinsisch nutzlose Annehmlichkeit, die sich lediglich und ausschließlich zum Zwecke des sexuellen Fallenstellens entwickelt

314

hat. Die Theorie von der «Kunst als sexuelle Eigenwerbung», die Miller in seinem Buch skizziert, bietet eine interessante Perspektive, aber erneut stellt sich die Frage nach dem Unterschied zwischen den wie auch immer gearteten evolutionären Wurzeln der Kunst und ihrer Rolle in der modernen Gesellschaft. Beide Aspekte können sich im Lauf der Evolution durchaus auseinanderentwickelt haben. Sosehr mir Millers Buch gefallen hat, denke ich doch, dass es falsch ist, einen direkten Überlebenswert der Kunst für die Art zu leugnen, die sie erfunden hat – für uns Menschen. Wenn auch provokant, klingt dieses Leugnen für mich wie eine aus der Not geborene Bankrotterklärung. Im gleichen Sinne ist auch gesagt worden, Kunst sei «biologisch frivol». Aber das einzig Frivole an dieser Erklärung der Kunst ist die Erklärung selbst. Das ist zu wenig!

Einer der verblüffendsten Aspekte der Kunst ist, dass ihre Ausdrucksformen so zahlreich und vielfältig sind, dass sie jeder Suche nach einem gemeinsamen Nenner trotzen. Was ist die innere Verbindung zwischen japanischer Kalligraphie und einem Heavy-Metal-Konzert? (Was für ein bizarrer Gedanke – gar keine, natürlich.) Dennoch sind beide Kunst, und wir erkennen Kunst, wenn wir sie sehen. Eine ähnliche rhetorische Frage lässt sich auch beim Sport stellen: Welche Ähnlichkeiten gibt es zwischen Segeln und, sagen wir, Tischtennis? Etwa ebenso wenig wie zwischen Kalligraphie und Heavy Metal. Wiederum ist die Analogie zwischen Kunst und Sport unausweichlich, da auch Sport eine breite Palette von ihrem Wesen nach sehr unterschiedlichen Aktivitäten umfasst, die keinen gemeinsamen Nenner besitzen.

Ich glaube, dass das Wesen der Kunst weniger in den intrinischen Eigenschaften von Kunstobjekten (im weiten Sinne) liegt und mehr in der Natur dessen, was sie für uns tut. Meiner Meinung nach sind Ursprung und Funktion von Kunst dem Ursprung und der Funktion von Sport verwandt. Aber während der Daseinszweck von Sport (oder zumindest sein essenzieller Nutzen) darin besteht, Körper, Herz, Lungen und Muskeln zu trainieren, besteht der Daseinszweck von Kunst oder zumindest ihr essenzieller Nutzen darin, den Geist mit seinen zahlreichen und unterschiedlichen Teilen zu trainieren, die zahlreichen und unterschiedlichen perzeptorischen und kognitiven Funktionen dienen. Ich vermute, dass die Funktion der Kunst in der Gesellschaft darin besteht, Trainingsmaterial für Geist und Sinne zu liefern und dadurch die Intelligenz in einer offenen, «ziellosen» Weise zu fördern, die nicht mit einer bestimmten praktischen Aufgabe verknüpft ist. In diesem Szenario sind bildende Kunst und Musik nicht bloße, ihrem Wesen nach frivole Gradmesser für geistige Fitness, sondern wichtige Werkzeuge zum Erwerb und Erhalt mentaler Fitness. Denjenigen Skeptikern, die sich fragen, warum eine solche Form geistigen Trainings notwendig sein sollte, wenn wir im Alltag doch ständig mit nützlichen, geistig fordernden Tätigkeiten beschäftigt sind, möchte ich sagen, dass diese Tätigkeiten meist recht beschränkt und repetitiv sind, eingeengt durch die Grenzen der eigenen beruflichen und gesellschaftlichen Rolle. Im Gegensatz dazu könnte sich Kunst als universellere, effizientere, weniger eingeengte und weniger berufsgebundene Möglichkeit entwickelt haben, Geist, Sinne und Gehirn zu trainieren. In gewissem Sinne könnte die starke Zunahme von Kunstformen in der Kultur die Idee eines «kognitiven Trainingsparcours» vorweggenommen haben. Zugegeben, das ist eine Annahme, die weiter geprüft werden muss, aber sie ist zumindest plausibel.

Wie der Sport hat die Kunst nie und zu keiner Zeit einer bestimmten, engen Überlebensfunktion gedient. Genau das befreit sie von dem drückenden «Ich muss es tun» und verleiht ihr die beschwingende Aura eines freigewählten Tuns statt einer unvermeidlichen, obligatorischen Pflicht. Menschen wenden sich dem Sport oder der Kunst zu, weil sie es wollen, nicht, weil sie es müssen – ein entscheidender Unterschied zwischen Beruf und Berufung. Aber unter der einladenden Oberfläche verborgen liegen die mächtigen Werkzeuge einer biologischen und kognitiven Selbstverbesserung. Für diejenigen, die sich intensiv künstlerisch oder sportlich betätigen, sticht beides aus anderen menschlichen Aktivitäten hervor, weil es offene Verlockung mit stillschweigendem Nutzen kombiniert.

Die Vorstellung, dass Kunst intelligenzfördernd wirkt, ist bereits ins öffentliche Bewusstsein oder zumindest ins öffentliche Unterbewusstsein gedrungen. Eltern spielen ihren Säuglingen (oder gar ihren Föten) Mozart vor, weil sie erwarten, dass dies die kognitive Entwicklung ihrer Kinder fördert. Und Beziehungen zwischen wissenschaftlichem oder politischem Genie und künstlerischem Talent sind ebenfalls wohlbekannt; denken Sie nur an Einsteins Geige oder Churchills Palette.

Meine ehemalige Studentin Beth Neiman hat eine interessante Beobachtung gemacht. Seitdem sie vor ein paar Monaten mit Klavierstunden begonnen hat, hat sie eine Zunahme ihrer allgemeinen Denkschärfe und Klarheit festgestellt, und zwar selbst bei kognitiven Aufgaben, die gar nichts mit Musik zu tun haben. Dieser Effekt ist direkt nach einer Klavierstunde am stärksten ausgeprägt – eine Art kognitives Training. Dies erinnert an den berühmten «Mozart-Effekt»: Nachdem man klassischer Musik zugehört hat, fühlt man sich in jeder Hinsicht geistig wacher. Offenbar haben sich viele hervorragende Intellektuelle, wie Einstein und Churchill, dieses Phänomen unbewusst (oder vielleicht sogar bewusst, nur hat sie niemand gefragt) zunutze gemacht.

Altern und kognitive Fitness

Ermutigt von den sich mehrenden wissenschaftlichen Befunden und getragen von der Überzeugung, dass uns kognitive Fitness seit Jahrhunderten, wenn nicht Jahrtausenden in verschiedenen Verkleidungen begleitet hat, fand ich es an der Zeit, unser eigenes Programm zur Verbesserung der kognitiven Leistungsfähigkeit *(cognitive enhancement)* zu entwickeln, eines der ersten seiner Art. In der wissenschaftlichen Literatur sind eine Handvoll Programme zur Gedächtnisstärkung beschrieben und mit moderatem Erfolg angewandt worden. Das war ermutigend, aber meiner Meinung nach gab es ein riesiges, bisher noch nicht angezapftes Reservoir neuropsychologischen Wissens, das nur darauf wartete, praktisch umgesetzt und genutzt zu werden.

Parallel zu den demographischen Veränderungen in den Vereinigten Staaten veränderte sich auch das Gesicht meiner klinischen Praxis. Zunehmend sah ich Männer und Frauen in ihren Sechzigern, Siebzigern und Achtzigern, manche im Ruhestand, andere noch beruflich aktiv, die sich alle wegen subtiler oder nicht so subtiler Anzeichen eines kognitiven Verfalls Sorgen machten. In heimtückischer Weise spiegelte ihre Angst die meine wider. Meistens sorgten sie sich um ihr Gedächtnis, aber Sich-Erinnern ist eine komplexe Funktion, und hinter dem introspektiven Gefühl eines «Gedächtnisverfalls» kann sich vielerlei verstecken, darunter auch manches, was nur sehr wenig mit aktuellem Erinnern zu tun hat. Tatsächlich wird der Begriff *Gedächtnis* von der Öffentlichkeit oft so allgemein verwendet – synonym mit *Kognition* –, dass eine Klage über «Gedächtnisprobleme» kaum etwas aussagt. Andere sorgten sich wegen ihrer Geistesabwesenheit, ihrer Entschlusslosigkeit oder wegen ihrer neu entwickelten Reizbarkeit.

In den meisten Fällen führten wir eine neuropsychologische Evaluierung durch, bei der sehr systematisch und methodisch Sprache, verschiedene Formen von Aufmerksamkeit und Gedächtnis, Problemlösungsverhalten und andere Funktionen getestet werden. Im Allgemeinen ist die menschliche Introspektion der eigenen Geisteswelt weit weniger präzise, als die meisten Leute annehmen mögen, und so konnte ich die Selbstdiagnose meiner Patienten keineswegs als bare Münze nehmen. Um das zu erläutern, möchte ich eine – vielleicht etwas grobe, aber im

Grunde zutreffende – klinische Analogie zwischen einem Neuropsychologen und einem Zahnarzt ziehen. Wenn ein Patient über Zahnschmerzen klagt, röntgt ein unerfahrener Zahnarzt vielleicht nur den Teil des Kiefers, wo es schmerzt. Ein erfahrener Dentist wird hingegen den ganzen Kiefer röntgen und wahrscheinlich einen Abszess in einem ganz anderen Teil des Mundes finden – das Synalgie-Phänomen.

Oft erbrachte die neuropsychologische Evaluierung subtile Anzeichen eines kognitiven Abbaus, doch manchmal gab es auch keinerlei solche Anzeichen. Während einige der Menschen, die uns aufsuchten, eindeutig unter identifizierbaren Formen einer frühen Demenz oder zumindest unter leichten kognitiven Beeinträchtigungen (MCI, *mild cognitive impairment*) litten, war dies bei vielen anderen nicht der Fall, und sie führten weiterhin ein aktives, produktives Leben.

Sie alle klagten jedoch über kognitiven Abbau. Selbst wenn sich in unseren Tests keine Belege für eine kognitive Beeinträchtigung fanden, konnten wir die Beschwerden unserer Patienten nicht ignorieren. Ganz gleich, wie empfindlich unsere Tests sind, können sie eine subtile kognitive Veränderung übersehen, besonders bei einem sehr hellen Kopf. Schließlich wissen wir im Allgemeinen nicht, wie jemand vor fünf, zehn oder auch zwanzig Jahren war. Alles, was wir wissen, ist das, was wir jetzt, zum Zeitpunkt der Evaluierung, sehen, und alles, was wir tun können, ist, die Leistung unseres Patienten mit einer angenommenen «Normleistung» zu vergleichen, den Referenzdaten, die die typische Leistung anderer Menschen vergleichbaren Alters, vergleichbarer Bildung und anderer vergleichbarer demographischer Kriterien beschreiben. Aber was ist, wenn der Patient von Anfang an nicht typisch war? Was ist, wenn er besonders klug oder talentiert war? Dann wird der Patient trotz eines echten kognitiven Abbaus im Vergleich zum Durchschnitt der Bevölkerung noch immer gut abschneiden. Ich nenne dies das «Einstein-Phänomen». Würde

Albert Einsteins Intelligenzquotient um 20 Punkte sinken, läge sein IQ noch immer deutlich über dem Durchschnitt der Bevölkerung, aber Einstein selbst würde den Unterschied bemerken.

Was sagt man solchen Menschen? Während einige uns nur deshalb aufsuchen, weil ihr Arzt sie schickt, ohne dass sie sich besonders um ihre geistige Gesundheit sorgten, kommen viele andere von sich aus, getrieben von einem inneren Gefühl intensiver Angst und Dringlichkeit. Vor allem für diese Menschen – intelligent, alternd, besorgt und motiviert, an sich zu arbeiten – haben meine Mitarbeiter Peter Lang, Dmitri Bougakov, Lalita Krishnamurthy, Michael Zimmerman, Eric Rosenwinkel und Jacqui Barnett und ich unser Programm zur Verbesserung der geistigen Leistungsfähigkeit *(cognitive enhancement)* entwickelt. Beim Entwurf des Programms ahmten wir absichtlich das traditionelle Gesundheits-Center nach, das Fitnessstudio. Die Analogie mit einer bekannten und wohletablierten Einrichtung, so unsere Überlegung, würde unser kognitives Fitnessprogramm für die Allgemeinheit besser verständlich machen und sie an etwas erinnern, das bereits akzeptiert war. In der Fachsprache wird so etwas als «Face Validity» (augenscheinliche Validität) bezeichnet. In einem Fitnessclub treffen Sie auf eine Reihe von Geräten, von denen jedes dazu dient, eine bestimmte Muskelgruppe oder ein bestimmtes physiologisches System zu trainieren. Bei unserem *cognitive enhancement*-Programm treffen Sie auf eine Reihe von Computeraufgaben, von denen jede darauf ausgerichtet ist, einen bestimmten Aspekt Ihres Geistes zu trainieren. Daher stehen in unserem kognitiven Fitnessstudio statt Laufbändern, Hanteln und einschüchternden stählernen Apparaturen eine Menge Computer.

Wir haben bereits an anderer Stelle über die zahlreichen komplexen Funktionen des Geistes gesprochen. Und wir haben uns bemüht, für all diese Facetten in unserem kognitiven Fitnessstudio eine kognitive Übung zu entwerfen (oft auch mehr als nur

320

eine einzige). Wir haben für verschiedene Aspekte von Gedächtnis, Aufmerksamkeit, Sprache, Logik, Problemlösung und so weiter separate Übungen oder öfter noch ganze Sammlungen von Übungen entwickelt. Natürlich sind dies sehr breite Kategorien, die jede für sich eine Reihe spezifischer mentaler Funktionen umfasst. Bei Aufmerksamkeit kann man zum Beispiel zwischen Vigilanz (Wachsamkeit, längerfristige Aufmerksamkeit, *sustained attention*), geteilter Aufmerksamkeit *(divided attention)* und so weiter unterscheiden. Ebenso ist Gedächtnis eine breite Kategorie, und man kann zwischen verbalem Gedächtnis, visuellem Gedächtnis für Objekte, visuellem Gedächtnis für räumliche Konfigurationen und so weiter differenzieren. Problemlösung kann im Wesentlichen räumlich oder verbal sein oder aber eine zeitliche Extrapolation von Dingen erfordern. Wir haben uns bemüht, so viele dieser spezifischen Kognitionsaspekte wie möglich mit speziellen Aufgaben anzusprechen.

Um nur ein paar zu erwähnen: Bei einer Übung, die dazu dienen soll, Vigilanz zu trainieren, erscheint eine lange Reihe von Reizen auf dem Schirm, die alle eine andere Antwort verlangen. Eine Übung, die dazu entwickelt wurde, geteilte Aufmerksamkeit zu trainieren, verlangt hingegen, dass Sie auf verschiedene Ereignisse reagieren, die gleichzeitig an verschiedenen Orten auf dem Bildschirm passieren. Bei einer Aufgabe, mit der Planungsfähigkeiten trainiert werden sollen, müssen Sie einen Weg durch ein Feld finden, wobei gewisse Züge erlaubt sind und andere nicht, und es liegt an Ihrem Scharfsinn herauszufinden, welche erlaubt sind und welche nicht. Wenn sich die Regeln des Spiels nun ändern, während Sie sich vorarbeiten, sind Sie gezwungen, mit diesen Veränderungen Schritt zu halten, was überdies Ihre geistige Flexibilität fordert und belastet. Und so weiter. Jede Übung weist mehrere Schwierigkeitsgrade auf, die mit zunehmendem Fortschritt wachsen.

Die Übungen sehen wie computerisierte «Puzzle Games» aus, sind aber sorgfältig ausgewählt worden, um bestimmte Aspekte des Geistes in einer hochselektiven, gezielten Art und Weise zu trainieren.[2] Weil all diese Aufgaben nicht mit Papier und Bleistift, sondern per Computer durchgeführt werden, ist es schwierig, in diesem Buch spezielle Beispiele zu bringen, aber ich hoffe, Sie haben einen allgemeinen Eindruck von unserem Programm gewonnen.

In einem Fitnesscenter werden Sie von einem persönlichen Fitnesstrainer durch die verschiedenen Übungen geführt. In unserem *cognitive enhancement*-Center haben Sie ebenfalls einen persönlichen kognitiven Fitnesstrainer, der Ihre kognitiven Trainingseinheiten leitet und überwacht. Der Trainer schaltet Ihren Computer auch an und aus und schaltet von einer Übung zur nächsten um – das ist besonders hilfreich für Teilnehmer, die unter Computerphobie leiden. Die Überwachung ist gründlich, aber unaufdringlich, daher überwinden solche Teilnehmer ihre Computerphobie relativ rasch und vergessen sie.

Vor Beginn des Programms wird eine Evaluierung durchgeführt, um einen Grundzustand zu erhalten, der als Bezug dienen kann, und um die kognitiven Stärken und Schwächen eines Teilnehmers zu identifizieren. Wir verfügen über genügend kognitive Übungsaufgaben, um das Trainingsprogramm auf die individuellen Bedürfnisse eines jeden Teilnehmers zuzuschneiden. Wenn sich ein bestimmtes Profil herauskristallisiert, können wir entscheiden, ob wir uns auf die Schwächen einer Person konzentrieren wollen oder einen breiteren «All-inclusive-Cocktail» anbieten.

Oft konzentrieren wir uns auf die schwächeren Gebiete eines Teilnehmers. Das stößt bei den Klienten manchmal auf Verwunderung: «Warum soll ich tun, was mir schwerfällt, wenn ich doch

2 In der Welt des Computerspieldesigns unterscheidet man zwischen «Action Games», in denen die Helden Drachen erschlagen, «Puzzle Games» und «Strategy Games», die im Wesentlichen computerisierte Denksportaufgaben sind.

all diese anderen, leichteren Dinge tun könnte?» Aber wenn unsere Theorie korrekt ist und kognitives Training die Funktion der verantwortlichen Hirnstrukturen verbessert, dann ist es logisch, sich auf die schwächeren Gebiete der Kognition zu konzentrieren, genauso, wie ein Golfer, der sein Handicap verbessern will, die Spielelemente übt, die seine schwächsten sind.

Diese Vorgehensweise steht in scharfem Gegensatz zu der Philosophie, die früher bei der kognitiven Rehabilitation von Patienten verfolgt wurde, welche sich von einem Schlaganfall oder einer Kopfverletzung erholten. Dort wurde einem Patienten beigebracht, wie er die gestörte Funktion umgehen könne, statt wie er sie verbessern könne. Doch in der physischen Medizin wie in den Neurowissenschaften lernt man die natürliche Plastizität des Körpers immer mehr zu schätzen, und das hat zu einem Paradigmenwechsel bei den Grundzielen der Rehabilitation geführt. Unsere ehrgeizige Philosophie, die kognitiven Schwächen des Patienten an den Hörnern zu packen, statt sie zu umgehen, steht in Einklang mit dem Paradigmenwechsel, der momentan in der physische Medizin stattfindet, und ist von denselben aktuellen Befunden in den Neurowissenschaften inspiriert worden.

Grundziel einer physischen Wiederherstellung war es früher, einem Patienten, der infolge eines Schlaganfalls oder einer anderen schwächenden neurologischen Erkrankung die Fähigkeit verliert, einen Arm oder ein Bein zu gebrauchen, beizubringen, wie er die verschonte Extremität benutzen kann, um das zu tun, was zuvor die geschädigte Extremität getan hat. Kürzlich ist jedoch – vor allem dank der Arbeiten von Edward Taub an der University of Alabama in Birmingham – ein radikal anderer, kühner Ansatz entwickelt worden. Statt sich beim Rehabilitationsprozess auf das verschonte Glied zu konzentrieren, wird dieses Glied mit einem Gurt immobilisiert und der Patient ermutigt, das schlaffe, angeblich nutzlose Glied zu benutzen, um das zu trainieren, was es auch vor der Schädigung getan hat. Dieser scheinbar unrealistische Ansatz hat sich in vielen Fällen als erstaunlich erfolgreich erwiesen. Die Benutzung des behinderten Gliedes fördert offenbar die Entwicklung neuer neuronaler Bahnen und vielleicht sogar das Wachstum von neuen Neuronen in den vom Schlaganfall geschädigten Hirnregionen. Es könnte sogar andere, verschont gebliebene Teile des Gehirns (gewöhnlich in der Nachbarschaft der geschädigten Region) anregen, die neuronale Kontrolle des behinderten Gliedes zu übernehmen.

Doch lassen Sie uns zu unserem Programm zurückkehren. Wie bei körperlicher Fitness müssen Sie regelmäßig ins Fitnessstudio gehen, daher ermuntern wir die Teilnehmer gewöhnlich, zwei- bis dreimal pro Woche jeweils eine Stunde an unserem *cognitive enhancement*-Programm teilzunehmen. Jede Sitzung besteht aus rund einem halben Dutzend kognitiver Übungen, deren Zusammensetzung sich von Mal zu Mal ändern kann. Zu Beginn des Programms planten wir eigentlich Einzelsitzungen, ein persönlicher Kognitionstrainer, der eins zu eins mit einem Programmteilnehmer zusammenarbeitet. Aber im Lauf der Zeit kristallisierte sich ein interessantes «Paar»-Phänomen heraus: ein Mann und seine Frau, zwei Freunde, die zusammen teilnehmen. Dann wird die Sitzung zu einer intimen Familienangelegenheit; jeder Partner sitzt vor seinem Computer und beschäftigt sich mit seinem eigenen Trainingsprogramm. Sie arbeiten gemeinsam, aber unabhängig voneinander, während sich der Trainer um beide kümmert.

Ein Fitnessclub ist für körperliches Training da, ein *cognitive enhancement*-Center für kognitives Training. Aber über diese explizit formulierten Hauptziele hinaus erfüllen beide eine Reihe zusätzlicher sozialer Bedürfnisse ihrer Mitglieder. Im Lauf der Zeit wurde deutlich, dass die Teilnehmer eine persönliche Beziehung zu ihren Trainern entwickelten und dies für viele von ihnen ein wichtiger Bestandteil der Gesamterfahrung war. Allein die Tatsache, irgendwohin zu gehen und mit anderen Menschen zu interagieren, übte offenbar eine wichtige soziale Funktion aus.

Es war sehr interessant zu beobachten, wie sich diese persönlichen Agenden bei den Teilnehmern unseres Programms bildeten und entwickelten. Einige kamen zu den Sitzungen, als hätten sie einen Auftrag zu erledigen, absolvierten die Übungen und überwachten ihre Fortschritte ohne irgendwelche soziale Ablenkungen. Andere hingegen kamen offenbar auch wegen der persönlichen Beziehungen, die sie zu den Kognitionstrainern aufgebaut hatten, alles junge und sympathische Menschen, die offensichtlich persönliche und soziale Lücken im Leben einiger unserer Teilnehmer füllten.

Gewöhnlich entwickelte sich eine Mischung aus kognitivem und sozialem Interesse, das unsere Klienten, selbst die anfangs skeptischen, in echte Anhänger des Programms verwandelte. Auch wenn die Motivation, die hinter dem Programmentwurf stand, eindeutig kognitiv war, habe ich im Lauf der Zeit gelernt, den therapeutischen, wenngleich zusätzlichen Wert des sozialen Kontextes zu schätzen und darin einen wichtigen Bestandteil des Erfolgs zu sehen. Buchstäblich ohne Ausnahme haben all unsere Klienten Spaß an den Übungen und bleiben häufig noch nach Ende der einstündigen Sitzung eine Weile da. Viele von ihnen entwickelten richtig Ehrgeiz, verbesserten ihre Leistungen von Sitzung zu Sitzung, achteten darauf, ständig Fortschritte zu machen, und ärgerten sich über sich selbst (trotz der beschwichtigenden Proteste meines Teams), wenn die Fortschritte einmal nur bescheiden ausfielen.

Mir schien, als habe dieses Wiederaufleben des Wettbewerbsgeists bei meinen alternden Klienten, von denen viele Jahre, wenn nicht Jahrzehnte über die Lebensphase hinaus sind, wo sie um irgendetwas konkurrieren mussten, an sich einen mächtigen therapeutischen, belebenden und verjüngenden Effekt. Es war fast wie ein Wunder zu sehen, wie das Leben in unsere alternden Klienten zurückströmte. Während das Programm weiter wächst und reift, profitiert es vom Feedback und von den Gedanken unserer «Studenten». Diese Studenten sind so vielfältig wie New York City selbst.

So vielfältig wie New York City

Louise ist 72 Jahre alt; die ehemalige Schriftstellerin und Redakteurin ist im Ruhestand. Auch wenn sie in einem noblen, antiseptischen Teil von Manhattans Upper East Side lebt, ist Louise für mich die Quintessenz der «downtown»-New-Yorkerin: intelligent, geradeheraus, unverblümt. Sie hat ein freies, unkonventionelles Leben geführt, das den herrschenden sozialen Sitten ihrer Zeit oft um Jahrzehnte voraus war.

Mit Anfang siebzig begann Louise, sich um ihr nachlassendes Gedächtnis und um ihre verminderte Aufmerksamkeit zu sorgen. Besonders erschreckten sie ihre gelegentlichen Episoden der Verwirrung, zum Beispiel, wenn sie dreckiges Geschirr ins Schlafzimmer statt in die Küche brachte, den Ofen anließ oder vergaß, die Toilette zu spülen. Louise war daher zu dem Schluss gekommen, sie leide unter Alzheimer und das Ende ihres geistigen, wenn nicht ihres physischen Lebens stehe kurz bevor. Ein Gefühl von drohendem Verhängnis und Hilflosigkeit hatte sie ergriffen, und sie sah ihre Zukunft zunehmend schwärzer.

Louise suchte einen bekannten New Yorker Neurologen auf, der sie zu mir schickte. Ihr MRI-Scan und ihre neuropsychologische Evaluierung waren im Wesentlichen normal. Ein paar abnorme Befunde waren mehrdeutig und standen in keinerlei Verhältnis zu Louises Befürchtungen, aber ich konnte in diesem Fall ein mögliches «Einstein-Phänomen» nicht ausschließen. Ich erzählte ihr von unserem Programm; sie ging sofort begeistert darauf ein und wurde eine unserer ersten Teilnehmerinnen.

Louise blieb ein paar Jahre lang bei dem Programm, und im Lauf dieser Zeit kam es zu einer dramatischen Wandlung. Allmählich schwand das Gefühl drohenden Unheils und machte einem Gefühl kognitiver Leistungsfähigkeit (mir fällt kein besserer Begriff ein) Platz. Auch wenn sie sich eingestehen musste, dass ihr Gedächtnis noch immer schlecht war, verschob sich ihr Fokus von dem, was sie nicht konnte, zu dem, was sie konnte. Durch ihre Mitarbeit im Programm entdeckte sie allmählich all das, was sie *konnte*, und kam zu dem Schluss, dass dies doch eine ganze Menge sei.

Nach ein paar Jahren im Programm war Louise für Größeres und Besseres bereit. Sie begann, an einer örtlichen Universität Kurse auf College-Niveau zu besuchen. Auch wenn sie nicht mehr an unserem *cognitive enhancement*-Programm teilnahm, hielt Louise den Kontakt zu uns aufrecht. Sie rief mich regelmäßig an, berichtete mir über ihre Fortschritte am College und klagte nur gelegentlich darüber, dass ihre Noten lediglich im Mittelfeld ihrer Klasse lagen und nicht an der Spitze. Wir beide stimmten jedoch darin überein, dass es gar nicht so übel war, Jahre nachdem sie sich aufgegeben hatte (wenn ihre Furcht vor Alzheimer auch eher eingebildet als real gewesen war), in einer Klasse von Studenten zu bestehen, die leicht hätten ihre Enkel sein können. Schließlich hatte sie genügend Selbstbewusstsein gewonnen, um nach einer Lücke von 56 Jahren wieder zur Schule zu gehen, und sie bekam in einigen Fächern Bestnoten.

Ich traf Louise bei einer Signierstunde für mein vorheriges Buch, und sie erzählte mir stolz, dass sie gerade ihren Bachelor gemacht hatte und nun ihren Master in Sozialarbeit anstrebte. Nachdem sie ihre eigenen Dämonen ausgetrieben hatte, war sie bereit, anderen zu helfen. In ihrer Unterhaltung mit mir betonte Louise den Unterschied, den das *cognitive enhancement*-Programm für ihr Leben bedeutet hat. Sie fühlte, dass ihr Gedächtnis nach regelmäßigem geistigen Training eine dramatische Kehrtwendung gemacht hatte, und ihr Geist war geschärft worden. Louise hat das Selbstvertrauen und die Kompetenz wiedergewonnen, von denen sie gefürchtet hatte, sie seien für immer verschwunden, und das verlieh ihr neuen Lebensmut. Die Teilnahme am *cognitive enhancement*-Programm hat Louise auch von ihrer Alzheimer-Furcht befreit. Sie hat gelernt, dass geistiges Training ebenso wichtig ist wie körperliches Training, um sich in Form zu halten. Ihren eigenen Worten zufolge gab ihr diese Erfahrung die nötige «Starthilfe», sich wieder leistungsfähig zu fühlen, und erlaubte ihr, Gedächtnis, Aufmerksamkeit und Logik in den Griff zu bekommen und ein neues Selbstvertrauen zu entwickeln.

Louises Wandlung erschien fast wie ein Wunder, aber ich glaube nicht an Wunder. Was war denn das Geheimnis ihrer «wunderbaren» Wandlung? Ebenso wie Louise glaube ich, dass unser kognitives Training direkte Auswirkungen auf ihre kognitiven Funktionen hatte. Aber ich glaube auch, dass allein die Tatsache, sich zweimal pro Woche unter Anleitung intensiv geistig zu betätigen, Louise half, sich von ihrem Gefühl von drohendem Unheil und Resignation zu befreien. Bevor sie mit unserem Programm begann, befand sie sich in einem Zustand «erlernter kognitiver Hilflosigkeit», und nun war sie frei davon. Das Thema geistige Leistungsfähigkeit, seine kognitiven Fähigkeiten wiederzufinden und nicht länger auf seine Unfähigkeiten zurückgeworfen zu sein, zieht sich wie ein roter Faden durch die Aussagen vieler Programmteilnehmer, wenn wir sie fragen, wie sie die Auswirkungen unseres Programms auf sich selbst erleben.

Genauso, wie das Programm Louise das Selbstvertrauen gab, nach mehr als 50 Jahren wieder College-Kurse zu absolvieren, half es Elena, weiterhin in ihrem geliebten Beruf, der Schauspielerei, zu arbeiten. Obwohl Elena bereits 82 Jahre zählte, war sie noch immer eine vielbeschäftigte Bühnenschauspielerin und genoss dieses aktive Leben. Dennoch hatte sie das Gefühl, dass ihre Schauspielkarriere in Gefahr war, weil es ihr immer schwerer fiel, ihren Text zu behalten – für eine Schauspielerin eine unverzichtbare Fähigkeit. Elena ist zierlich, mit respektlosem raschen

Verstand und einer rasiermesserscharfen Zunge. Sie lässt sich von Autoritäten nicht einschüchtern und ruft mich gelegentlich auf den Teppich zurück, wenn sie das Gefühl hat, dass ich ihrem persönlichen Kognitionstrainer das Leben zu schwer mache.

Elena nahm auf Empfehlung eines Freundes, der von unserem Programm gehört hatte, Kontakt mit mir auf. Damals war sie besorgt und deprimiert wegen ihrer ständig wachsenden Gedächtnisprobleme. Während sie in Gesellschaft über ihre Schwäche, ihre «senior moments», wie sie es nannte, scherzen konnte, wusste sie im Inneren, dass dies keine scherzhafte Sache war. Elena erlebte auf professioneller Ebene immer häufiger ein Gefühl der Hilflosigkeit. Sie hatte gerade eine Rolle in einem neuen Stück erhalten, schien aber nicht in der Lage, selbst einen relativ kurzen Text zu behalten. Und wenn sie meinte, sie hätte sich den Text endlich eingeprägt, war der Abruf manchmal ein Problem. «[Es ist, als ob] die Wörter aus meinem Kopf gefallen wären.»

In den ersten Sitzungen des Programms redete Elena viel und versuchte, ihren Trainer in eine Unterhaltung zu verwickeln. Wie es schien, war sie nicht besonders erpicht darauf, sich an den Computer zu setzen und sich allein mit der anstehenden Aufgabe zu beschäftigen. Nach eigenen Aussagen meinte sie, keine Geduld zu haben. Sie hatte das Gefühl, «keinen Fokus und keine echte Konzentration zu haben, zwei Fähigkeiten, die für einen guten Schauspieler sehr wichtig sind». Aber mit der Zeit ließ sich Elena auf das Programm ein und bekam immer mehr Spaß an ihren Aufgaben. Ihre Haltung gegenüber ihren kognitiven Schwächen wandelte sich drastisch. Sie akzeptierte ihre «senior moments» nicht länger als normalen, unausweichlichen Teil des Alterns. Sie schöpfte Hoffnung, was ihr Gedächtnis anging, und in den kognitiven Übungen unseres Programms sah sie eine Möglichkeit dazu. Und vor einiger Zeit berichtete Elena mir freudestrahlend, dass sie gerade die Spielzeit eines Stückes hinter sich gebracht hatte, und «mein Text ist in mein Gedächtnis eingraviert, zumindest im Augenblick». Nun, nach zweieinhalb Jahren im Programm, hat sich Elena damit abgefunden, dass es «keinen magischen Morgen geben wird, an dem ich aufwache und mein Gedächtnis vollständig wiederhergestellt finde». Aber sie hat das Gefühl, dass ihr Kopf klarer ist und sie ihr «Kurzzeitgedächtnis häufiger aufschließen [kann] als zuvor», wenn auch nicht dauerhaft. Etwa um die Zeit, als Elena begann, mit uns zu arbeiten, nahm sie auch an einer Studie in einem großen medizinischen Zentrum teil, wo sie alle zwei Jahren einer kompletten Testreihe unterzogen wird. Als Elena kürzlich im Rahmen ihrer 2-Jahres-Folgeuntersuchung erneut getestet wurde, war das Ergebnis unverändert, weder Gewinn noch Verlust. Elena und ihre Ärzte am medizinischen Zentrum sahen darin «tatsächlich einen Gewinn, denn in meinem Alter wäre eigentlich ein Verlust zu erwarten».

Dr. A. ist 90 Jahre, Arzt im Ruhestand, und sein Fall ist besonders interessant, weil er eine Art klinisches Puzzle darstellt. Ein kultivierter Mann, beruflich sehr erfolgreich, stolz und mit hohen Ansprüchen an sich selbst, entwickelte er einen Hydrocephalus (Wasserkopf). Dieser Zustand, der durch einen gestörten Abfluss der Cerebrospinalflüssigkeit (CSF) im Gehirn entsteht, ist nicht selten eine Quelle von Demenz bei älteren Menschen. Um der CSF das Ablaufen zu erleichtern, war bei Dr. A. operativ ein dünner Schlauch («Shunt») eingesetzt worden, mit dessen Hilfe die überschüssige CSF aus dem Gehirn in die Bauchhöhle abgeleitet wird, wo sie resorbiert wird. Wie es oft der Fall ist, musste der Shunt einen Monat später neu justiert («korrigiert») werden.

Dr. A. kam in Begleitung seiner Frau in mein Büro, ebenfalls eine Ärztin im Ruhestand. Die beiden waren sich offensichtlich sehr zugetan, und die Frau machte sich zunehmend Sorgen um die kognitiven Fähigkeiten ihres Mannes. Beide waren hochgebildete Menschen, und sie zeigten sich vorsichtig interessiert an unserem Programm. Am Ende entschieden sie, dass Dr. A. an unserem Programm teilnehmen werde und man sehen würde, was passiert.

Bevor er mit den Sitzungen begann, führten wir, wie üblich, eine Reihe neuropsychologischer Tests durch, um seine geistige Leistungsfähigkeit zu prüfen. Diese Tests liefern uns den so wichtigen Bezugsrahmen, den Grundzustand, an dem alle zukünftigen Veränderungen gemessen werden.

Etwa drei Monate nachdem er mit den Trainingssitzungen begonnen hatte, testeten wir Dr. A. erneut mit einer Reihe neuropsychologischer Tests. Seine Leistungen hatten sich insgesamt offenkundig verbessert, sei es beim Gedächtnis, bei der Aufmerksamkeit oder anderen Funktionen. Solche Reevaluierungen in regelmäßigen Abständen sind außerordentlich wichtig, da sie ein präzises, objektives und quantitatives Maß für die Fortschritte der Programmteilnehmer liefern – oder aber den Mangel an Fortschritten. Aber wir sind uns stets bewusst, dass unsere neuropsychologischen Tests und unsere kognitiven Übungen nur in dem Maße nützlich sind, wie sie uns etwas über das kognitive Funktionieren unserer Teilnehmer im Alltag sagen. Ganz gleich, wie raffiniert unsere Tests sind, sie geben uns nur einen angenäherten und ungenauen Eindruck von der kognitiven Leistung unserer Klienten außerhalb unserer Räume – und wenn auch nur aus dem Grund, dass Lebensumstände, Anforderungen und Kontexte im Alltagsleben zu individuell, zu vielfältig und zu variabel sind, um sich standardisieren zu lassen. Darum bitten wir unsere Teilnehmer und ihre Familien, uns ihre Eindrücke über etwaige Auswirkungen des Programms auf ihr Verhalten und ihre Leistungen im Alltag mitzuteilen. Schließlich ist es das, was wirklich zählt. Daher fragte ich Dr. A. drei Monate später nach etwaigen kognitiven Veränderungen, die er an sich festgestellt habe, und stellte seiner Frau dieselbe Frage.

Dr. A. berichtete, die zweimal wöchentlich stattfindende Sitzung habe sein Kurzzeitgedächtnis definitiv verbessert. Infolgedessen fühlte er sich besser in Kontakt mit täglichen Ereignissen und Aktivitäten. Er konnte sich auch besser an das erinnern, was er im Verlauf des Tages und des Vortages getan hatte, an die Gespräche mit Freunden und Verwandten, und an die Gefühle, die er dabei gehabt hatte.

Auch seine Frau hatte den Eindruck, dass es Dr. A. deutlich besser ging, und schrieb diesen Erfolg dem Programm zu. Als Dr. A. mit dem Programm begann, fürchtete seine Frau, er sei dabei, «eine langsam fortschreitende, senile Demenz» zu entwickeln. Aber nun hatte sie den Eindruck, dass seine Probleme mit dem Kurzzeitgedächtnis, wenn auch noch immer vorhanden, geringer geworden waren und sich seine Konzentrationsfähigkeit deutlich verbessert hatte. Am wichtigsten war ihr jedoch, dass die Apathie ihres Mannes, die in letzter Zeit alarmierend zugenommen hatte, nun verschwunden war und er wieder viel mehr an sein früheres Selbst erinnerte – «mit kritischem Urteilsvermögen, mit Spaß an Konzerten und Theater ...». Sie war höchst erfreut, dass Dr. A. wieder viel las und auch wieder viel öfter kurze Klavierpassagen spielte, wobei er ein «gutes Gedächtnis für klassische Musik» bewies.

Beide betonten, dass der Kontext, in dem die Therapie stattfand, ebenso wichtig war wie die Therapie selbst. «Ich weiß, dass mein prinzipieller und besonderer Vorteil bei alldem ist, dass meine Frau an meiner Seite steht, eine unendlich wichtige, hilfreiche und liebevolle Stütze», meinte Dr. A., und seine Frau bestätigte, dass sich Dr. A. weiterhin stark auf ihr Gedächtnis, ihre Planung und ihr Durchdenken von Situationen verließ – offenbar seit langem ein Kennzeichen ihrer Beziehung.

Aber konnte es sein, dass unser Programm in diesem Fall nichts weiter als ein «red herring», eine falsche Fährte, war? Schließlich war bei Dr. A. ein Shunt angebracht worden, und ein MRI-Scan hatte anschließend eine gewisse Verkleinerung seiner Seitenventrikel gezeigt.

Dem MRI-Scan zufolge funktionierte der ein paar Monate zuvor in seinem Gehirn angebrachte Shunt also, und die radiologischen Symptome seines Hydrocephalus waren abgeklungen. Das musste ebenfalls einen therapeutischen Effekt auf seine kognitiven Leistungen gehabt haben. Aber die Effekte eines Shunts werden gewöhnlich innerhalb einiger Wochen nach dessen Anlegen deutlich, und die Kognition stabilisiert sich anschließend. Dr. A. hatte erst zwei Monate nach Anlegen des Shunts mit unserem Programm *begonnen*, und damals wurde auch die neuropsychologische Grundevaluierung vorgenommen. Die Verbesserung der kognitiven Leistungen, die sich in unseren Tests zeigte und von denen Dr. A. und seine Frau berichteten, bezog sich auf diese Grundevaluierung und hatte deshalb höchstwahrscheinlich nichts mit dem Shunt zu tun, sondern etwas mit unserem Programm!

Bei einigen Teilnehmern liegt die Motivation, an unserem Programm teilzunehmen, weniger in der Behandlung als in der Vorbeugung. Einer dieser Teilnehmer ist Paul, ein erfolgreicher internationaler Unternehmer. Intelligent und dynamisch, sieht Paul viel jünger aus und verhält sich auch viel jünger, als seine 65 Jahre erwarten lassen würden. Und er verspürt auch noch keinerlei Anzeichen eines drohenden kognitiven Abbaus. Paul ist ein begeisterter Leser, und jedes Mal, wenn er in mein Büro kommt, hat er ein neues Buch in der Hand. Nichtsdestoweniger entschloss sich Paul, an unserem Programm teilzunehmen, um seine geistige Leistungsfähigkeit auch im Alter möglichst lange zu erhalten. Seit er mit dem *cognitive enhancement*-Programm begonnen hat, verspürt er weniger Angst, ist analytischer und kann sich besser konzentrieren. Seine Fähigkeit, mit komplexem neuem Material umzugehen, hat sich ebenfalls verbessert. Als Beispiel führt Paul seine aktuelle Erfahrung mit einer Schönberg-Komposition an. Wie er zu seiner Freude feststellte, «reagierte ich nicht defensiv auf die ersten atonalen Klänge, sondern begrüßte die Herausforderung, konzentrierte mich weiterhin auf die Noten und analysierte die Noten, die Akkorde und die ganze Komposition».

Paul hat mit Genugtuung festgestellt, dass er in schwierigen

Situationen besser zuhört, analysiert und nachdenkt, bevor er antwortet. Er findet sich weniger impulsiv und ungestüm in seinen Reaktionen als in der Vergangenheit. Paul stellte auch fest, dass er sich angesichts verzwickter Probleme oder technischer und ermüdender Schreiben besser konzentrieren kann. Und dann machte Paul eine sehr interessante und subtile Unterscheidung. Er hatte nicht unbedingt das Gefühl, seine intellektuellen Fähigkeiten seien gewachsen, sondern er habe vielmehr gelernt, sie besser einzusetzen. Auch dies könnte ein nützlicher Nebeneffekt kognitiven Trainings sein.

Die meisten Teilnehmer unseres Programms kommen wegen Gedächtnisproblemen zu uns, aber nicht selten bemerken sie im Lauf des Programms auch bei anderen mentalen Funktionen positive Veränderungen. Ein Beispiel ist ein Arzt, Dr. B., der seine Praxis nicht ganz aufgegeben, wohl aber reduziert hat. Er erfuhr von einem Freund von unserem Programm, der ebenfalls daran teilnimmt. Dr. B. entwickelte eine solche Begeisterung für unser Programm, dass er seinen eigenen Patienten riet, sich ebenfalls anzumelden. Er meint, sein Gedächtnis habe sich verbessert, aber was ihn besonders freut, ist, dass es ihm besser gelingt, «alternative Wege und Handlungsoptionen» zu erkennen, «für die Zukunft zu planen» und «aus Fehlern zu lernen». Dr. B. fühlt sich auch «leistungsfähiger in meinen Alltagstätigkeiten». Das spricht deutlich für eine Verbesserung seiner exekutiven Funktionen, den Funktionen des Frontallappens.

Ein Punkt, der von den Teilnehmern häufig angesprochen wird, ist, dass das Programm den Begriff «Kognition» für sie persönlich entmystifiziert hat. Kognition ist nicht länger eine einzige, diffuse, undifferenzierte, alles umfassende «Sache», die wie durch schwarze Magie in ihrer Gesamtheit verlorengehen kann. Indem sich die Teilnehmer mit verschiedenen Übungen beschäftigen und in der einen besser, in der anderen schlechter abschneiden, lernen sie, ihre eigene Kognition zu «anatomisieren». Ausnahmslos sind einige kognitive Funktionen besser erhalten als andere, und das verleiht den Teilnehmern ein Gefühl der Beruhigung und der Kontrolle. Die bloße Tatsache zu lernen, wie man das Ausmaß seiner eigenen Schwächen und Stärken abgrenzen kann, hat einen großen therapeutischen Effekt. Der positive Effekt von kognitivem Training wird oft auch durch sein Fehlen deutlich. Viele Teilnehmer stellen fest, dass sie sich «matter» fühlen, wenn sie ein paar Wochen lang nicht am Programm teilnehmen.

In die digitale Welt eingeführt zu werden und sich damit vertraut zu machen, ist ein zusätzlicher positiver Nebeneffekt des Programms, der einer Reihe unserer «Studenten» besonders gefallen hat. Sie kommen ohne jedwede Computerkenntnisse und nicht selten mit einer ordentlichen Dosis Computerphobie zu uns und verfügen am Ende zumindest über bescheidene Computerfertigkeiten, die sie auch jenseits unseres Programms in ihrem Alltag anwenden.

Die Menschen, die zu uns kommen und an unserem Programm teilnehmen, kommen aus unterschiedlichen Schichten, haben unterschiedliche Sorgen und Ängste und hegen unterschiedliche Hoffnungen und Erwartungen. Sie alle sind willkommen, und wir versuchen, ihnen allen zu helfen, ob sie nun unter dramatischen Anzeichen eines geistigen Abbaus leiden, diese Zeichen weniger stark ausgeprägt sind oder es noch keinerlei Anzeichen gibt. Machen unsere Methoden einen wirklichen Unterschied, und, falls ja, woher wissen wir das? Die neuropsychologischen Standardtests, mit denen wir unsere Teilnehmer in bestimmten Zeitabständen reevaluieren, liefern eine Teilantwort auf diese Frage. In vielen Fällen finden wir eine deutliche Verbesserung der kognitiven Leistungen. Das freut unsere Klienten und uns natürlich ganz besonders. In anderen Fällen zeigt sich keine Verbesserung. Aber in den meisten Fällen, wo sich keine Verbesserung zeigt, gibt es auch keine Hinweise auf eine Verschlechterung. Das ist in der Bilanz auch eine gute Nachricht, denn wir arbeiten mit einer Klientel, bei der zu erwarten ist, dass die kognitive Leistungsfähigkeit ohne Intervention allmählich absinkt. Der wichtigste Beleg für einen Erfolg, wie bescheiden er oft auch sein mag, ist der Eindruck der Teilnehmer und ihrer Familien, dass sie ihre geistigen Kräfte im Alltag behalten oder sogar zurückgewinnen.

Bei dieser Unternehmung lassen wir uns von dem berühmten Ausspruch leiten, der Albert Einstein zugeschrieben wird: «Es gibt nichts Praktischeres als eine gute Theorie.» Ein wachsendes Verständnis für die Mechanismen, die dem Gehirn erlauben, lebenslang plastisch zu bleiben und sich das ganze Leben hindurch zu verjüngen, wird uns zunehmend dabei helfen, das geistige Leben realer Menschen in einer realen Welt zu erweitern und zu bereichern.

NACHWORT

Der Preis der Weisheit

Zweieinhalb Jahre später ließ ich erneut einen MRI-Scan durchführen. Es gab keine Veränderung, keinen Hinweis auf irgendeine progressive Hirnerkrankung. Nur die Punktläsion, die mein Freund Sandy Antin zum Artefakt erklärt hatte, war verschwunden, also war es wohl tatsächlich ein Artefakt gewesen. Daher wird mir mein alterndes Gehirn mit ein wenig Glück auch in näherer Zukunft noch gute Dienste leisten – wie lange genau, kann niemand sagen.

Heißt das, dass ich Weisheit erlangt habe? Zumindest genug, um mir nicht vorzumachen, dass ich weise wäre. Aber wie wir alle habe ich meinen Teil an neuronalen Mustererkennungsinstrumenten erworben, die mir erlauben, meine Welt zu verstehen und einigermaßen erfolgreich in ihr zu bestehen. Diese Muster und all diejenigen Muster, die Teil meines mentalen Arsenals hätten werden können, es aber nicht geworden sind, bilden die Gesamtsumme meiner Lebenserfahrungen, meines geistigen Strebens und meiner geistigen Flauten. Ich erinnere mich, wie ich als Sechsjähriger mit einem 15-jährigen Nachbarsjungen sprach und mir vorzustellen versuchte, wie sich jemand fühlen musste, der so alt war. Heute bin ich ein allgemein zufriedener Besitzer eines 58-jährigen Gehirns, fühle mich gut und frage mich, wie es ist, 70, 80 oder 90 Jahre alt zu sein.

Die Idee zu diesem Buch erwuchs aus meiner Introspektion, meiner Beschäftigung mit den Veränderungen, die den Fluss der Jahreszeiten meines eigenen Geistes begleiten. Mein Ziel war es, über diese Selbstbetrachtung hinauszugehen und zu versuchen, die Mechanismen zu begreifen, die hinter diesen geistigen Veränderungen stecken. Daher habe ich mich bemüht, die Jahreszeiten des menschlichen Geistes im kulturellen wie auch im neurobiologischen Kontext zu untersuchen und die beiden Ausgangspunkte zu einer kohärenten «Naturgeschichte des Geistes» von der Kindheit bis ins hohe Alter zu verknüpfen. Die Naturgeschichte, die in diesem Buch erzählt wird, ist zugegebenermaßen unvollständig. So haben wir die moralischen und spirituellen Aspekte des Geistes, die Entwicklung moralischer und spiritueller Prämissen und ihren Einfluss auf unser geistiges Leben kaum berührt.

Trotz dieser offenkundigen Auslassungen finde ich das Ergebnis meiner Nachforschungen alles in allem befriedigend, denn ich glaube, dass die daraus resultierende Naturgeschichte des Geistes Sinn macht und meine eigene Introspektion erhellt, sicherlich nicht vollständig, aber doch bis zu einem gewissen Grad. Das Gefühl, dass die «Jahreszeiten unseres Geistes» nicht alle bergab führen und wir aus dem Älterwerden auch mentalen Gewinn ziehen können, ist kein Wunschdenken eines alternden Intellektuellen, sondern fußt auf der neurobiologischen Realität.

Hat all dies die Angst meiner reifen mittleren Jahre völlig verstummen lassen? Natürlich nicht. Bedauere ich das? Nein, denn gering dosiert kann eine solche Angst eine konstruktive Kraft sein, die motivierend und mobilisierend wirkt und daran erinnert, dass die eigene Zeit endlich ist und nicht vergeudet werden sollte. Aber die beiden Botschaften, die sich deutlich aus meiner Naturgeschichte des Geistes herauskristallisieren, sind alles in allem beruhigend.

Die erste Botschaft ist, dass diejenigen unter uns, die zeit ihres Lebens geistig sehr aktiv und lebendig waren, fürs Älterwerden gut gerüstet sind. Dieses Rüstzeug, eine Art geistiger Autopilot, wird ihnen in den letzten Jahrzehnten ihres Lebens gute Dienste leisten. Aber es besteht kein Anspruch auf dieses Rüstzeug, diese reiche Sammlung mustererkennender Attraktoren im Gehirn, und es ist nicht so, dass es uns in hohem Alter automatisch in den Schoß fällt. Es ist eine Belohnung für ein aktives geistiges Leben in jüngeren Jahren.

Wir alle hassen Klischees und vergessen dabei oft, dass das, was sie zu Klischees macht, auf Tatsachen fußt. Platituden sind nicht deshalb langweilig, weil sie falsch wären, sondern weil sie etwas ausdrücken, was selbstverständlich ist. «Die Vergangenheit liefert die besten Vorhersagen für die Zukunft» ist ein abgedroschenes Klischee, aber wie die meisten Klischees enthält es sehr viel Wahres. Es trifft für Geschichte, Wirtschaft und Politik zu und gilt auch für das Leben unseres Gehirns und damit unseres Geistes.

Die scheinbar mühelose Fähigkeit, «Dinge zu durchschauen», die wir je nach Kaliber und Kontext als Kompetenz oder Expertentum oder in seltenen Fällen auch als Weisheit bezeichnen, stellt sich nicht von selbst ein. Sie ist das Kondensat geistiger Aktivität über Jahre und Jahrzehnte des Lebens. Umfang und Qualität unserer früheren geistigen Aktivität bestimmen deren Qualität in unseren späteren und späten Lebensstadien. «Weisheit beginnt beim Staunen», meint Sokrates. Das gilt heute wie damals, heute vielleicht sogar noch mehr.

Unsere Reise durch das Leben ist eine Reise durch das Leben des Geistes. Ein geistiges Leben, das reich ist an Erfahrungen, voller vielfältiger Herausforderungen, die gemeistert werden wollen und gemeistert werden, belohnt uns mit einem großen Arsenal kognitiver Werkzeuge. Diese kognitiven Werkzeuge schützen uns vor den Auswirkungen eines Hirnabbaus. Das Leben ist endlich – wir alle wissen das –, aber wir bereiten die Bühne für die Endphase durch unser lebenslanges Tun und Lassen vor. Das gilt für unseren Körper, und das gilt auch für unseren Geist.

Die zweite Botschaft ist, dass man sich seinen mentalen Auto-piloten zwar voll zunutze machen, sich jedoch nicht von ihm ein-lullen lassen sollte. Ganz unabhängig vom Alter muss man seinen Geist ständig trainieren und nach neuen geistigen Herausforde-rungen suchen. In unserer Zeit, die vernarrt ist in körperliche Fitness, hat wohl jedermann schon einmal vom «Runner's High», vom Hochgefühl des Läufers, gehört, das durch körperliche An-strengung und körperliche Leistung hervorgerufen wird. Aber wer unter uns hat schon einmal ein «Thinker's High», ein Hoch-gefühl des Denkers, erlebt? Einige Wissenschaftler und Künstler kennen und schätzen dieses Gefühl. Keineswegs alle, wohlge-merkt. Einen potenziell kreativen Beruf zu haben, bedeutet nicht automatisch, ein kreativer Geist zu sein. Ein berühmter Schach-spieler, ein Bekannter meiner Eltern, als ich ein kleiner Junge in Riga war, meinte einmal: «Die meisten Menschen spielen Schach mit ihren Händen, nur sehr wenige mit ihrem Kopf.» Selbst ge-hobene intellektuelle Berufe bieten die verführerische Option, in geistig trägen Gewässern zu dümpeln. Erkennen Sie diese Option als das, was sie ist, und erlauben Sie ihr nicht, die Oberhand zu gewinnen.

Einmal davon abgesehen, es zu erleben – wie viele unter uns haben jemals auch nur die Möglichkeit eines solchen Gefühls in Betracht gezogen? Wie viele Menschen vergegenwärtigen sich, dass es so etwas wie intensive geistige Anstrengung gibt? Und selbst wenn sie es tatsächlich verstehen, wie weit reicht dieses Verständnis über reine Rhetorik hinaus? Wie viele unter uns er-kennen wirklich, dass angestrengtes Denken eine eigenständige Aktivität ist, die in Raum und Zeit abläuft? Wenn ich Leuten zu erklären versuche, dass die Stunden, die ich mit dem Ausführen meines Hundes verbringe, für mich kein Zeitverlust, sondern ein Zeitgewinn sind, weil sie «reine Denkzeit» sind und mir erlauben, über Dinge aller Art – einschließlich Bücherschreiben – nach-zudenken, habe ich nur allzu oft das Gefühl, dass die Leute überhaupt nicht wissen, wovon ich eigentlich spreche. Wahrscheinlich glauben sie, dass ich ihnen etwas vormache, um meinen Müßiggang respektabel aussehen zu lassen. Einigen Leuten will die Vorstellung von reinem Nachdenken wohl einfach nicht in den Kopf, selbst wenn sie im Zusammenhang mit der zweifellos produktiven Tätigkeit des Hundeausführens steht.

Einige Menschen sind körperlich sehr aktiv, und das bringt lebenslangen Lohn mit sich. Andere sind körperlich träge, und auch das hat lebenslange Konsequenzen. Ebenso suchen manche Menschen geistige Herausforderungen, während andere ihnen möglichst aus dem Weg gehen. Wenn sie die Wahl haben, bleiben sie in einem verführerischen geistigen «Wohlfühlbereich», ohne mitzukriegen, dass dies zugleich ein geistiger Stagnationsbereich ist. «Um die tatsächliche Arbeit des Denkens zu vermeiden, beschreitet der Mensch jeden möglichen Ausweg», so Thomas Edisons sarkastischer Kommentar. Wenn das auch sicherlich nicht für alle gilt, so gilt es leider doch für viele, vielleicht sogar für die meisten. Achten *Sie* darauf, nicht zum geistig trägen Anteil der Menschheit zu gehören!

Genauso, wie körperliche Trägheit ihren Preis hat, gilt dies auch für geistige Unbeweglichkeit. Geistige Trägheit in der Jugend gefährdet Ihr Gehirn im Alter. Erinnern Sie sich an William James' Rat, nicht die formenden «plastischen Jahre» zu verschwenden. Diejenigen, die nach geistigen Herausforderungen suchen, und zwar jenseits der baren Notwendigkeit einer beruflichen Existenz, statten ihren Geist und ihr Gehirn mit einem mächtigen Rüstzeug aus, das ihre Chancen auf ein gesundes und reiches geistiges Leben bis ins hohe Alter deutlich erhöht.

Aber ein aktives geistiges Leben kann und soll sich bis ins hohe Alter erstrecken. Je länger es andauert, desto länger bringt es seinen eigenen Lohn mit sich, stimuliert verschiedene Wachstumsprozesse im Gehirn und schützt dadurch das Gehirn vorm Verfall. Das Konzept einer lebenslangen geistigen Fitness, das die

Chancen erhöht, ein Leben lang geistig gesund und munter zu bleiben, sollte Teil unserer Alltagskultur werden. Und ich glaube, das wird schon bald der Fall sein.

In allen Kulturen gehört Weisheit zu den am höchsten geschätzten Tugenden. Nach einem ausufernden Jugendkult wird das Alter selbst in unserer ungeduldigen, schnelllebigen Kultur wieder respektiert und bewundert. Angesichts des massiven demographischen Trends sollte es auch so sein! Man wird nicht geboren, um weise zu sein, man wird weise als Belohnung für eine lange Reise. Die Reise, von der ich spreche, ist die Reise des Geistes. Es ist der Aufstieg zur Weisheit. Altern ist der Preis der Weisheit, aber Weisheit selbst ist unbezahlbar.

Was mich angeht, entschließe ich mich vielleicht in ein paar Jahren zu einem weiteren MRI-Scan. Meine Ventrikel mögen dann ein wenig vergrößert sein, und meine Hirnfurchen beginnen sich vielleicht zu verbreitern. Möglicherweise taucht ein weiteres kleines Areal mit Hyperintensität auf. Aber ich werde mit alldem locker und gutgelaunt umgehen. Mein Kopf ist voller Attraktoren, und ich werde meinen Autopiloten gut nutzen. Und um mein Gehirn mit neuen geistigen Herausforderungen in Schwung zu halten, die das Wachstum neuer Neuronen in meinem alternden Gehirn anregen, habe ich dieses Buch geschrieben. Mit etwas Glück wird es nicht das letzte sein.

DANKSAGUNG

Etliche Menschen haben auf unterschiedliche Weise dazu beigetragen, dass dieses Buch zustande kam. Ich bin Michelle Tessler,
meiner Agentin bei Carlisle and Company, zu großem Dank ver-
pflichtet, dass sie mein Projekt in die Hände von Gotham Books
gelegt hat. Ich hätte keinen besseren Herausgeber finden können.
Ich danke meinem hervorragenden Lektor bei Gotham, Brendan
Cahill, und seinem Assistenten Patrick Mulligan, die mich von
Anfang bis Ende des Projekts konstruktiv und geduldig begleitet haben. Ich danke Dmitri Bougakov für seine große Hilfe bei
verschiedenen technischen Aspekten der Bucherstellung und für
seine substanziellen Kommentare zum Manuskript. Peter Lang
war meine rechte Hand bei dem im Buch beschriebenen *cognitive
enhancement*-Programm. Fiona Stevens, Kate Edgar, Sergey Kna-
zev, Lalita Krishnamurthy und Brendan Connors haben mich in
verschiedenen Phasen des Projekts mit Rat und Tat unterstützt.
Ich danke meinen Patienten und den Teilnehmern des *cognitive
enhancement*-Programms für die Gelegenheit, mit ihnen zu arbeiten und dabei die Erkenntnisse und Erfahrungen zu sammeln, die
als Basis für dieses Buch dienten, und dafür, mir zu gestatten, ihre
Geschichten zu erzählen und sie zu zitieren. Ich danke «Steves»
Vater für die Erlaubnis, über seinen Sohn zu schreiben. Meine
Studenten dienten mir als Publikum, an dem ich Teile des Buches,
getarnt als Vorlesungen, ausprobiert habe. Ich danke ihnen für
ihre Nachsicht.

Und schließlich danke ich meinem Hund Brit, einer höchst ungewöhnlichen Muse. Als Junge, der in der baltischen Stadt Riga aufwuchs (damals noch Teil der Sowjetunion), hatte ich zwei Familienhunde, und das führte zu einer lebenslangen Zuneigung zu Hunden. Mein Vater war ein unfreiwilliger Resident in Stalins «Hotel» namens Gulag. Meine Mutter musste ihre Arbeit als Lehrerin aufgeben und ihre Familie als Fabrikarbeiterin mit endlos langen Schichten durchbringen. Wir drei, meine beiden Hunde und ich, verbrachten viel Zeit in der Kommunalwohnung, in der wir lebten. Mit drei Jahren sah ich in ihnen meine engsten Freunde. Als Erwachsener wollte ich immer einen Hund haben, war aber zu beschäftigt, zu bedacht auf meine Freiheit, mein Lebensstil war zu unstet. Schließlich – vielleicht als Teil der Midlife-Crisis, aus der dieses Buch erwuchs – entschloss ich mich, mir einen Hund anzuschaffen. Mit der Zeit verwandelte sich Brit, der Bullmastiff-Welpe, in ein majestätisches löwenhaftes Geschöpf von einschüchternder Statur, aber mit gutem Herzen, noblem Charakter und überragender Intelligenz, mein Freund und Gefährte.

Ich lebe seit vielen Jahren am Rand des New Yorker Central Park, habe diese Nähe aber nie viel genutzt, wenn man davon absieht, dass ich die ausgedehnten Grünanlagen des Parks und die üppigen Baumwipfel schon immer von meinem Wohnzimmer aus bewundert habe. Aber nun, da ich gezwungen war, untypisch früh aufzustehen, um Brit auszuführen, nahm ich meinen Handheld-Computer mit und verbrachte viele Stunden im Central Park, um zu schreiben oder über die noch ungeschriebenen Kapitel nachzudenken, während ich im hundefreundlichen Sheep Meadow Café Kaffee trank oder mich an der Bethesda Fountain niederließ, während Brit zu meinen Füßen döste, mich um einen Keks anbettelte, die Bank zu verschlingen suchte, auf der ich saß, und im Grunde nichts Wesentliches zum Schaffensprozess beitrug. Diese ruhigen, sehr frühen Morgenstunden im Park erlaubten mir, mich auf das Wesentliche zu konzentrieren und Ordnung in meine Gedanken zu bringen; sie boten eine kostbare, wenn auch zeitlich begrenzte Verschnaufpause vom hektischen Leben in Manhattan. In seinen Grundzügen entstand dieses Buch im Verlauf eines einzigen Sommers, während ich den Hund ausführte. Der Rest war einfach: Ich brauchte es nur noch niederzuschreiben.

Dieses Buch ist meiner Generation, den Baby-Boomern, gewidmet, deren Ängste und Hoffnungen ich verstehe und teile.

ANMERKUNGEN

Vorwort

Tolstois *Anna Karenina*: Tolstoi, L. (2003). *Anna Karenina*. New York: Barnes and Noble Classics (deutsch: Anna Karenina, Komet, Köln, 2003).

Eine Art intellektuelle Memoiren: Goldberg, E. (2001). *The Executive Brain: Frontal Lobes and the Civilized Mind.* Oxford; New York: Oxford University Press; Paperback 2002 (deutsch: Die Regie im Gehirn. Wo wir Pläne schmieden und Entscheidungen treffen, VAK Verlag, Kirchzarten, 2002).

I. Das Leben Ihres Gehirns

Körper-Geist-Dualismus: Damasio, A. (1994). *Descartes' Error; Emotion, Reason, and the Human Brain.* New York: Putnam Publishing Group (deutsch: Descartes' Irrtum. Fühlen, Denken und das menschliche Gehirn, List, Berlin, 2006); Pinker, S. (2002). *The Blank Slate: The Modern Denial of Human Nature.* New York: Viking (deutsch: Das unbeschriebene Blatt. Die moderne Leugnung der menschlichen Natur, Berlin Verlag, 2003); Koestler, A. (1967). *The Ghost in the Machine.* London: Hutchinson; Goldberg, E. (2001). *The Executive Brain: Frontal Lobes and the Civilized Mind.* New York: Oxford University Press; Paperback 2002 (deutsch: Die Regie im Gehirn. Wo wir Pläne schmieden und Entscheidungen treffen, VAK Verlag, Kirchzarten, 2002).

Herbert Simon: Simon, H.A. (1996). *The Sciences of the Artificial* (3. Aufl.). Cambridge, MA: MIT Press.

Attraktoren: Grossberg, S. (Hrsg.). (1988). *Neural Networks and Natural Intelligence*. Cambridge: MIT Press.

«Der Wecker hat gerade geläutet und Ihren *Hirnstamm*, Ihren *Thalamus* und Ihre *Hörrinde* roh attackiert.» Mehr über die Grundlagen der menschlichen Neuroanatomie und Neuropsychologie in: Kolb, B. und Whishaw, I. Q. (1996). *Fundamentals of Human Neuropsychology* (4. Aufl.). New York: W. H. Freeman (deutsch: Neuropsychologie, Spektrum Akademie Verlag, Heidelberg/Berlin, 1993).

Fehlfunktion der rechten Hemisphäre: Rourke, B. P. (1989). *Nonverbal Learning Disabilities: The Syndrome and the Model*. New York: The Guilford Press.

Hippocampus und Alzheimer-Krankheit: de Leon, M. J., Convit, A., George, A. E., Golomb, J., de Santi, S., Tarshish, C., et al. (1996). In vivo structural studies of the hippocampus in normal aging and in incipient Alzheimer's disease. *Annals of NY Acad Sci*, 777, 1–13.

Zur Funktion und Fehlfunktion des präfrontalen Cortex: Goldberg, E. (2001, Paperback 2002). *The Executive Brain: Frontal Lobes and the Civilized Mind*. Oxford; New York: Oxford University Press (deutsch: Die Regie im Gehirn. Wo wir Pläne schmieden und Entscheidungen treffen, VAK Verlag, Kirchzarten, 2002).

ADHD: Barkley, R. A. (1997). *ADHD and the Nature of Self-Control*. New York: The Guilford Press.

2. Jahreszeiten des Gehirns

Hirnentwicklung: Brown, M., Keynes, R., Lumsden, A. (2002). *The Developing Brain*. New York: Oxford University Press; Harvey, D. S., et al. (Hrsg.) (2000). *Development of the Nervous System*. New York: Academic Press; Carpenter, M. B. und Parent, A. (1995). *Carpenter's Human Neuroanatomy* (9. Aufl.). Baltimore: Lippincot, Wilhams und Wilkins.

Neuraler Darwinismus: Edelman, G. M. (1987). *Neural Darwinism: The Theory of Neuronal Group Selection*. New York: Basic Books (deutsch: Das Licht des Geistes, erscheint bei Rowohlt, Reinbek, 2007).

Alterung des Gehirns: Raz, N. (2000). Aging of the brain and its impact on cognitive performance: integration of structural and functional findings. In: F. Craik und T. Salthouse (Hrsg.). *The Handbook of Aging and Cognition* (2. Aufl., S. 1). Mahwah, NJ: Lawrence Erlbaum Associates.

Naftali Raz über Äskulap: *Ibid.*

«Evolution und Dissolution»: Jackson, H. (1884). Evolution and dissolution of the nervous system. *Cronian Lecture. Selected papers, 2.*

Kognitives Altern: F. Craik und T. Salthouse (Hrsg.) (2000). *The Handbook of Aging and Cognition* (2. Aufl.). Mahwah, NJ: Lawrence Erlbaum Associates; D. C. Park und N. Schwartz (Hrsg.) (2000). *Cognitive Aging: A Primer.* Philadelphia: Psychology Press; Präfrontaler Cortex: Goldberg, E. (2001; Paperback 2002). *The Executive Brain: Frontal Lobes and the Civilized Mind.* Oxford; New York: Oxford University Press (deutsch: Die Regie im Gehirn. Wo wir Pläne schmieden und Entscheidungen treffen, VAK Verlag, Kirchzarten, 2002).

Leistungen alter Menschen in realen Lebenssituationen: Park, D. und Gutchess, A. (2000). Cognitive aging and everyday life. In: D. C. Park und N. Schwartz (Hrsg.). *Cognitive Aging: A Primer.* Philadelphia: Psychology Press.

Kognitive Expertise im Alter: Raz, N. (2000). Aging of the brain and its impact on cognitive performance: integration of structural and functional findings. In: F. Craik und T. Salthouse (Hrsg.). *The Handbook of Aging and Cognition* (2. Aufl., S. 47). Mahwah, NJ: Lawrence Erlbaum Associates.

3. Altern und kluge Köpfe in der Geschichte

Goethes *Faust*: Goethe, J. W. v. (1994). *Faust. Parts 1 and 2.* New York: Continuum (deutsch: Faust, dtv, München, 1997).

Gaudí: Constantino, M. (1993). *Gaudi.* Secaucus, NJ: Chartwell Books, Inc.

Grandma Moses: Nikola-Lisa, W. (2000). *The Year with Grandma Moses* (1. Aufl.). New York: Henry Holt.

Wieners Schriften: Wiener, N. (1948). *Cybernetics.* New York: J. Wiley; Wiener, N. (1964) (deutsch: Kybernetik, Rowohlt, Berlin, 1968). *God and Golem, Inc.: A Comment on Certain Points Where Cybernetics*

Impinges on Religion. Cambridge: MIT Press (deutsch: Gott und Golem, Inc., Econ-Verlag, Berlin, 1965).

Chillida: Ezquiaga, M. (2001). *Museo Chillida-Leku* (2. Aufl.). Chillida-Leku S. L.; Weber, S., Hammacher, A. M., Trier, E. und de Baranano, K. (2002). *Chillida*. Künzelsau: Swiridoff.

Ein Großteil der Diskussion über Willem de Kooning basiert auf den Schriften von Sally Yard und Edvard Lieber: Yard, S. (1997). *Willem de Kooning*. New York: Rizzoli; Lieber, E. (2000). *Willem de Kooning: Reflections in the Studio*. New York: Abrams.

Hyden Herreras Bericht: Yard, S. (1997). *Willem de Kooning*. New York: Rizzoli.

«Ein fertiges Gemälde ist eine Erinnerung daran, was man morgen nicht tun muss»: Zitiert nach Lieber: Lieber, E. (2000). *Willem de Kooning: Reflections in the Studio*. New York: Abrams.

«Ich arbeite wieder mit einer ganzen Palette von gedämpften Farben. Früher ging es darum, etwas zu wissen, was ich nicht wusste. Jetzt geht es darum, nicht zu wissen, was ich weiß.» Zitiert nach Lieber.

«Stil ist Betrug … sich zu wünschen, einen Stil zu kreieren, ist eine Entschuldigung für die eigene Angst». Zitiert nach Yard, S. (1997). *Willem de Kooning*. New York: Rizzoli.

«Die Rhythmen sind überlegter, sogar nachdenklicher, die Räume offener … es herrscht eine neue Ordnung, eine neue Ruhe … de Kooning hat seinen Pinselstrich gereinigt, und was vollkommen sinnlich war, wird immateriell, eine verhüllte Spur seines physischen Ursprungs», schrieb David Rosand: *Ibid.*, S. 104.

«De Kooning, der sich seit langem nie weit von der Natur entfernt hat, ist ihr jetzt näher als je zuvor», schrieb Vivien Raynor: Raynor, V. (13. Juni 2002). *The New York Times*, S. A18.

Platon über Weisheit: Plato (2000). *The Republic*. Mineola, NY: Dover Publications (deutsch: Der Staat, Reclam, Stuttgart, 1958). Zitiert nach Csikszentmihalyi, M. und Rathunde, K. (1990). The psychology of wisdom: an evolutionary interpretation. In: R. Sternberg (Hrsg.). *Wisdom: Its Nature, Origins, and Development* (S. 25–51). New York: Cambridge University Press, S. 33.

Newtons, Kants und Faradays Gedächtnisverlust im Alter: Sacks, O. (2003). *Persönliche Mitteilung an E. Goldberg*.

Shannons Alzheimer-Erkrankung: Johnson, G. (27. Februar, 2001). Mathematician dies at 84. *The New York Times.*

Reagans familiäre Risikofaktoren: Altman, L.K. (15. Juni, 2004). A recollection of early questions about Reagan's health. *The New York Times*, S. F5, 10.

Hitlers Parkinson-Erkrankung: Irving, D. (1983). *The Secret Diaries of Hitler's Doctor.* New York: William Morrow (deutsch: Die geheimen Tagebücher des Dr. Morell. Leibarzt Adolf Hitlers, Goldmann Verlag, München, 1986).

Parkinson-Krankheit und Demenz: Aarsland, D., Andersen, K., Larsen, J.P., Lolk, A. und Kragh-Sorensen, P. (2003). Prevalence and characteristics of dementia in Parkinson disease: an 8-year prospective study. *Archives of Neurol*, 60 (3), 387–392.

Hitlers geistiger Zustand: Speer, A. (1981). *Inside the Third Reich: Memoirs.* New York: Collier Books (deutsch: Erinnerungen, Ullstein, Berlin, 2005).

Hitlers und Stalins Gedächtnisschwund: Neumayr, A. (1995). *Dictators in the Mirror of Medicine.* Medi-Ed Press (deutsch: Diktatoren im Spiegel der Medizin. Napoleon, Hitler, Stalin, Pichler Verlag, Wien, 1995).

Ein Großteil der Diskussion über Stalins geistige Gesundheit basiert auf: Conquest, R. (1992). *Stalin: Breaker of Nations.* New York: Penguin (deutsch: Stalin. Der totale Wille zur Macht, Ullstein, Berlin, 1993); Brent, J. und Naumov, V.P. (2003). *Stalin's Last Crime: The Plot against the Jewish Doctors*, 1948–1953 (1. Aufl.). New York: HarperCollins.

Stalins Senilität, einschließlich der Berichte von Chruschtschow, Djilas und Winogradow: Montefiore, S.S. (2004). *Stalin: The Court of the Red Tsar.* New York: Alfred A. Knopf (deutsch: Stalin. Am Hof des roten Zaren, Fischer, Frankfurt, 2005). *Dictators in the Mirror of Medicine*, Medi-Ed Press (deutsch: Diktatoren im Spiegel der Medizin. Napoleon, Hitler, Stalin, Pichler Verlag, Wien, 1995).

Lenins Schlaganfälle: Clark, R.W. (1988). *Lenin, the Man Behind the Mask.* London; Boston: Faber and Faber; Volkogonov, D.A. und Shukman, H. (1994). *Lenin: A New Biography.* New York: Free Press.

351

Lenins mögliche Syphilis: Chivers, C. (22. Juni, 2004). A retrospective diagnosis says Lenin had syphilis. *The New York Times*, S. F3; Golding, M. (18. Juli, 2004). «Psychiatrists Say Lenin Died of Syphilis.» Reuters.

Maos körperlicher und geistiger Zustand: Li, Z. (1994). *The Private Life of Chairman Mao: The Memoirs of Mao's Personal Physician*. New York: Random House.

Demenz bei ALS: Strong, M.J. (2001). Progress in clinical neurosciences: the evidence for ALS as a multisystems disorder of limited phenotypic expression. *Canadian J Neurol Sci*, 28 (4), 283–298.

Hitler und Stalin halten die Fäden bis zum Ende in der Hand: Bullock, A. (1993). *Hitler and Stalin: Parallel Lives*. New York: Vintage Books (deutsch: Hitler und Stalin. Parallele Leben, Siedler Verlag, München, 1991).

Woodrow Wilsons letzte Jahre im Weißen Haus: Smith, G. (1982). *When the Cheering Stopped: The Last Years of Woodrow Wilson*. Alexandria, VA: Time-Life Books.

Franklin Delano Roosevelts Geisteskraft und Entscheidungsfähigkeit: Jenkins, R. (2001). *Churchill: A Biography* (1. Aufl.) (S. 774). New York: Farrar, Straus and Giroux.

Franklin Delano Roosevelts «neue Abneigung, sich auf wichtige Angelegenheiten zu konzentrieren», zitiert nach: *Ibid.* (S. 774).

Churchills geistige Aussetzer und Schlaganfälle: Danchev, A. u. Todman, D. (Hrsg.) (2001). *War Diaries 1939–1945: The Diaries of Field Marshal Lord Alanbrooke:* Orion Publishing Co.; Jenkins, R. (2001). *Churchill: A Biography* (1. Aufl.). New York: Farrar, Straus and Giroux.

Churchill «glorreich untauglich für das Amt». Zitiert nach Jenkins, R. (2001). *Churchill: A Biography* (1. Aufl.) (S. 845). New York: Farrar, Straus and Giroux.

Margaret Thatchers Schlaganfälle: BBC (2002). *Thatcher suffers ‹minor stroke›*. Abgefragt am 26. Januar 2002, unter http://news.bbc.co.uk./1/hi/uk/1783722.stm; Lyall, S. (8. Juni 2004). Thatcher's tribute was waiting: *The New York Times*, S. A23.

Breschnews Senilität: Volkogonov, D. (1998). *The Rise and Fall of the Soviet Empire: Political Leaders from Lenin to Gorbachev*. New York: HarperCollins.

Erfolgreich altern: Rowe, J. und Kahn, R. (1998). *Successful Aging*. New York: Random House.

4. Weisheit durchzieht alle Zivilisationen

Einen umfassenden und informativen Überblick über die psychologische Forschung zum Thema Weisheit bietet: Sternberg, R. (Hrsg.) (1990). *Wisdom: Its Nature, Origins, and Development*. New York: Cambridge University Press.

Peter Thompsons Interviews: Thompson, P. (2003). *Wisdom: The Hard Won Gift*. Adelaide: Griffin Press.

Mihaly Csikszentmihalyi und Kevin Rathunde über Weisheit: Csikszentmihalyi, M. und Rathunde, K. (1990). The psychology of wisdom: an evolutionary interpretation. In: R. Sternberg (Hrsg.). *Wisdom: Its Nature, Origins, and Development* (S. 25–51). New York: Cambridge University Press, S. 25–51.

Sophokles über Weisheit: Sophokles (2003). *Antigone*. New York: Oxford University Press. Zitiert nach *Ibid*. (deutsch: Antigone, Reclam, Stuttgart, 1981).

Die Bibel über Weisheit: *The Holy Bible: Proverbs, 4. 7.* (2002). Grand Rapids, MI: Zondervan, zitiert nach *Ibid*. (deutsch: Die Bibel – Einheitsübersetzung, Herder, Freiburg, 1999).

James Birren und Laurel Fisher über frühe Erwähnungen von Weisheit: Birren, J. und Fisher, L. (1990). The elements of wisdom: overview and integration. In: R. Sternberg (Hrsg.). *Wisdom: Its Nature, Origins, and Development* (S. 317–332). New York: Cambridge University Press. S. 319.

Paul Baltes und Jacqui Smith über Weisheit, Weisheitsbaum und Expertenwissen: Baltes, E. und Smith, J. (1990). Toward a psychology of wisdom and its ontogenesis. In: R. Sternberg (Hrsg.). *Wisdom: Its Nature, Origins, and Development* (S. 87–120). New York: Cambridge University Press.

Weisheitsbaum: *Ibid*.; Sears, E. (1986). *Ages of Man: Medieval Interpretations of the Life Cycle*. Princeton: Princeton University Press.

Seven Pillars of Wisdom: Lawrence, T.E. (1991). *Seven Pillars of Wisdom: A Triumph* (1. Anchor-Books-Aufl.). New York: Anchor

Books (deutsch: Die sieben Säulen der Weisheit, dtv, München, 2005).

«Um Weisheit gänzlich und richtig zu verstehen, ist wahrscheinlich mehr Weisheit erforderlich, als irgendjemand von uns besitzt.» Zitiert nach Sternberg, R. (1990). Understanding wisdom. In: R. Sternberg (Hrsg.). *Wisdom: Its Nature, Origins, and Development* (S. 3). New York: Cambridge University Press.

Robert Sternberg über Weisheit und Kreativität: Sternberg, R. (1985). Implicit theories of intelligence, creativity and wisdom. *Journal of Personality and Social Psychology*, 49 (3), 607–627.

Daniel Robinson über Weisheit: Robinson, D. (1990). Wisdom through ages. In: R. Sternberg (Hrsg.). *Wisdom: Its Nature, Origins, and Development* (S. 21). New York: Cambridge University Press.

J.F.C. Fuller über Genie: Zitiert nach Bose, P. (2003). *Alexander the Great's Art of Strategy*. New York: Gotham Books (deutsch: Alexander der Große – Die Kunst der Strategie, Linde, Wien, 2005).

William Wordsworth über Größe und Originalität: Zitiert nach Greenberg, N. (2003). «The Executive Brain: Frontal Lobes and the Civilized Mind», von Elkhonon Goldberg. *Human Nature Review*, 3, 422–431. Originalquelle: Wordsworth, W. (1969). «William Wordsworth's Letter to Lady Beaumont, 21 May 1807.» In: E. de Selincourt (Hrsg.). *Letters of William and Dorothy Wordsworth*, Bd. 2.

Carl Rogers über Kreativität: Zitiert nach Rogers, C.R. (1961). *On Becoming a Person: A Therapist's View of Psychotherapy*. Boston: Houghton Mifflin (deutsch: Entwicklung der Persönlichkeit. Psychotherapie aus der Sicht eines Therapeuten, Klett-Cotta, Stuttgart, 2006).

Robert Sternberg über Kompetenz und Weisheit: Sternberg, R. (1985). Implicit theories of intelligence, creativity and wisdom. *Journal of Personality and Social Psychology*, 49 (3), 607–627.

Themistokles hatte «mehr Genie als Charakter». Zitiert nach Bose, P. (2003). *Alexander the Great's Art of Strategy* (S. 81). New York: Gotham Books (deutsch: Alexander der Große – Die Kunst der Strategie, Linde, Wien, 2005).

Gängige Wahrnehmung von Weisheit, Kreativität und Intelligenz: Sternberg, R. (1990). Wisdom and its relations to intelligence and creativity. In: R. Sternberg (Hrsg.). *Wisdom: Its Nature, Origins, and Development* (S. 145). New York: Cambridge University Press.

Menschliche Wesenszüge, ihre Attraktivität und Alter: Heckhausen, J., Dixon, R. und Baltes, P. (1989). Gains and losses in development throughout adulthood as percieved by different adult age groups. *Developmental Psychology*, 25, 109–121.

Marion Perlmutter über Weisheit und fortgeschrittenes Alter: Orwoll, L. und Perlmutter, M. (1990). The study of wise persons: integrating a personality perspective. In: R. Sternberg (Hrsg.). *Wisdom: Its Nature, Origins, and Development* (S. 160–180). New York: Cambridge University Press.

5. Die Macht der Muster

«Phyletisches» Wissen: Fuster, J. M. (2003). *Cortex and Mind: Unifying Cognition.* New York: Oxford University Press.

Relativ gebrauchsfertige, aber einer frühen umweltbedingten Feinabstimmung bedürfende neuronale Netze: Hubel, D. H. und Wiesel, T. N. (1963). Receptive fields of cells in striate cortex of very young, visually inexperienced kittens. *J Neurophysiol*, 26, 994–1002; Hubel, D. H. und Wiesel, T. N. (1979). Brain mechanisms of vision. *Sci Am*, 241 (3), 150–162.

Primatenkultur: Wrangham, R. W. und Chicago Academy of Sciences (1994). *Chimpanzee Cultures.* Cambridge: Publiziert von Harvard University Press in Kooperation mit Chicago Academy of Sciences.

Primatensprache: Savage-Rumbaugh, S., Shanker, S. G. und Taylor, T. J. (2001). *Apes, Language, and the Human Mind.* New York: Oxford University Press.

Erlernen von Sprache: Pinker, S. (1994). *The Language Instinct* (1. Aufl.). New York: W. Morrow and Co (deutsch: Wörter und Regeln. Die Natur der Sprache, Voltmedia, Paderborn, 2006).

Eskimosprache: Pullum, G. K. (1991). *The Great Eskimo Vocabulary Hoax and Other Irreverent Essays on the Study of Language.* Chicago: University of Chicago Press.

Klicksprachen: Stephenson, J. (2000). *The Language of the Land: Living* among *The Hadzabe in Africa* (1. Aufl.). New York: St. Martin's Press (deutsch: Traumgänger. Spurensuche bei den Hadza in Ostafrika, Frederking und Thaler, München, 2001).

Pfeifsprache: Meyer, J. (2004). Bioacoustics of human whistled languages: an alternative approach to the cognitive processes of language. *Anais da Academia Brasiliera de Ciências*, 76 (2), 406–412.

Komplexität des Verhaltens und der Umwelt eines Organismus: Simon, H.A. (1996). *The Sciences of the Artificial* (3. Aufl.). Cambridge: MIT Press (deutsch: Die Wissenschaften vom Künstlichen, Springer, Wien, 1994).

Emergente Komplexität: Wolfram, S. (2002). *A New Kind of Science.* Champaign, IL: Wolfram Media, Inc.

Corticale Repräsentation von Sprache: Martin, A., Haxby, J.V., Lalonde, F.M., Wiggs, C.L. und Ungerleider, L.G. (1995). Discrete cortical regions associated with knowledge of color and knowledge of action. *Science*, 270 (5233), 102–105; Martin, A., Wiggs, C.L., Ungerleider, L.G. und Haxby, J.V. (1996). Neural correlates of category-specific knowledge. *Nature*, 379 (6566), 649–652. Eine ausführlichere Diskussion dieses Themas bietet: Goldberg, E. (1989). Gradiental approach to neocortical functional organization. *J Clin Exp Neuropsychol*, 11 (4), 489–517; Goldberg, E. (1990). Higher Cortical Functions in Humans: The Gradiental Approach. In: E. Goldberg (Hrsg.) *Contemporary Neuropsychology and the Legacy of Luria* (S. 229–276). Hillsdale, NJ: Lawrence Erlbaum Associates; Goldberg, E. (2001). *The Executive Brain: Frontal Lobes and the Civilized Mind.* Oxford; New York: Oxford University Press (deutsch: Die Regie im Gehirn. Wo wir Pläne schmieden und Entscheidungen treffen, VAK Verlag, Kirchzarten, 2002).

Vygotskys Schriften: Vygotsky, L.S. (1962). *Thought and Language.* Cambridge, MA: MIT Press; Rieber, R.W., Robinson, D.K. und Bruner, J.S. (Hrsg.) (2004). *The Essential Vygotsky.* Kluger Academic/ Plenum (deutsch: Denken und Sprechen, Beltz, Weinheim, 2002).

Lurijas Leben in der Wissenschaft: Luria, A.R., Cole, M. und Cole, S. (1979). *The Making of Mind: A Personal Account of Soviet Psychology.* Cambridge: Harvard University Press; Goldberg, E. (1990). Tribute to Aleksandr Romanovich Luria (1902–1977). In: E. Goldberg (Hrsg.). *Contemporary Neuropsychology and the Legacy of Luria* (S. 1–9). Hillsdale, NJ: Lawrence Erlbaum Associates; Moskovich, L., Bougakov, D., DeFina, P. und Goldberg, E. (2002). A. R. Luria: Pursuing Neuropsychology in a Swiftly Changing Society. In: A. Stringer, E. Cooley und A. L. Christensen (Hrsg.). *Pathways to Prominence in Neuropsychology.* New York: Psychology Press.

Lurijas neuropsychologische Forschung: Luria, A. R. (1970). *Traumatic Aphasia:* The Hague: Mouton; Luria, A. R. (1966). *Higher Cortical Functions in Man.* New York: Basic Books.

Emergente corticale Organisation: Goldberg, E. (1989). Gradiental approach to neocortical functional organization. *J Clin Exp Neuropsychol,* 11 (4), 489–517; Goldberg, E. (1990). Higher Cortical Functions in Humans: The Gradiental Approach. In: E. Goldberg (Hrsg.). *Contemporary Neuropsychology and the Legacy of Luria* (S. 229–276). Hillsdale, NJ: Lawrence Erlbaum Associates.

Gradientenprinzip der funktionellen corticalen Organisation: *Ibid.*

6. Abenteuer auf der Straße der Erinnerungen

Rolle des Neocortex beim Gedächtnis: Goldberg, E. und Barr, W. (1992). Selective knowledge loss in activational and representational amnesias. In: L. Squire und N. Butters (Hrsg.). *Neuropsychology of Memory* (S. 72–80). New York: The Guilford Press; Fuster, J. M. (2003). *Cortex and Mind: Unifying Cognition.* New York: Oxford University Press.

Rolle anderer Strukturen beim Gedächtnis: Goldberg, E. und Barr, W. (1992). Selective knowledge loss in activational and representational amnesias. In: L. Squire und N. Butters (Hrsg.). *Neuropsychology of Memory* (S. 72–80). New York: The Guilford Press.

Sich erinnern, ohne zu vergessen: Luria, A. R. (1968). *The Mind of a Mnemonist: A Little Book About a Vast Memory.* New York: Basic Books.

Ursachen für Amnesie: Squire, L. und Schacter, D. (Hrsg.) (2002). *Neuropsychology of Memory* (3. Aufl.). New York: The Guilford Press.

Wahrnehmung und Gedächtnis teilen sich dasselbe corticale Terrain:

Kosslyn, S. M., Thompson, W. L. und Alpert, N. M. (1997). Neural systems shared by visual imagery and visual perception: a positron emission tomography study. *Neuroimage*, 6 (4), 320–334; Kosslyn, S. M., Thompson, W. L., Kim, I. J. und Alpert, N. M. (1995). Topographical representations of mental images in primary visual cortex. *Nature*, 378 (6556), 496–498.

Reverberierende Schleifen: Hebb, D. O. (1949). *The Organization of Behavior: A Neuropsychological Theory*. New York: Wiley.

Langzeitpotenzierung: Bashir, Z. I., Bortolotto, Z. A., Davies, C. H., Berretta, N., Irving, A. J., Seal, A. J., et al. (1993). Induction of LTP in the hippocampus needs synaptic activation of glutamate metabotropic receptors. *Nature*, 363 (6427), 347–350.

Rolle der Hippocampi beim Gedächtnis: Maviel, T. et al. (2004). Sites of neocortical reorganization critical for remote spatial memory. *Science*, 305, 96–99; Remondes, M. und Schuman, E. M. (2004). Role for a cortical input to hippocampal area CA1 in the consolidation of a long-term memory. *Nature*, 431 (7009), 699–703.

Elektroschocks in Studien zur Gedächtnisbildung: Glickman, S. E. (1961). Perseverative neural processes and consolidation of the memory trace. *Psychol Bull*, 58, 218–233; McGaugh, J. L. (1972). The search for the memory trace. *Ann NY Acad Sci*, 193, 112–123.

«Permastore»: Bahrick, H. P. (1984). Semantic memory content in permastore: fifty years of memory for Spanish learned in school. *J Experimental Psychol Gen*, 113 (1), 1–29.

Verteilung von Erinnerungen im Permastore-Gedächtnis: *Ibid.*

Retrograde Amnesie: Goldberg, E., Antin, S. P., Bilder, R. M., Jr., Gerstman, L. J., Hughes, J. E. und Mattis, S. (1981). Retrograde amnesia: possible role of mesencephalic reticular activation in long-term memory. *Science*, 213 (4514), 1392–1394; Goldberg, E. und Barr, W. (1992). Selective knowledge loss in activational and representational amnesias. In: L. Squire und N. Butters (Hrsg.). *Neuropsychology of Memory* (S. 72–80). New York: The Guilford Press.

Zeitlicher Gradient der retrograden Amnesie: Barr, W. B., Goldberg, E., Wasserstein, J. und Novelly, R. A. (1990). Retrograde amnesia following unilateral temporal lobectomy. *Neuropsychologia*, 28 (3), 243–255.

7. Erinnerungen, die nicht verblassen

Neuraler Darwinismus: Edelman, G.M. (1987). *Neural Darwinism: The Theory of Neuronal Group Selection.* New York: Basic Books.

Prozedurales und deklaratives Gedächtnis: Cohen, N.J. und Squire, L.R. (1980). Preserved learning and retention of pattern-analyzing skill in amnesia: dissociation of knowing how and knowing that. *Science,* 210 (4466), 207–210.

Episodisches und semantisches Gedächtnis: Tulving, E. (1983). *Elements of Episodic Memory.* New York: Oxford University Press.

Mehr über «Steves» Fall in: Goldberg, E., Antin, S.P., Bilder, R.M., Jr., Gerstman, L.J., Hughes, J.E. und Mattis, S. (1981). Retrograde amnesia: possible role of mesencephalic reticular activation in long-term-memory. *Science,* 213 (4514), 1392–1394. Die Schädigung, die für die Gedächtnisstörung verantwortlich war, lag im ventralen Mittelhirn, was die wichtige Rolle des Hirnstamms für das Gedächtnis unterstreicht. Siehe auch E. Goldberg, J. Hughes, S. Mattis und S. Antin (1982). Isolated retrograde amnesia: Different etiologies, same mechanisms? *Cortex,* 18, 459–462.

Generisches und spezifisches Gedächtnis: Goldberg, E. und Barr, W. (1992). Selective knowledge loss in activational and representational amnesias. In: L. Squire und N. Butters (Hrsg.). *Neuropsychology of Memory* (S. 72–80). New York: The Guilford Press; Goldberg, E. und Barr, W. (2003). Knowledge Systems and Material-Specific Memory Deficits. In: J.H. Byrne (Hrsg.). *Learning and Memory.* New York: Macmillan Reference.

Generisches und spezifisches Gedächtnis bei retrograder Amnesie: Barr, W.B., Goldberg, E., Wasserstein, J. und Novelly, R.A. (1990). Retrograde amnesia following unilateral temporal lobectomy. *Neuropsychologia,* 28 (3), 243–255.

Generische Erinnerungen werden rascher in den Langzeitspeicher überführt: Goldberg, E. und Barr, W. (1992). Selective knowledge loss in activational and representational amnesias. In: L. Squire und N. Butters (Hrsg.). *Neuropsychology of Memory* (S. 72–80). New York: The Guilford Press; Maviel, T., Durkin, T.E., Menzaghi, E. und Bontempi, B. (2004). Sites of neocortical reorganization critical for remote spatial memory. *Science,* 305 (5680), 96–99.

Um mehr über Gehirnplastizität zu erfahren, greifen Sie zu diesem ausgezeichneten Buch: Schwartz, J. und Begley, S. (2002). *The Mind and the Brain: Neuroplasticity and the Power of Mental Force.* New York: Regan Books.

Musterexpansion bei Tieraffen. Wang, X., Merzenich, M.M., Sameshima, K. und Jenkins, W.M. (1995). Remodelling of hand representation in adult cortex determined by timing of tactile stimulation. *Nature*, 378 (6552), 71–75.

Musterexpansion beim Menschen: Pascual-Leone, A. und Torres, F. (1993). Plasticity of the sensorimotor cortex representation of the reading finger in Braille readers. *Brain*, 116 (Pt 1), 39–52; Elbert, T., Pantev, C., Wienbruch, C., Rockstroh, B. und Taub, E. (1995). Increased cortical representation of the fingers of the left hand in string players. *Science*, 270 (5234), 305–307.

Musterexpansion und geistige Klarheit im Alter: Golden, D. (1994, Juli). «Building a Better Brain.» *Life*, 62–70.

Stoffwechselanforderungen des Gehirns beim Lernen: Haier, R. J., Siegel, B. V., Jr., MacLachlan, A., Soderling, E., Lottenberg, S. und Buchsbaum, M. S. (1992). Regional glucose metabolic changes after learning a complex visuospatial/motor task: a positron emission tomographic study. *Brain Res*, 570 (1–2), 134–143.

Veränderungen in der corticalen Aktivierung bei zunehmender Vertrautheit mit der Aufgabe: Dobbins, I.G., Schnyer, D.M., Verfaellie, M. und Schacter, D.L. (2004). Cortical activity reductions during repetition priming can result from rapid response learning. *Nature*, 428 (6980), 316–319.

Prionen und Gedächtnis: Wickelgren, I. (2004). Neuroscience. Longterm memory: a positive role for a prion? *Science*, 303 (5654), 28–29.

Gedächtnisrekonsolidierung: Lee, J.L., Everitt, B.J. und Thomas, K.L. (2004). Independent cellular processes for hippocampal memory consolidation and reconsolidation. *Science*, 304 (5672), 839–843.

Attraktoren, Attraktorzustände, Attraktorbassin: Grossberg, S. (Hrsg.). (1988). *Neural Networks and Natural Intelligence.* Cambridge: MIT Press; Fuster, J.M. (2003). *Cortex and Mind: Unifying Cognition.* Oxford; New York: Oxford University Press.

Entartung: Edelman, G. M. (1987). *Neural Darwinism: The Theory of Neuronal Group Selection.* New York: Basic Books.

Attraktoren in der Mathematik: Professor Alan Snyder (2003), persönliche Mitteilung an E. Goldberg.

Attraktoren als Erinnerungen: Hopfield, J. J. (1982). Neural networks and physical systems with emergent collective computational abilities. *Proceedings of Natl Acad Sci USA,* 79 (8), 2554–2558.

Attraktor-artige Schaltkreise im Gehirn: Cossart, R., Aronov, D. und Yuste, R. (2003). Attractor dynamics of networks UP states in the neocortex. *Nature,* 423 (6937), 283–288.

Attraktor-artige Effekte bei Klassifikationen: Freedman, D. J., Riesenhuber, M., Poggio, T. und Miller, E. K. (2001). Categorical representation of visual stimuli in the primate prefrontal cortex. *Science,* 291 (5502), 312–316.

Adaptive Resonanztheorie (ART): Grossberg, S. (1987). Competitive learning: from interactive activation to adaptive resonance. *Cognitive Science,* 11, 23–63; Grossberg, S. (Hrsg.) (1988). *Neural Networks and Natural Intelligence.* Cambridge: MIT Press.

Goldberg über Modularität: Goldberg, E. (1995). Rise and fall of modular orthodoxy. *J Clin Exp Neuropsychol,* 17 (2), 193–208.

8. Erinnerungen, Muster und die Weisheitsmaschinerie

Intuitive Entscheidungsfindung: Simon, H. A. (1996). *The Sciences of the Artificial* (3. Aufl.). Cambridge: MIT Press (deutsch: Die Wissenschaften vom Künstlichen, Springer, Wien, 1994).

Phyletisches Wissen: Fuster, J. M. (2003). *Cortex and Mind: Unifying Cognition.* Oxford; New York: Oxford University Press.

Mustererkennung und Problemlösung: Simon, H. A. (1996). *The Sciences of the Artificial* (3. Aufl.). Cambridge: MIT Press (deutsch: Die Wissenschaften vom Künstlichen, Springer, Wien, 1994).

Harold Bloom über Genie: Bloom, H. (2002). *Genius: A Mosaic of One Hundred Exemplary Creative Minds.* New York: Warner Books (deutsch: Genius. Die hundert bedeutendsten Autoren der Weltliteratur, Knaus, München, 2004).

Charles Murray über menschliche Errungenschaften: Murray, C. A.

(2003). *Human Accomplishment: The Pursuit of Excellence in the Arts and Sciences, 800 BC to 1950.* New York: HarperCollins.

Peter Thompson über Weisheit: Thompson, P. (2003). *Wisdom: The Hard Won Gift.* Adelaide: Griffin Press.

Allan Snyders TMS-Experimente: Snyder, A. W., Mulcahy, E., Taylor, J. L., Mitchell, D. J., Sachdev, E. und Gandevia, S. C. (2003). Savant-like skills exposed in normal people by suppressing left fronto-temporal lobe. *Journal of Integrative Neuroscience, 2:2.*

William James über Gewohnheiten: *The Principles of Psychology (Vol. 1).* New York: Dover.

Deskriptives Wissen, veridikales Wissen: Goldberg, E., Harner, R., Lovell, M., Podell, K. und Riggio, S. (1994). Cognitive bias, functional cortical geometry, and the frontal lobes: laterality, sex, and handedness. *Journal of Cognitive Neuroscience,* 6 (3), 276–296; Goldberg, E. und Podell, K. (2000). Adaptive decision making, ecological validity, and the frontal lobes. *J Clin Exp Neuropsychol,* 22 (1), 56–68.

Präskriptives Wissen, subjektbezogenes Wissen: *Ibid.*

9. Entscheidungen werden «oben-vorn» getroffen

Frontale Lobotomie: Valenstein, E. (1986). *The Great and Desperate Cures.* New York: Basic Books.

Präfrontale Regionen und übergreifende Entscheidungsfindung: Koechlin, E., Basso, G., Pietrini, R., Panzer, S. und Grafman, J. (1999). The role of the anterior prefrontal cortex in human cognition. *Nature,* 399 (6732), 148–151.

Präfrontale corticale Aktivierung bei rationaler Problemlösung: Kroger, J. K., Sabb, F. W., Fales, C. L., Bookheimer, S. Y., Cohen, M. S. und Holyoak, K. J. (2002). Recruitment of anterior dorsolateral prefrontal cortex in human reasoning: a parametric study of relational complexity. *Cereb Cortex,* 12 (5), 477–485.

Präfrontale Ressourcen bei induktivem und deduktivem Schließen: Osherson, D., Perani, D., Cappa, S., Schnur, T., Grassi, F. und Fazio, E. (1998). Distinct brain loci in deductive versus probabilistic reasoning. *Neuropsychologia,* 36 (4), 369–376.

Exekutive Erinnerungen: Fuster, J. M. (2003). *Cortex and Mind: Unifying Cognition*. New York: Oxford University Press.

Frontallappen dienen als Depot für exekutive Erinnerungen: *Ibid.*

Intentionalität, ethisches Verhalten, Moral und Empathie als Themen der Kognitiven Neurowissenschaften und der experimentellen Psychologie: Goldberg, E. (2001; Paperback 2002). *The Executive Brain: Frontal Lobes and the Civilized Mind.* New York: Oxford University Press (deutsch: Die Regie im Gehirn. Wo wir Pläne schmieden und Entscheidungen treffen, VAK Verlag, Kirchzarten, 2002).

Soziale Neurowissenschaften: Cacioppo, J. T. (2002). *Foundations in Social Neuroscience.* Cambridge: MIT Press.

Behavioral economics: Kahneman, D. und Tversky, A. (2000). *Choices, Values, and Frames.* New York: Cambridge University Press.

Neuroeconomics: Sanfey, A. G., Rilling, J. K., Aronson, J. A., Nystrom, L. E. und Cohen, J. D. (2003). The neural basis of economic decisionmaking in the ultimatum game. *Science,* 300 (5626), 1755–1758.

Neuromarketing: Thompson, C. (26. Oktober 2003). «There Is as Sucker Born in Every Medial Prefrontal Cortex.» *New York Times Magazine,* 54–57.

Funktionelles Neuroimaging und politische Werbespots: Tierney, J. (20. April 2004). «Using M. R. I.'s to See Politics on the Brain.» *The New York Times,* S. A1, A17.

Todesstrafe für geistig Behinderte: Beckman, M. (2004). Neuroscience. Crime, culpability, and the adolescent brain. *Science,* 305 (5684), 596–599.

Abbildung 12: Aus Vogeley, K., Podell, K., Kukolja, J., Schilbach, L., Goldberg, E., Zilles, K., et al. (2003). Recruitment of the Left Prefrontal Cortex in Preference-Based Decisions in Males (fMRI Study), verändert. Artikel, vorgestellt auf dem Ninth Annual Meeting of the Organization for Human Brain Mapping, New York.

Abbildung 13: Aus Brodmann, K. (1909). *Vergleichende Lokalisationslehre der Großhirnrinde in ihren Prinzipien dargestellt auf Grund des Zellenbaues.* Leipzig: Barth; verändert.

«Erschaffung des Adam» und Stirnlappen: Goldberg, E. (2001, Paperback 2002). *The Executive Brain: Frontal Lobes and the Civilized Mind.*

New York: Oxford University Press (deutsch: Die Regie im Gehirn. Wo wir Pläne schmieden und Entscheidungen treffen, VAK Verlag, Kirchzarten, 2002).

Frontallappen und Empathie: Singer, T., Seymour, B., O'Doherty, J., Kaube, H., Dolan, R.J. und Frith, C.D. (2004). Empathy for pain involves the affective but not sensory components of pain. *Science*, 303 (5661), 1157–1162.

Frontallappen und die Theorie des Geistes: Fletcher, P.C., Happe, E., Frith, U., Baker, S.C., Dolan, R.J., Frackowiak, R.S., et al. (1995). Other minds in the brain: a functional imaging study of «theory of mind» in story comprehension. *Cognition*, 57 (2), 109–128; Stone, V.E., Baron-Cohen, S. und Knight, R.T. (1998). Frontal lobe contributions to theory of mind. *J Cogn Neurosci*, 10 (5), 640–656.

Mangel an Einsicht nach Frontallappenschädigung: Goldberg, E. (2001; Paperback 2002). *The Executive Brain: Frontal Lobes and the Civilized Mind*. New York: Oxford University Press (deutsch: Die Regie im Gehirn. Wo wir Pläne schmieden und Entscheidungen treffen, VAK Verlag, Kirchzarten, 2002).

Kriminalität, antisoziale Persönlichkeit und impulsive Aggression im Zusammenhang mit präfrontaler Fehlfunktion: Raine, A., Buchsbaum, M. und LaCasse, L. (1997). Brain abnormalities in murderers indicated by positron emission tomography. *Biol Psychiatry*, 42 (6), 495–508; Raine, A., Lencz, T., Bihrle, S., LaCasse, L. und Colletti, P. (2000): Reduced prefrontal gray matter volume and reduced autonomic activity in antisocial personality disorder. *Arch Gen Psychiatry*, 57 (2), 119–127; Diskussion 128–129.

Ursache-Wirkungs-Lernen und die Frontallappen: Turner, D.C., Aitken, M.R., Shanks, D.R., Sahakian, B.J., Robbins, T.W., Schwarzbauer, C., et al. (2004). The role of the lateral frontal cortex in causal associative learning: exploring preventative and super-learning. *Cereb Cortex*, 14 (8), 872–880.

«Wenn ... dann»-Strukturen bei komplexer Sprache: Fitch, W.T. und Hause, M.D. (2004). Computational constraints on syntactic processing in a nonhuman primate. *Science*, 303, 377–380.

Erleben von Bedauern: Camille, N., Coricelli, G., Sallet, J., Pradat-Dield, P., Duhamel, J.R. und Sirigu, A. (2004). The involvement of the orbitofrontal cortex in the experience of regret. *Science*, 304 (5674), 1167–1170.

Myelinisierung der präfrontalen Bahnen: Goldberg, E. (2001; Paperback 2002). *The Executive Brain: Frontal Lobes and the Civilized Mind.* New York: Oxford University Press (deutsch: Die Regie im Gehirn. Wo wir Pläne schmieden und Entscheidungen treffen, VAK Verlag, Kirchzarten, 2002).

Spindelzellen: Allman, J. M., Hakeern, A., Erwin, J. M., Nimchinsky, E. und Hof, P. (2001). The anterior cingulate cortex. The evolution of an interface between emotion and cognition. *Ann N Y Acad Sci*, 935, 107–117.

Emotionale Intelligenz: Goleman, D. (1995). *Emotional Intelligence.* New York: Bantam Books (deutsch: Emotionale Intelligenz, dtv, München, 1997).

Gedächtnis für Handlungskonzepte: Fuster, J. M. (2003). *Cortex and Mind: Unifying Cognition.* New York: Oxford University Press.

Wohlfunktionierende und physiologisch aktive Frontallappen bei älteren Menschen: Cabeza, R., Anderson, N. D., Locantore, J. K. und McIntosh, A. R. (2002). Aging gracefully: compensatory brain activity in high-performing older adults. *Neuroimage*, 17 (3), 1394–1402; Rosen, A. C., Prull, M. W., O'Hara, R., Race, E. A., Desmond, J. E., Glover, G. H., et al. (2002). Variable effects of aging on frontal lobe contributions to memory. *Neuroreport*, 13 (18), 2425–2428.

Exekutives Talent: Goldberg, E. (Januar 2004). Train the Gifted. *Harvard Business Review*, 31.

IQ nach Frontallappenschädigung: Goldberg, E. (2001; Paperback 2002). *The Executive Brain: Frontal Lobes and the Civilized Mind.* New York: Oxford University Press (deutsch: Die Regie im Gehirn. Wo wir Pläne schmieden und Entscheidungen treffen, VAK Verlag, Kirchzarten, 2002).

10. Neues, Routine und die beiden Seiten des Gehirns

Grossbergs «adaptive Resonanz»: Grossberg, S. (1987). Competitive learning: from interactive activation to adaptive resonance. *Cognitive Science*, 11, 23–63.

Corpus callosum, Kommissuren und Kommunikation zwischen den Hemisphären: Kolb, B. und Whishaw, L. Q. (1996). *Fundamentals of Human Neuropsychology* (4. Aufl.). New York: W. H. Freeman (deutsch: Neuropsychologie, Spektrum Akademischer Verlag, Heidelberg, 1996).

Aphasie und links- versus rechtshemisphärische Schädigung: Luria, A. R. (1966). *Higher Cortical Functions in Man.* New York: Basic Books.

Aphasie und links- versus rechtshemisphärische Schädigung bei Kindern: Bares, E. (1999). Plasticity, localization and language development. In: S. Bronlan und J. Fletcher (Hrsg.). *The Changing Nervous System: Neurobehavioral Consequences of Early Brain Disorders* (S. 214–253). New York: Oxford University Press.

Elektrische Stimulation des linken Schläfenlappens und verbale Halluzinationen: Ojemann, G. A. (1983). Brain organization for language from the perspective of electrical stimulation mapping. *Behavioral and Brain Sciences,* 6, 189–230.

Auditorische Halluzinationen bei Schizophrenie: Nasrallah, H. S. (Hrsg.) (1991). *Handbook of Schizophrenia.* New York; Amsterdam: Elsevier.

«Pathologische» Linkshändigkeit: Orsini, D. L. und Satz, P. (1986). A syndrome of pathological left-handedness. Correlates of early left hemisphere injury. *Arch Neurol,* 43 (4), 333–337.

Hyperphasie und Williams-Syndrom: Persönliche Mitteilung von Dr. Oliver Sacks an E. Goldberg.

Schädigung der rechten Hemisphäre, Prosopagnosie und Amusie: Luria, A. R. (1966). *Higher Cortical Functions in Man.* New York: Basic Books.

Größeres *Planum temporale* und *Operculum frontale* in der linken Hemisphäre: Geschwind, N. und Levitsky, W. (1968). Human brain: left-right asymmetries in temporal speech region. *Science,* 161 (837), 186–187.

Große Menschenaffen und «Sprachstrukturen» im Gehirn: LeMay, M. und Geschwind, N. (1975). Hemispheric differences in the brains of great apes. *Brain Behav Evol,* 11 (1), 48–52; Gannon, P. J., Holloway, R. L., Broadfield, D. C. und Braun, A. R. (1998). Asym-

metry of chimpanzee planum temporale: humanlike pattern of Wernicke's brain language area homolog. *Science*, 279 (5348), 220–222.
Australopithecus und Gehirnasymmetrie: LeMay, M. (1976). Morphological cerebral asymmetries of modern man, fossil man, and nonhuman primate. *Ann NY Acad Sci*, 280, 349–366.
Yakovlev-Drehung: Geschwind, N. und Galaburda, A.M. (1985). Cerebral lateralization. Biological mechanisms, associations, and pathology. *Arch Neurol*, 42 (5), 422–459.
Unterschiede in der Größe von *Planum temporale* und *Operculum frontale*: Geschwind, N. und Levitsky, W. (1968). Human brain: left-right asymmetries in temporal speech region. *Science*, 161 (837), 186–187.
Gehirnasymmetrien und Dicke des Cortex: Galaburda, A.M., LeMay, M., Kemper, T.L. und Geschwind, N. (1978). Right-left asymmetrics in the brain. *Science*, 199 (4331), 852–856; Diamond, M.C., Dowling, G.A. und Johnson, R.E. (1981). Morphologic cerebral cortical asymmetry in male and female rats. *Exp Neurol*, 71 (2), 261–268; Diamond, M.C. (1985). Rat forebrain morphology: Right-left; male-female; young-old; enriched-impoverished. In: S.D. Glick (Hrsg.). *Cerebral laterality in nonhuman species*. New York: Academic Press.
Gehirnasymmetrie und Spindelzellen: Blakeslee, S. (9. Dezember 2003). «Humanity? Maybe It's in the Wiring.» *The New York Times*, S. F1, 6.
Gehirnasymmetrie und Neurotransmitterbahnen: Glick, S.D., Ross, D.A. und Hough, L.B. (1982). Lateral asymmetry of neurotransmitters in human brain. *Brain Res*, 234 (1), 53–63; Sholl, S.A. und Kim, K.L. (1990). Androgen receptors are differentially distributed between right and left cerebral hemispheres of the fetal male rhesus monkey. *Brain Res* 516 (1), 122–126; Ebstein, R.P., Novick, O., Umansky, R., Priel, B., Osher, Y., Blaine, D., et al. (1996). Dopamine D4 receptor (D4DR) exon III polymorphism associated with the human personality trait of novelty seeking. *Nat Genet*, 12 (1), 78–80.
Hippocampale Rechts/Links-Asymmetrien und NMDA-Rezeptoren: Kawakami, R., Shinohara, Y., Kato, Y., Sugiyama, H., Shigemoto,

R. und Ito, I. (2003). Asymmetrical allocation of NMDA receptor epsilon2 subunits in hippocampal circuitry. *Science*, 300 (5621), 990–994.

Gehirnasymmetrie bei Taufliegen: Isabel, G., Pascual, A. und Preat, T. (2004). Exclusive consolidated memory phases in drosophila. *Science*, 304 (5673), 1024–1027.

Linke Hemisphäre als Depot für komprimiertes Wissen: Goldberg, E. und Costa, L. D. (1981). Hemisphere differences in the acquisition and use of descriptive systems. *Brain Lang*, 14 (1), 144–173.

Hemisphärische Spezialisierung bei Linkshändern: Rasmussen, T. und Milner, B. (1977). The role of early left-brain injury in determinging lateralization of cerebral speech functions. *Ann NY Acad Sci*, 299, 355–369.

II. Gehirndualität in Aktion

Neues-versus-Vertrautes-Theorie: Goldberg, E. und Costa, L. D. (1981). Hemispheric differences in the acquisition and use of descriptive systems. *Brain Lang*, 14 (1), 144–173.

Vertraute versus ungewohnte verbale Aufgaben und die Großhirnhemisphären: *Ibid.*

Vertraute versus ungewohnte visuelle Aufgaben und die Großhirnhemisphären: Marzi, C. A. und Berlucchi, G. (1977). Right visual field superiority for accuracy of recognition of famous faces in normals. *Neuropsychologia*, 15 (6), 751–756.

Funktionelles Neuroimaging und die Verlagerung des «kognitiven Gravitationszentrums» von rechts nach links: Haier, R. J., Siegel, B. V., Jr., MacLachlan, A., Soderfing, E., Lottenberg, S. und Buchsbaum, M. S. (1992). Regional glucose metabolic changes after learning a complex visuospatial/motor task: a positron emission tomographic study. *Brain Res*, 570 (1–2), 134–143; Raichle, M. E., Fiez, J. A., Videen, T. O., MacLeod, A. M., Pardo, J. V., Fox, P. T., et al. (1994). Practice-related changes in human brain functional anatomy during nonmotor learning. *Cereb Cortex*, 4 (1), 8–26; Gold, J. M., Berman, K. E., Randolph, C., Goldberg, T. E. und Weinberger, D. (1996). PET validation of a novel prefrontal task: Delayed response alteration. *Neuropsychology*, 10, 3–10; Tulving, E., Marko-witsch, H.J., Craik, F.E., Habib, R. und Houle, S. (1996). Novelty and familiarity activations in PET studies of memory encoding and retrieval. *Cereb Cortex*, 6 (1), 71–79; Berns, G.S., Cohen, J.D. und Mintun, M.A. (1997). Brain regions responsive to novelty in the absence of awareness. *Science*, 276 (5316), 1272–1275; Martin, A., Wiggs, C.L. und Weisberg, J. (1997). Modulation of human medial temporal lobe activity by form, meaning, and experience. *Hippocampus*, 7 (6), 587–593; Shadmehr, R. und Holcomb, H.H. (1997). Neural correlates of motor memory consolidation. *Science*, 277 (5327), 821–825; Henson, R., Shallice, T. und Dolan, R. (2000). Neuroimaging evidence for dissociable forms of repetition priming. *Science*, 287 (5456), 1269–1272.

Gamma-EEG und die Hemisphären: Karmya, Y., Aihara, M., Osada, M., Ono, C., Hatakeyama, K., Kanemura, H., et al. (2002). Elec-trophysiological study of lateralization in the frontal lobes. *Japanese Journal of Cognitive Neuroscience*, 3 : 1, 88–191.

Abbildung 14: *Ibid.*

Nichtmusiker versus erfahrene Musiker und die Hemisphären: Bever, T.G. und Chiarello, R.J. (1974). Cerebral dominance in musicians and nonmusicians. *Science*, 185 (150), 537–539.

Die Rolle der rechten Hemisphäre beim Spracherwerb von Kindern: Einen ausführlichen Überblick bietet: Goldberg, E. und Costa, L.D. (1981). Hemispheric differences in the acquisition and use of descriptive systems. *Brain Lang*, 14 (1), 144–173; Bates, E. (1999). Plasticity, Localization and Language Development. In: S. Broman und J. Fletcher (Hrsg.). *The Changing Nervous System: Neurobeha-vioral Consequences of Early Brain Disorders* (S. 214–253). New York: Oxford University Press; Bates, E. und Roe, K. (2001). Language Development in Children with Unilateral Brain Injury. In: C.A. Nelson und M. Luciana (Hrsg.). *Handbook of Developmental Cogni-tive Neuroscience*. Cambridge: MIT Press.

Schädigung der rechten Hemisphäre und Sprache bei Erwachsenen: Basser, L.S. (1962). Hemiplegia of early onset and the faculty of speech with special reference to the effects of hemispherecto-my. *Brain*, 85, 427–460; Dennis, M. und Whitaker, H.A. (1976).

Language acquisition following hemidecortication: linguistic superiority of the left over the right hemisphere. *Brain Lang,* 3 (3), 404–433; Bates, E. (1999). Plasticity, Localization and Language Development. In: S. Broman und J. Fletcher (Hrsg.). *The Changing Nervous System: Neurobehavioral Consequences of Early Brain Disorders* (S. 214–253). New York: Oxford University Press.

Die Rolle der rechten Hemisphäre, Sprache und Alter: *Ibid.*

«Aha»-Erlebnisse bei schwierigen Sprachaufgaben: Jung-Beeman, M., Bowden, E. M., Aaberman, J., Fryrmare, J. L., Arambel-Liu, S., Greenblatt, R., et al. (2004). Neural activity when people solve verbal problems with insight. *PLoS Biol,* 2 (4), E97.

Gehirndynamik der Zweitsprache: Kim, K. H., Relkin, N. R., Lee, K. M. und Hirsch, J. (1997). Distinct cortical areas associated with native and second languages. *Nature,* 388 (6638), 171–174; Lee, S., Yeon, E., Lee, D. und Jung, K. (2003). *Cortical Representations in Korean-English Bilinguals.* Ninth Annual Meeting of the Organization for Human Brain Mapping Conference, New York City, Mechelli, A., Noppeney, U., O'Doherty, J., Ashburner, J. und Price, C. (2003). A Voxel-Based Morphometry Study of Monolinguals, Early Bilinguals and Late Bilinguals. Ninth Annual Meeting of the Organization for Human Brain Mapping Conference, New York City; Meyer, M., Goddard, G., Simonotto, E., McNamara, A., Azuma, R., Flett, S., et al. (2003). Differential Brain Responses to L1 and L2 in Near-Native L2 Speakers. Ninth Annual Meeting of the Organization for Human Brain Mapping Conference, New York City.

Rechtshemisphärischer Schlaganfall bei einem Zweisprachler: Barbara Kapetanakes, persönliche Mitteilung an E. Goldberg.

Assoziative Agnosie und die Schädigung der linken Hemisphäre: Goldberg, E. (1990). Associative agnosias and the functions of the left hemisphere. *J Clin Exp Neuropsychol,* 12 (4), 467–484.

Ideationale Apraxie und die Schädigung der linken Hemisphäre: *Ibid.*

Byron Rourkes Beitrag zum Verständnis der rechtshemisphärischen Dysfunktion: Rourke, B. P. (1989). *Nonverbal Learning Disabilities: The Syndrome and the Model.* New York: The Guilford Press.

Lebenslange Verlagerung des «kognitiven Gravitationszentrums» von rechts nach links: Cabeza, R., Grady, C. L., Nyberg, L., McIn-

370

tosh, A. R., Tulving, E., Kapur, S., et al. (1997). Age-related differences in neural activity during memory encoding and retrieval: a positron emission tomography study. *J Neurosci*, 17 (1), 391–400; Madden, D. J., Turkington, T. G., Provenzale, J. M., Denny, L. L., Hawk, T. C., Gottlob, L. R., et al. (1999). Adult age differences in the functional neuroanatomy of verbal recognition memory. *Hum Brain Map*, 7 (2), 115–135; Aihara, M., Aoyagi, K., Goldberg, E. und Nakazawa, S. (2003). Age shifts frontal cortical control in a cognitive bias task from right to left: part 1. Neuropsychological study. *Brain and Development*, 25, 555–559; Brown, T. T., Lugar, H. M., Coalson, R. S., Miezin, F. M., Petersen, S. E. und Schlaggar, B. L. (2004). Developmental changes in human cerebral functional organization for word generation. *Cerebral Cortex*, bhh129 (elektronische Version).

Linke präfrontale Aktivität bei älteren Erwachsenen: Cabeza, R., Anderson, N. D., Locantore, J. K. und McIntosh, A. R. (2002). Aging gracefully: compensatory brain activity in high-performing older adults. *Neuroimage*, 17 (3), 1394–1402.

Jason Brown und Joseph Jaffe über cerebrale Dominanz: Brown, J. W. und Jaffe, J. (1975). Hypothesis on cerebral dominance. *Neuropsychologia*, 13 (1), 107–110.

Funktionelles Neuroimaging, Frontallappen und Aufgabenroutine: Jahanshahi, M., Dirnberger, G., Fuller, R. und Frith, C. D. (2000). The role of the dorsolateral prefrontal cortex in random number generation: a study with positron emission tomography. *Neuroimage*, 12 (6), 713–725; Reichle, E. D., Carpenter, P. A. und Just, M. A. (2000). The neural bases of strategy and skill in sentence-picture verification. *Cognit Psychol*, 40 (4), 261–295.

Carlssons Experiment zu hoher und geringerer Kreativität: Carlsson, I., Wendt, P. E. und Risberg, J. (2000). On the neurobiology of creativity. Differences in frontal activity between high and low creative subjects. *Neuropsychologia*, 38 (6), 873–885.

Kreative Menschen und erhöhte Aktivität im rechten Frontallappen: Martindale, C. und Hines, D. (1975). Creativity and cortical activation during creative, intellectual and EEG feedback tasks. *Biol Psychol*, 3 (2), 91–100; Carlsson, I., Wendt, P. E. und Risberg, I.

371

(2000). On the neurobiology of creativity. Differences in frontal activity between high and low creative subjects. *Neuropsychologia*, 38 (6), 873–885.

12. Magellan auf Prozac

Linkshemisphärische Schädigung und Depression: Gainotti, G. (1972). Emotional behavior and hemispheric side of the lesion. *Cortex*, 8 (1), 41–55; Narushima, K., Kosier, J. T. und Robinson, R. G. (2003). A reappraisal of poststroke depression, intra- and interhemispheric lesion location using meta-analysis. *J Neuropsychiatry Clin Neurosci*, 15 (4), 422–430.

Rechtshemisphärische Schädigung und Manie oder *belle indifférence*: Goldstein, K. (1939). *The Organism*. New York: American Books; Gainotti, G. (1972). Emotional behavior and hemispheric side of the lesion. *Cortex*, 8 (1), 41–55.

Rechtshemisphärische Schädigung und «Anosognosia»: Heilman, K. und Valenstein, E. (Hrsg.) (1993). *Clinical Neuropsychology*. New York: Oxford University Press.

Linksseitiger Hemineglect: *Ibid*.

«Alien-Hand»-Syndrom: Goldberg, G. und Bloom, K. K. (1990). The alien hand sign. Localization, lateralization and recovery. *Am J Phys Med Rehabil*, 69 (5), 228–238.

Schädigung des linken Frontallappens und Depression: Robinson, R. G., Kubos, K. L., Starr, L. B., Rao, K. und Price, T. R. (1984). Mood disorders in stroke patients. Importance of location of lesion. *Brain* 107 (Pt 1), 81–93; Davidson, R. (1995). Cerebral Asymmetry, Emotion, and Affective Style. In: R. Davidson und K. Hugdahl (Hrsg.). *Brain Asymmetry* (S. 361–388). Cambridge, MA: The MIT Press.

Rechtshemisphärische Schädigung und Manie oder Euphorie: Starkstein, S. E., Boston, J. D. und Robinson, R. G. (1988). Mechanisms of mania after brain injury. 12 case reports and review of the literature. *J Nerv Ment Dis*, 176 (2), 87–100.

Krankhaftes Weinen und Lachen: Tucker, D. M., Stenslie, C. E., Roth, R. S. und Shearer, S. L. (1981). Right frontal lobe activation and right hemisphere performance. Decrement during a depressed mood. *Arch Gen Psychiatry*, 38 (2), 169–174; Sackeim, H.A., Green-berg, M.S., Weiman, A.L., Gur, R.C., Hungerbuhler, J.P. und Ge-schwind, N. (1982). Hemispheric asymmetry in the expression of positive and negative emotions. Neurologic evidence. *Arch Neurol*, 39 (4), 210–218.

Richard Davidsons Forschung: Davidson, R. (1995). Cerebral Asym-metry, Emotion, and Affective Style. In: R. Davidson und K. Hug-dahl (Hrsg.). *Brain Asymmetry* (S. 361–388). Cambridge, MA: The MIT Press.

Ausdrücken versus Erkennen von Emotionen: *Ibid.*

Unerfreuliche oder traurige Bilder und rechtshemisphärische Ak-tivität: Tomarken, A.J., Davidson, R.J., Wheeler, R.E. und Doss, R.C. (1992). Individual differences in anterior brain asymmetry and fundamental dimensions of emotion. *J Pers Soc Psychol*, 62 (4), 676–687.

Gedächtnisverlust und rechtsfrontale Aktivität: Davidson, R. (1995). Cerebral Asymmetry, Emotion, and Affective Style. In: R. Davidson und K. Hugdahl (Hrsg.). *Brain Asymmetry* (S. 361–388). Cambridge, MA: The MIT Press.

Meditation und linke präfrontale Aktivität: Kalb, C. (10. November 2003). Faith and Healing. *Newsweek*, CXLII, 44–56.

Emotionale Stile, Verhalten und Hemisphärenaktivität: Davidson, R. (1995). Cerebral Asymmetry, Emotion, and Affective Style. In: R. Davidson und K. Hugdahl (Hrsg.). *Brain Asymmetry* (S. 361–388). Cambridge, MA: The MIT Press.

Traurigkeit und Depression bei einer beeinträchtigten Aktivität im linken Frontallappen: Henriques, J.B. und Davidson, R.J. (1991). Left frontal hypoactivation in depression. *J Abnorm Psychol*, 100 (4), 535–545.

Aktivität im rechten Frontallappen bei negativer Emotion: Wheeler, R.E., Davidson, R.J. und Tomarken, A.J. (1993). Frontal brain asymmetry and emotional reactivity: a biological substrate of af-fective style. *Psychophysiology*, 30 (1), 82–89.

Virtuelles Ballspiel-Experiment: Eisenberger, N.I., Lieberman, M.D. und Williams, K.D. (2003). Does rejection hurt? An FMRI study of social exclusion. *Science*, 302 (5643), 290–292.

Links- und rechtsfrontale Aktivität bei Kleinkindern: Davidson, R.J. und Fox, N.A. (1989). Frontal brain asymmetry predicts infants' response to maternal separation. *J Abnorm Psychol*, 98 (2), 127–131.

Rechtshemisphärische und linkshemisphärische Amygdalaaktivität: Roeder, C., Mueller J., Sommer, M., Zanella, F. und Linden, D. (2003). Valence But Not Arousal Correlates with Limbic Activity in Emotional Probe Processing in Female Subjects. Artikel, vorgelegt beim Human Brain Mapping, New York City.

Rechte Amygdala und Deuten von ängstlichen Gesichtsausdrücken: Thomas, K.M., Drevets, W.C., Whalen, P.J., Eccard, C.H., Dahl, R.E., Ryan, N.D., et al. (2001). Amygdala response to facial expressions in children and adults. *Biol Psychiatry*, 49 (4), 309–316.

Aus der Restaurantkarte auswählen: Arana, E.S., Parkinson, J.A., Hinton, E., Holland, A.J., Owen, A.M. und Roberts, A.C. (2003). Dissociable contributions of the human amygdala and orbitofrontal cortex to incentive motivation and goal selection. *J Neurosci*, 23 (29), 9632–9638.

Rechte Amygdala und generalisierte Angststörungen: De Bellis, M.D., Casey, B.J., Dahl, R.E., Birmaher, B., Williamson, D.E., Thomas, K.M., et al. (2000). A pilot study of amygdala volumes in pediatric generalized anxiety disorder. *Biol Psychiatry*, 48 (1), 51–57.

Rechte Amygdala und ängstlicher Gesichtsausdruck: Anderson, A.K., Spencer, D.D., Fulbright, R. K. und Phelps, E.A. (2000). Contribution of the anteromedial temporal lobes to the evaluation of facial emotion. *Neuropsychology*, 14 (4), 526–536.

Hirnstrukturen, die für die Steuerungen von Emotionen eine Rolle spielen: Kolb, B. und Whishaw, I.Q. (1996). *Fundamentals of Human Neuropsychology* (4. Aufl.). New York: W.H. Freeman (deutsch: Neuropsychologie, Spektrum Akademischer Verlag, Heidelberg, 1996).

Lateralisierung von Neurotransmittern (Noradrenalin und Dopamin): Glick, S.D., Ross, D.A. und Hough, L.B. (1982). Lateral asymmetry of neurotransmitters in human brain. *Brain Res*, 234 (1), 53–63.

Dopamin und stereotypes Verhalten: Tucker, D.M. und Williamson, P.A. (1984). Asymmetric neural control systems in human self-regulation. *Psychol Rev*, 91 (2), 185–215.

Dopamin und Suchtverhalten: *Ibid.*

Noradrenalin und die Suche nach Neuem: *Ibid.*

Noradrenalin und Depression: Delgado, P. L. und Moreno, F. A. (2000). Role of norepinephrine in depression. *J Clin Psychiatry*, 61 Suppl 1, 5–12.

Serotonin und Depression: D'Haenen, H., Bossuyt, A., Mertens, J., Bossuyt-Piron, C., Gijsemans, M. und Kaufman, L. (1992). SPECT imaging of serotonin2 receptors in depression. *Psychiatry Res*, 45 (4), 227–237.

Kay Redfield Jamison über Kreativität und psychiatrische Erkrankungen: Jamison, K. (1994). *Touched with Fire: Manic Depressive Illness and the Artistic Temperament.* New York: Free Press Paperbacks; Jamison, K. (1997). *An Unquiet Mind: A Memoir of Moods and Madness.* New York: Vintage Books (deutsch: Meine ruhelose Seele. Die Geschichte einer manischen Depression, Goldmann, München, 1999).

Jablow Hershman und Julian Lieb über manisch-depressive Störungen und Kreativität: Hershman, J. und Lieb, J. (1988). *The Key to Genius: Manic Depression and the Creative Life.* Amherst, NY: Prometheus Books.

Michelangelos Depressionen: Hershman, D. J. und Lieb, J. (1998). *Manic Depression and Creativity.* Amherst, NY: Prometheus Books.

Manisch-depressive Störungen bei Napoleon, Hitler und Stalin: Hershman, D. J. und Lieb, J. (1994). *A Brotherhood of Tyrants: Manic-Depression und Absolute Power.* Amherst, NY: Prometheus Books.

Manisch-depressive Störungen bei Potemkin: Binyon, T. (2003). *Pushkin: A Biography.* New York: Knopf.

Depressionen als Risikofaktor für Demenz: Roberts, G. W., Leigh, P. N. und Weinberger, D. R. (1993). *Neuropsychiatric Disorders.* London: Wolfe.

Connie Strong und Terence Ketter über kreative Persönlichkeit: Strong, C. und Ketter, T. (2002, 5/21/2002). *Negative Affective Traits and Openness Have Differential Relationships to Creativity.* Artikel, vorgestellt auf dem APA Annual Meeting, Philadelphia, PA.

Muster der Gehirnaktivität im manischen und im depressiven Zu-

stand: Dr. David Silbersweig, persönliche Mitteilung an E. Goldberg.
Aktivitätsprofil des Gehirns bei manisch-depressiver Störung: Baxter, L. R., Jr., Schwartz, J. M., Phelps, M. E., Mazziotta, J. C., Guze, B. H., Selin, C. E., et al. (1989). Reduction of prefrontal cortex glucose metabolism common to three types of depression. *Arch Gen Psychiatry*, 46 (3), 243–250; Delvenne, V., Delecluse, F., Hubain, P. P., Schoutens, A., De Maertelaer, V. und Mendlewicz, J. (1990). Regional cerebral blood flow in patients with affective disorders. *Br J Psychiatry*, 157, 359–365; Mighorelli, R., Starkstein, S. E., Teson, A., de Quiros, G., Vazquez, S., Leiguarda, R., et al. (1993). SPECT findings in patients with primary mania. *J Neuropsychiatry Clin Neurosci*, 5 (4), 379–383; Bonne, O., Krausz, Y., Gorfine, M., Karger, H., Gelfin, Y., Shapira, B., et al. (1996). Cerebral hypoperfusion in medication resistant, depressed patients assessed by Tc99m HMPAO SPECT. *J Affect Disord*, 41 (3), 163–171.
Subtypen der Depression: *Diagnostic and Statistical Manual of Mental Disorder-IV-Text Revision* (4. Aufl.) (2000). Washington, DC: American Psychiatric Association.
Veränderungen der Amygdala-Aktivität in Abhängigkeit vom Alter: Leigland, L. A., Schulz, L. E. und Janowsky, J. S. (2004). Age related changes in emotional memory. *Neurobiol Aging*, 25 (8), 1117–1124.

13. Hundstage

Abflachung der Sulci im Alter: Rettmann, M., Prince, J. und Resnick, S. (2003). *Analysis of Sulcal Shape Changes Associated with Aging*. Ninth Annual Meeting of the Organization for Human Brain Mapping, New York City.
Insel und Alter: Grieve, S., Clark, R. und Gordon, E. (2003). *Brain Volume and Regional Tissue Distribution in 193 Normal Subjects Using Structural MRI: The Effect of Gender, Handedness and Age*. Ninth Annual Meeting of the Organization for Human Brain Mapping, New York City.
Voxel-Morphometrie und Alter: Taki, Y., Goto, R., Evans, A., Sato, K., Kinomura, S., Ono, S., et al. (2003). *Voxel Based Morphometry*

376

of Age Related Structural Change of Gray Matter for Each Decade in Normal Male Subjects. Ninth Annual Meeting of the Organization for Human Brain Mapping, New York City.

Verringerung der Hirngröße bei älteren Menschen mit Depressionen: Ballmaier, M., Kumar, M., Sowell, E., Thompson, P., Blanton, R., Lavretsky, H., et al. (2003). *Cortical Abnormalities in Elderly Depressed Patients.* Ninth Annual Meeting of the Organization for Human Brain Mapping, New York City.

Alter, Geschlecht, Händigkeit und Hirnvolumen: Rex, D. und Toga, A. (2003). *Age, Gender, and Handedness Influences on Relative Tissue Volumes in the Human Brain.* Ninth Annual Meeting of the Organization for Human Brain Mapping, New York City.

Veränderungen beim WAIS-IQ-Test mit zunehmendem Alter: Lezak, M.D., Howieson, D.B. und Loring, D.W. (2004). *Neuropsychological Assessment* (4. Aufl.). New York: Oxford University Press. Technisch gesehen ist das, was abnimmt, nicht der verbale IQ oder Performance-IQ an sich, sondern die Leistung bei den Tests, die eingesetzt werden, sie zu messen. Dann werden die Werte alterskorrigiert, um die IQ-Quotienten konstant zu halten.

14. Nutze dein Gehirn und mach mehr daraus

Fernando Nottebohm über Neuroplastizität: Nottebohm, E. (1977). Asymmetries of neural control of vocalization in the canary. In: S. Harnard, R.W. Doty, L. Goldstein und J. Jaynes (Hrsg.). *Lateralization in the Nervous System* (S. 23–44). New York: Academic Press.

Neuronale Proliferation bei Tieraffen: Gould, E., Reeves, A.J., Graziano, M.S. und Gross, C.G. (1999). Neurogenesis in the neocortex of adult primates. *Science,* 286 (5439), 548–552.

Neuronale Proliferation im Hippocampus: Gould, E. und Gross, C.G. (2002). Neurogenesis in adult mammals: some progress and problems. *J Neurosci,* 22 (3), 619–623.

Hirnstrukturen, die für Alterungsprozesse und Demenz anfällig sind: Raz, N. (2000). Aging of the brain and its impact on cognitive performance: integration of structural and functional findings. In: F.

Craik und T. Salthouse (Hrsg.). *The Handbook of Aging and Cognition* (2. Aufl., S. 1–90). Mahwah, NJ: Lawrence Erlbaum Associates.

Brain-derived Neurotrophic Factor: Cotman, C.W. und Berchtold, N.C. (2002). Exercise: a behavioral intervention to enhance brain health and plasticity. *Trends Neurosci*, 25 (6), 295–301.

Einen allgemeinen Überblick über Neuroplastizität bietet: Schwartz, J. und Begley, S. (2002). *The Mind and the Brain: Neuroplasticity and the Power of Mental Force*. New York: Regan Books.

Neurogenese im menschlichen Hippocampus: Eriksson, P.S., Perfilieva, E., Bjork-Eriksson, T., Alborn, A.M., Nordborg, C., Peterson, D.A., et al. (1998). Neurogenesis in the adult human hippocampus. *Nat Med*, 4 (11), 1313–1317.

Neurogenese bei Alzheimerkranken: Shors, T.J. (2003). Can new neurons replace memories lost? *Science of Aging Knowledge Environment*, 49, 35–38.

Hippocampus bei Taxifahrern: Maguire, E.A., Gadian, D.G., Johnsrude, I.S., Good, C.D., Ashburner, J., Frackowiak, R.S., et al. (2000). Navigation-related structural change in the hippocampi of taxi drivers. *Proc Natl Acad Sci USA*, 97 (8), 4398–4403.

Entzündung und Neurogenese: Monje, M.L., Toda, H. und Palmer, T.D. (2003). Inflammatory blockade restores adult hippocampal neurogenesis. *Science*, 302 (5651), 1760–1765.

Gyrus angularis bei Zweisprachlern: Mechelli, A., Noppeney, U., O'Doherty, J., Ashburner, J. und Price, C. (2003). *A Voxel-Based Morphometry Study of Monolinguals, Early Bilinguals and Late Bilinguals*. Ninth Annual Meeting of the Organization for Human Brain Mapping, New York City.

Lurija über den Gyrus angularis: Luria, A.R. (1970). *Traumatic Aphasia:* The Hague: Mouton.

Gyrus temporalis transversus bei Musikern: Schneider, R., Scherg, M., Dosch, H.G., Specht, H.J., Gutschalk, A. und Rupp, A. (2002). Morphology of Heschl's gyrus reflects enhanced activation in the auditory cortex of musicians. *Nat Neurosci*, 5 (7), 688–694.

Gehirnveränderungen bei Jongleuren: Draganski, B., Gaser, C., Busch, V., Schuierer, G., Bogdahn, U. und May, A. (2004). Neuroplasticity: *Nature*, 427 (6972), 311–312.

Zellwanderungen bei Nagern und Menschen: Sanai, N., Tramontin, A. D., Quinones-Hinojosa, A., Barbaro, N. M., Gupta, N., Kunwar, S., et al. (2004). Unique astrocyte ribbon in adult human brain contains neural stem cells but lacks chain migration. *Nature*, 427 (6976), 740–744.

«Einwanderung verweigert»: Rakic, P. (2004). Neuroscience: immigration denied. *Nature*, 427 (6976), 685–686.

Funktion versus Neuropathologie: Katzman, R., et al. (1988). Clinical, pathological, and neurochemcal changes in dementia; a subgroup with preserved mental status and numerous neocortical plaques. *Ann Neurol.* 23: 53–59.

School Sisters of Notre Dame: Snowdon, D. (2001). *Aging with grace.* New York: Bantam Books (deutsch: Lieber alt und gesund. Dem Altern seinen Schrecken nehmen, Blessing, München, 2001).

15. Musterverstärkung

MacArthur-Projekt: Albert, M. S., Jones, K., Savage, C. R., Berkman, L., Seeman, T., Blazer, D., et al. (1995). Predictors of cognitive change in older persons: MacArthur studies of successful aging. *Psychol Aging*, 10 (4), 578–589; Rowe, J. und Kahn, R. (1998). *Successful Aging.* New York: Random House.

Miller über die evolutionären Wurzeln der Kunst: Miller, G. (2001). *The Mating Mind.* New York: Anchor Books (deutsch: Die sexuelle Evolution. Partnerwahl und die Entstehung des Geistes, Spektrum Akademischer Verlag, Heidelberg, 2001).

Kunst als «Wegwerf»-Aktivität: *Ibid.*

Beth Neiman über den Mozart-Effekt: persönliche Mitteilung an E. Goldberg.

Programme zur Verbesserung des Gedächtnisses: Cavallini, E., Pagnin, A. und Vecchi, T. (2003). Aging and everyday memory: the beneficial effect of memory training. *Arch Gerontol Geriatr*, 37 (3), 241–257; Ball, K., Berch, D. B., Helmers, K. E., Jobe, J. B., Leveck, M. D., Marsiske, M., et al. (2002). Effects of cognitive training interventions with older adults: a randomized controlled trial. JAMA, 288 (18), 2271–2281; Rapp, S., Brenes, G. und Marsh, A. P. (2002).

Memory enhancement training for older adults with mild cognitive impairment: a preliminary study. *Aging Ment Health*, 6 (1), 5–11; Schaie, K.W. und Willis, S.L. (1986). Can decline in adult intellectual functioning be reversed? *Developmental Psychology*, 22 (2), 223.

Taubs Rehabilitationsmethode: Taub, E. und Morris, D.M. (2001). Constraint-induced movement therapy to enhance recovery after stroke. *Curr Atheroscler Rep*, 3 (4), 279–286.